实用外科疾病诊疗技术

李海青　孙建波　王玉治 ◎编著

中国纺织出版社有限公司

图书在版编目（CIP）数据

实用外科疾病诊疗技术 / 李海青，孙建波，王玉治编著.－－北京：中国纺织出版社有限公司，2020.8
ISBN 978-7-5180-7802-8

Ⅰ.①实… Ⅱ.①李…②孙…③王… Ⅲ.①外科-疾病-诊疗 Ⅳ.①R6

中国版本图书馆CIP数据核字（2020）第163578号

责任编辑：韩　婧　责任校对：高　涵　责任印制：王艳丽

中国纺织出版社有限公司出版发行
地址：北京市朝阳区百子湾东里A407号楼　邮政编码：100124
销售电话：010—67004422　传真：010—87155801
http://www.c-textilep.com
中国纺织出版社天猫旗舰店
官方微博http://weibo.com/2119887771
三河市宏盛印务有限公司印刷　各地新华书店经销
2020年8月第1版第1次印刷
开本：787×1092　1/16　印张：17.25
字数：374千字　定价：68.00元

凡购本书，如有缺页、倒页、脱页，由本社图书营销中心调换

前　言

　　当代医学发展十分迅速,基础医学尤其是免疫学及分子生物学的一系列突破性进展已在临床医学领域产生了深远的影响,我国当代外科临床工作已与世界其他先进国家并无多大差距,某些方面已居国际先进水平。近年来,由于电子、核子、计算机等最新科学技术进入医学领域,医学向微观和宏观两方面发展。由于对疾病的认识不断深入,外科领域中非手术疗法的范围日益扩大;内镜下手术、放射介入疗法的发展,使外科工作的内容和范围不断扩大,致内、外科疾病治疗已没有了明显界限。这就要求外科医务工作者加强学习,掌握跨学科、跨专业的知识和技能,以满足当代外科学发展的需要,为开创具有中国特色的当代外科医学发展道路作出自已应有的贡献。我们本着内容丰富、资料新颖,便于查阅的原则编写了本书。

　　本书以提高健康意识为出发点,以服务于临床为导向,以循证医学为基础,以突出疾病诊疗为原则,结合临床经验和体会,紧扣外科诊疗主题,不仅阐述了神经外科、胸心外科、普外科、血管外科、泌尿外科、骨外科的多发病的病因、临床特征、治疗等内容,内容翔实,章节清晰,结构严谨,可以较全面地反映当前外科学的新进展,对临床工作者专业技能的提升有很好的帮助。

　　本书由于篇幅长、涉及面广,加之编者的能力和水平有限,若存在缺点和疏漏之处,恳请广大读者给予批评指正。

编　者

2020 年 5 月

目　录

第一章　外科手术器械、设备与人工材料

第一节　基本手术器械

任何手术操作,不论大小、复杂或简单,均离不开其工具——手术器械。手术中通用的器械即为外科常用器械,或称基本手术器械,根据其结构特点不同分为许多种类型和型号。只有掌握了各种手术器械的结构特点和基本性能,才能正确、灵活地使用,才能达到手术"稳、准、快、细"的基本要求。

一、手术刀

(一)组成及作用

常用的手术刀是一种可以装拆刀片的手术刀,分刀片和刀柄两部分(图 1-1),用时将刀片安装在刀柄上。刀片有圆、尖、弯及大小之分;刀片的末端刻有号码,9～17 号属于小刀片,20～24 号属于大刀片;常用型号为 11 号尖刀片、15 号小圆刀片和 20 号大圆刀片。刀柄根据长短及大小分型,其末端刻有号码,常用为 3 号、4 号和 7 号刀片;一把刀柄可以安装几种不同型号的刀片。手术时根据实际需要,选择合适的刀柄和刀片。

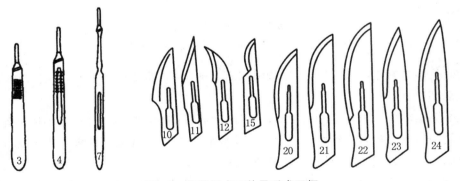

图 1-1　各种手术刀片及手术刀柄

刀片应用持针器夹持安装,切不可徒手操作,以防割伤手指。安装刀片时,用持针器夹持刀片前端背部,使刀片的缺口对准刀柄前部的刀楞,稍用力向后拉动即可装上。取下时,用持针器夹持刀片尾端背部,稍用力提起刀片向前推即可卸下(图 1-2)。

手术刀一般用于切开和剥离组织,目前已有同时具备止血功能的手术刀,如各种电刀、激光刀、微波刀、等离子手术刀及高压水刀等,用于肝、脾等实质性脏器或手术创面较大、需反复止血的手术(如乳腺癌根治术),但这些刀具多需一套完整的设备。此处以普通手术刀为例说明其使用情况。

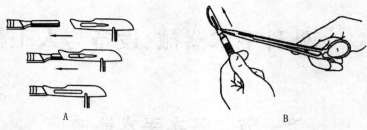

图 1-2　刀片的安装和拆卸

A.安装手术刀片；B.卸下手术刀片

(二)执刀法

正确执刀方法有以下 4 种(图 1-3)。

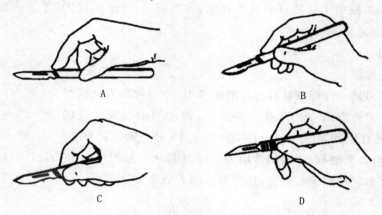

图 1-3　各种执刀方式

A.执弓式；B.执笔式；C.握持式；D.反挑式

(1)执弓式：是常用的执刀法，动作范围广而灵活，用力涉及整个上肢，主要在腕部。用于较长的皮肤切口。

(2)执笔式：动作和力量主要在指部，用于解剖血管、神经，腹膜切开和短小切口等。

(3)抓持式：此法控刀比较稳定。动作涉及整个上肢，力量主要在腕部。用于切割范围广、用力较大的切开，如截肢、肌腱切开、较长的皮肤切口等。

(4)反挑式：借手指动作和力量，刀刃向上挑开，以免损伤深部组织。多用于脓肿切开及血管、气管、胆管、输尿管等空腔脏器手术。

无论用哪一种持刀法，都应以刀刃突出面与组织呈垂直方向，逐层切开组织，不要以刀尖部用力操作。执刀高度要适中，过高控制不稳，过低又妨碍视线(图 1-4)。

(三)手术刀的传递

传递手术刀时，传递者应握住刀柄与刀片衔接处的背部，将刀柄尾端送至术者的手里，不可将刀刃向术者传递，以免造成损伤(图 1-5)。

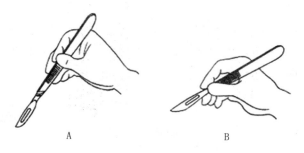

图 1-4　错误的执刀方式

A.执刀过高;B.执刀过低

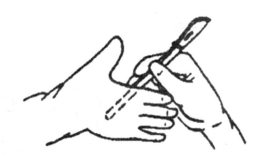

图 1-5　手术刀的传递

二、手术剪

　　根据手术剪结构特点有尖、钝,直、弯,长、短各型。根据其用途分为组织剪、线剪及拆线剪(图 1-6)。组织剪多为弯剪,锐利而精细,用来解剖、剪断或分离剪开组织。通常浅部手术操作用直剪,深部手术操作用弯剪。线剪多为直剪,又分剪线剪和拆线剪,前者用于剪断缝线、敷料、引流物等,后者用于拆除缝线。线剪与组织剪的区别在于组织剪的刃锐薄,线剪的刃较钝厚。决不能图方便、贪快,以组织剪代替线剪,以致损坏刀刃,缩短剪刀的使用寿命。

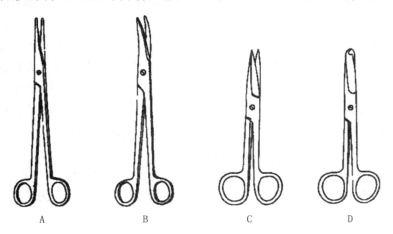

图 1-6　各种手术剪

A.直组织剪;B.弯组织剪;C.剪线剪;D.拆线剪

正确的执剪姿势为拇指和环指(无名指)分别扣入剪刀柄的两环,中指放在环指的剪刀柄上,示指压在轴节处起稳定和导向作用。初学者执剪常犯错误是将中指扣入柄环,而这种错误的执剪方法不具有良好的三角形稳定作用,从而直接影响动作的稳定性。使用剪刀时,一般采用正剪法,也可采用反剪法,还可采用扶剪法或其他操作(图1-7)。

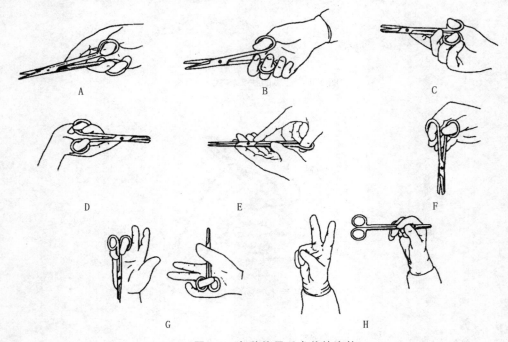

图1-7　各种使用手术剪的姿势

A.正确执剪的方式;B.错误执剪的方式;C.正剪法;D.反剪法;E.扶剪法;F.垂剪法;G.执剪操作;H.手术剪的传递

三、血管钳

血管钳主要用于钳夹血管或出血点,以达到止血的目的,亦称止血钳。血管钳在结构上的主要不同是齿槽床。由于手术操作的需要,齿槽床分为直、弯、直角、弧形(如肾蒂钳)等。用于血管手术的血管钳,齿槽的齿较细、较浅,弹性较好,对组织的压榨作用及对血管壁、血管内膜的损伤均较轻,称无损伤血管钳。由于血管钳的前端平滑,易插入筋膜内,不易刺破静脉,也供分离、解剖组织用,也可用于牵引缝线、拔出缝针,或代替镊子使用,但不宜夹持皮肤、脏器及较脆弱的组织。用于止血时尖端应与组织垂直,夹住出血血管断端,尽量少钳夹附近组织(图1-8)。止血钳有各种不同的外形和长度,以适合不同性质的手术和部位的需要。除常见的直、弯血管钳两种外,还有有齿血管钳(全齿槽)、蚊式血管钳(图1-9)。

(1)直血管钳:用以夹持浅层组织出血、协助拔针等。

(2)弯血管钳:用以夹持深部组织或内脏出血血管,有长、短两种。

(3)有齿血管钳:用以夹持较厚组织及易滑脱组织内的出血血管,如肠系膜、大网膜内血管等,前端齿可防止滑脱,但不能用于皮下止血。

(4)蚊式血管钳:为细小精巧的血管钳,有直、弯两种,用于脏器、面部及整形等手术的止血,不宜做大块组织钳夹用。

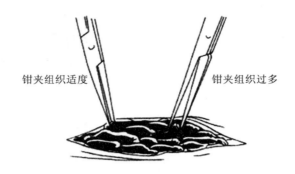

钳夹组织适度　　　　钳夹组织过多

图 1-8　血管钳止血时钳夹组织量示意

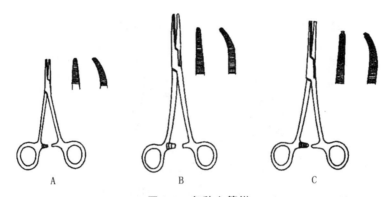

A　　　　　　　B　　　　　　　C

图 1-9　各种血管钳

A.直、弯血管钳；B.直、弯式蚊式血管钳；C.直、弯有齿血管钳

　　血管钳使用基本同手术剪，但放开时用拇指和示指持住血管钳一个环口，中指和环指挡住另一环口，将拇指和环指轻轻用力对顶即可(图 1-10)。

　　注意：血管钳不得夹持皮肤、肠管等，以免使组织坏死。止血时只扣上一二齿即可。使用前要检查扣锁是否失灵，有时钳柄会自动松开，造成出血，应警惕。使用前应检查前端横形齿槽两页是否吻合，不吻合者不用，以防止血管钳夹持组织滑脱。

四、手术镊

　　手术镊用于夹持或提起组织，便于分离、剪开和缝合，也可夹持缝针及敷料等。有不同的长度，分有齿镊和无齿镊两种(图 1-11)。

　　(1)有齿镊又叫组织镊，镊的尖端有齿，齿又分为粗齿与细齿。粗齿镊用于夹持较硬的组织，损伤性较大；细齿镊用于精细手术，如肌腱缝合、整形手术等。因尖端有钩齿、夹持牢固，但对组织有一定损伤。

　　(2)无齿镊又叫平镊或敷料镊。其尖端无钩齿，用于夹持脆弱的组织、脏器及敷料。浅部操作时用短镊，深部操作时用长镊。尖头平镊对组织损伤较轻，用于血管、神经手术。

　　正确的持镊姿势，是拇指对示指与中指，把持二镊脚的中部，稳而适度地夹住组织。错误执镊方式，既影响操作的灵活性，又不易控制夹持力度大小(图 1-12)。

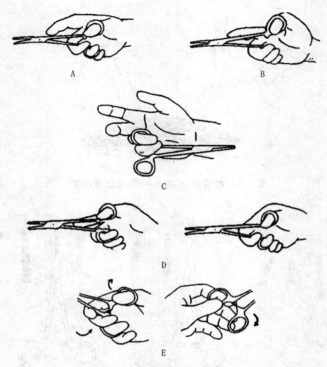

图 1-10　血管钳的使用方法

A.一般持钳法;B.掌握法;C.持钳操作;D.错误的持钳方式;E.血管钳的开放

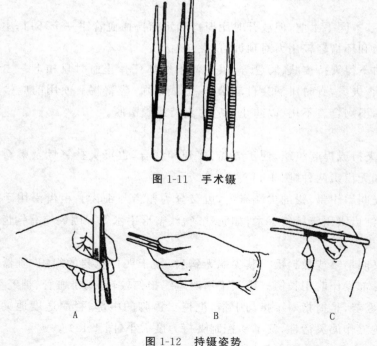

图 1-11　手术镊

图 1-12　持镊姿势

A.正确持镊姿势;B.错误持镊姿势;C.错误持镊姿势

五、持针钳

持针钳也叫持针器,主要用于夹持缝针缝合各种组织,有时也用于器械打结。用持针器的尖夹住缝针的中、后 1/3 交界处为宜,多数情况下夹持的针尖应向左,特殊情况可向右(图 1-13)。缝线应重叠 1/3,可将绕线重叠部分也放于针嘴内,以利于操作。若将针夹在持针器中间,则容易将针折断。

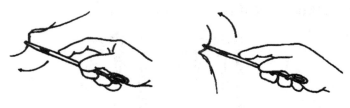

图 1-13　持针钳夹针方式

常用执持针钳方法(图 1-14)如下 4 种。

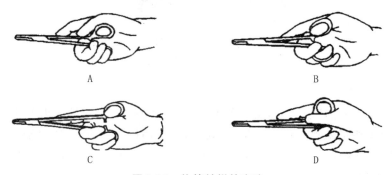

图 1-14　执持针钳的方法
A.把抓式;B.指扣式;C.单扣式;D.掌拇法

(一)掌握法

掌握法也叫一把抓或满把握,即用手掌握拿持针钳。钳环紧贴大鱼际部肌上,拇指、中指、环指和小指分别压在钳柄上,后 3 指并拢起固定作用。示指压在持针钳前部近轴节处。利用拇指及大鱼际部肌和掌指关节活动推展,张开持针钳柄环上的齿扣,松开齿扣及控制持针钳的张口大小来持针。合拢时,拇指及大鱼际部肌与其余掌指部分对握即将扣锁住。此法缝合稳健,容易改变缝合针的方向,缝合顺利,操作方便。

(二)指套法

指套法为传统执法,用拇指、环指套入钳环内,以手指活动力量来控制持针钳的开闭,并控制其张开与合拢时的动作范围。用中指套入钳环内的执钳法,因距支点远而稳定性差,故为是错误的执法。

(三)掌指法

掌指法为拇指套入钳环内,示指压在钳的前半部做支撑引导,其余 3 指压钳环固定于手掌中,拇指可上下开闭活动,控制持针钳的张开与合拢。

六、其他常用钳类器械

(一)环钳

环钳又名海绵钳、卵圆钳或持物钳。钳的前部呈环状,分为有齿纹、无齿纹两种(图1-15)。有齿纹的主要用以夹持、传递已消毒的器械、缝线、缝针、敷料、引流管等,也用于夹持敷料做手术区域皮肤的消毒,或用于手术深处拭血和协助显露、止血。无齿纹的用于夹提肠管、阑尾、网膜等脏器组织。夹持组织时,一般不必将钳扣关闭。

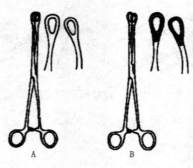

图1-15 环 钳

A.无齿纹;B.有齿纹

(二)组织钳

组织钳(Allis clamp,图1-16),又名鼠齿钳,其前端稍宽,有一排细齿似小耙,闭合时互相嵌合,弹性好,对组织的压榨较血管钳轻,创伤小,一般用以夹持组织,不易滑脱,如皮瓣、筋膜、肿瘤被膜或即将被切除的组织等,以利于手术进行;也用以钳夹纱布垫与切口边缘的皮下组织,避免切口内组织被污染等。

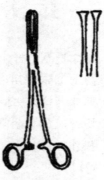

图1-16 组织钳

(三)布巾钳

布巾钳(towel clip,图1-17)简称巾钳,前端弯而尖,似蟹的大爪,能交叉咬合,主要用以夹持固定手术巾、护创巾,以防手术中移动或松开。注意使用时勿夹伤正常皮肤组织。亦有用于某些特殊部位的组织牵引。

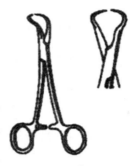

图 1-17　巾　钳

(四)肠钳

肠钳(intestiml clamp,图 1-18)有直、弯两种,钳叶扁平有弹性,咬合面有细纹,无齿,齿槽薄,弹性好,轻夹时两钳叶间有一定的空隙,钳夹的损伤作用很小。用于夹持肠管,以暂时阻止胃肠壁的血管出血和肠内容物流动。使用时可外套乳胶管,以进一步减少对肠壁的损伤。

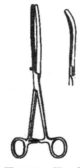

图 1-18　肠　钳

七、牵引钩类

牵引钩也叫拉钩或牵开器,是显露手术野必需的器械。种类甚多,有大、中、小以及宽、窄、深、浅不同规格。常用的几种拉钩(图 1-19)如下。

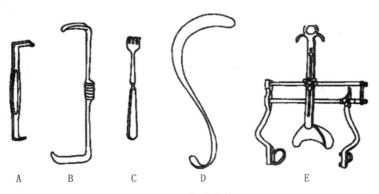

图 1-19　各种拉钩

A.甲状腺拉钩;B.腹腔拉钩;C.皮肤拉钩;D.“S”状拉钩;E.自动拉钩

(一)皮肤拉钩

皮肤拉钩也叫爪形拉钩,外形如耙状,用于浅部手术的皮肤牵开。

(二)甲状腺拉钩

甲状腺拉钩也叫直角拉钩,为平钩状,常用于甲状腺部位牵拉暴露,也常用于其他手术,可牵开皮肤、皮下组织、肌肉和筋膜等。

(三)阑尾拉钩

阑尾拉钩亦为钩状牵开器,用于阑尾、疝等手术,也用于腹壁牵拉。

(四)腹腔拉钩

腹腔拉钩也叫方钩,为较宽大的平滑钩状,用于腹腔较大的手术。

(五)"S"状拉钩

"S"状拉钩也叫弯钩,是一种"S"形腹腔深部拉钩,用于胸腹腔深部手术,有大、中、小、宽、窄之分。使用拉钩时,应以纱垫将拉钩与组织隔开,拉力应均匀,不应突然用力或用力过大,以免损伤组织。正确持拉钩的方法是掌心向上(图1-20)。

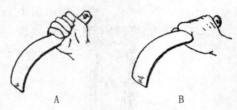

A   B

图1-20 "S"状拉钩的握持方式

A.正确;B.错误

(六)自动拉钩

自动拉钩为自行固定牵开器,也称自持性拉钩,如二叶式、三叶式自动牵开器,腹腔、胸腔、盆腔、腰部、颅脑等部位的手术均可使用。

八、缝针

缝针是用于各种组织缝合的器械,它由3个基本部分组成,即针尖、针体和针眼。

针尖按形状分为圆头、三角头及铲头3种。三角针前半部为三棱形,较锋利,用于缝合皮肤、软骨、韧带等坚韧组织,损伤性较大。圆针损伤虽小,但穿透力弱,常用于缝合胃肠、腹膜、血管等阻力较小的组织。无论用圆针或三角针,原则上应选用针径较细者,使损伤较少,但有时组织韧性较大,针径过细易于折断,故应合理选用。此外,在使用弯针缝合时,应顺弯针弧度从组织拔出,否则易将其折断。

针体为针尖与针眼间的部分。根据针体形状不同,可分为直针和弯针两种。弯针根据弧度不同又可分为1/2弧度、3/8弧度等,弧度大者多用于深部组织。

针眼是可供引线的孔,它有普通孔和弹机孔两种。一般多使用穿线的缝针,而将线从针尾压入弹机孔的缝针,因常使线披裂、易断,且对组织创伤较大,现已少用。目前,发达地区医院临床上已多采用针线一体的缝合针(无针眼),这种针线对组织所造成的损伤小(针和线的粗细一致),可防止缝线在缝合时脱针与免去引线的麻烦。无损伤缝针属于针线一体类,可用于血管、神经的吻合等。

各种类型缝针的选用见表1-1。

表 1-1　缝针的基本类型

分　类		适　用
针尖	圆针	适用于一般软组织和内脏
	三角针	适用于皮肤或其他坚韧组织
针体	弯针	一般缝合应用
	半弯针	皮肤或胃肠黏膜缝合
	直针	皮肤或胃肠黏膜缝合
针孔	无槽	缝线突出，损伤组织
	有槽	缝线在槽内，对组织损伤小
	按孔	缝线穿过容易，但易脱出、易断，并被损伤
	无损伤	特制，用于精细组织的缝合

九、缝线

缝合组织所用的线叫缝线，结扎血管所用的线叫缚线，分为可吸收线及不吸收线两大类。缝线的型号以数字表示："0"号以上，数码越大，缝线越粗，如 3 号粗于 1 号；从"0"开始，"0"号越多，直径越小，抗张强度亦越低。手术时对缝线的选择须熟悉其性能。应根据不同组织及部位的要求，尽可能选用对组织反应小、张力强、打结方便、牢靠为基本原则。在特殊（野战等）条件下，可就地取材，如以缝衣服的线替代。

（一）可吸收缝线类

可吸收缝线类主要为羊肠线和合成纤维线。

1.羊肠线

为羊的小肠黏膜下层制成，有普通与铬制两种。普通羊肠线吸收时间较短（4～5 天），多用于结扎及皮肤缝合。铬制羊肠线吸收时间长（14～21 天），用于缝合深部组织。羊肠线属异体蛋白质，在吸收过程中，组织反应较重。因此，使用过多、过粗的羊肠线时，创口炎性反应明显。其优点是可被吸收，不存异物。

目前羊肠线主要用于内脏如胃、肠、膀胱、输尿管、胆道等黏膜层的缝合，一般用 1-0 至 1-0 的铬制羊肠线。此外，较粗的（0-2 号）铬制羊肠线则常用于缝合深部组织或炎症的腹膜。在感染的创口中使用羊肠线，可减少由于其他不能吸收的缝线所造成的难以愈合的窦道。

使用羊肠线时，应注意以下问题：①羊肠线质地较硬，使用前应用盐水浸泡，待其变软后再用，但不可用热水浸泡或浸泡时间过长，以免羊肠线肿胀、易折，影响质量。②不能用持针钳或血管钳夹肠线，也不可将肠线扭曲，以至扯裂易断。③羊肠线一般较硬、较粗、光滑，结扎时需要三叠结。剪断线时线头应留较长，否则线结易松脱。一般多用连续缝合，以免线结太多，或术后异物反应。④胰腺手术时，不用羊肠线结扎或缝合，因羊肠线可被胰液消化吸收，进而继发出血或吻合口破裂。⑤尽量选用细羊肠线。⑥羊肠线价格较丝线稍贵。

2.合成纤维线

品种较多,如 dexon(PGA、聚羟基乙酸)、maxon(聚甘醇碳酸)、vicryl(polyglactin 910、聚乳酸羟基乙酸)、PDS(polydioxanone、聚二氧杂环己酮)和 PVA(聚乙酸维尼纶)。它们的优点有:组织反应较轻,吸收时间延长及有抗菌作用。其中以 Dexon 为主要代表,外观呈绿白相间、多股紧密编织而成的针线一体线。粗细从 6-0 至 2 号。抗张力强度高,不易拉断,柔软平顺,容易外科打结,操作手感好。水解后产生的羟基乙酸有抑菌作用。60～90 天完全吸收。1-0 线适合于胃肠缝合,1 号线适合缝合腹膜、腱鞘等。

(二)不吸收缝线类

美国药典把不吸收性缝线分成以下几类:Ⅰ类,为捻搓、编织或单纤维结构的丝线或合成纤维;Ⅱ类,为棉花或亚麻纤维,有涂层的天然或合成纤维,所用涂料使缝线变粗而不增加强度者;Ⅲ类,为单股或多股结构的金属线。

临床上用到的有丝线、棉线、不锈钢丝、尼龙线、钽丝、银丝、麻线等数十种。最常用的是丝线,其优点是柔韧性高,操作方便,对组织反应较小,能耐高温消毒,价格便宜,容易采购;缺点是在组织内为永久性的异物,伤口感染后易形成窦道,长时间后线头排出,延迟愈合,用于胆道、泌尿道缝合可导致结石形成。一般 0 号及以下丝线可用于肠道、血管、神经等缝合,1 号丝线用于皮肤、皮下组织和结扎血管等,4 号线用于缝合筋膜及结扎较大的血管,7 号线用来缝合腹膜和张力较大的伤口组织。金属合金线俗称"不锈钢丝",用来缝合骨、肌腱、筋膜,用于减张缝合或口腔内牙齿固定。尼龙线,组织反应少,且可以制成很细的线,多用于小血管缝合及整形手术;用于小血管缝合时,常制成无损伤缝合线。尼龙线的缺点是线结易于松脱,且结扎过紧时易在线结处折断,因此不适于用水有张力的深部组织的缝合。

第二节　吻合缝合器

一、优点

机械缝合技术的应用是外科手术学的一大飞跃。与手工缝合相比,机械缝合和吻合具有以下优点:①操作简便、迅速,大大地缩短了手术时间。②准确、牢固可靠,保持良好血运,组织愈合更加保证,可有效防止渗漏,明显减低了吻合口漏的发生率。③使术野狭小、部位较深的手工操作困难的缝合和吻合变得容易。④将手工操作的开放式缝合或吻合变为密闭式缝合和吻合,使消化道重建及支气管残端闭合时污染手术野的机会减少。⑤可进行交叉重复缝合而避免血供和组织坏死。⑥使腔镜(胸腔镜和腹腔镜等)手术成为可能。如果没有各种腔镜缝合器的应用,电视胸腔镜和腹腔镜外科是不可能开展的。

二、种类

外科缝合器种类很多,根据功能和使用部位的不同,常用的分为五大类:①环形吻合器,主要用于肠道吻合。②线形闭合器,用于关闭手术残端或瘘口。③线形切割缝合器,切割并订合组织,用于结扎并切断血管、肠道闭合或肠道吻合。④血管组织结扎器,主要用于结扎切断血管。⑤皮肤订合器,主要用于皮肤伤口的订合。此外,还有如荷包缝合器、柔性缝合针等。各种缝合器与吻合器的工作原理与订书机相同,故总称为"stapler",即向组织内击发植入两排互相交错的缝钉对组织进行双排交叉钉缝,缝合严密,防止渗漏;由于小血管可以从"B"形缝钉的空隙中通过,故不影响缝合部及其远端的血液供应(图1-21)。所有的缝钉为金属钛或钽制成,与手工缝合线相比,组织反应小;由于缝钉排列整齐,间距相等,缝合松紧度由标尺控制,避免了手工缝合过疏、过密和接扎过紧、过松,因此保证了组织良好的愈合。

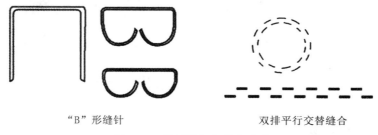

"B"形缝针　　　　　　　　双排平行交替缝合

图1-21　机械缝钉与缝合方式

依手术的需要可选择不同种类、不同型号的吻合器。使用前应阅读说明书,了解器械结构和性能。现以管型消化道吻合器为例简单介绍其结构和使用方法。

三、构成与使用方法

管型消化道吻合器由几十个部件组成,其基本结构为(图1-22):①带有中心杆的刀座和抵钉座。②内装两排圆周形排列的钽钉及推钉片和环形刀的塑料钉仓。③装有手柄、推进器、调节螺杆的中空器身。

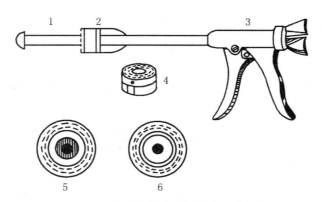

图1-22　管型消化道吻合器的组成部件

1.中心杆;2.钉架;3.器身;4.未组装的钉架;5.抵钉座及刀座;6.钉架及环形刀平面

使用时,先关好保险杆,检查塑料钉仓内钽钉是否安放合适。将塑料钉仓装在吻合器身顶部,塑料钉架上的凸口对准吻合器身的凹口,旋紧金属外罩,将钉仓固定在吻合器身上,塑料刀座装入抵钉座内。组装好的吻合器抵钉座和钉架分别放入待吻合的消化道两端,并围绕中心杆将消化道两端各作一荷包缝线紧扎于中心杆上。中心杆插入吻合器身后,顺时针方向旋转调节螺杆,使消化道两断端靠拢、压紧。打开保险杆,单手或双手握住手柄,一次性击发,一次完成吻合和残端环形切除,再逆时针方向旋转尾部调节螺杆,使中心杆与缝合器身逐渐脱开,再将吻合器身前端依次向两侧倾斜,以便于抵钉座先退出吻合口,然后再将整个吻合器轻柔地缓慢退出,吻合即告完成(图1-23)。

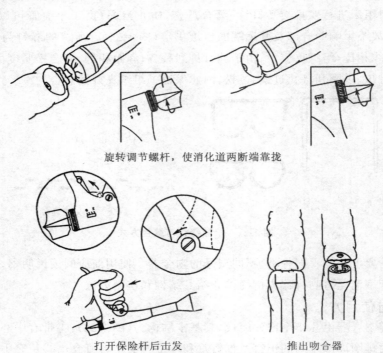

旋转调节螺杆,使消化道两断端靠拢

打开保险杆后击发　　　　　　　推出吻合器

图1-23　管型消化道吻合器使用示意图

吻合器订合的优点有节省时间、对合整齐和金属钉的组织反应轻微。缺点是由于手术区的解剖关系和各种器官的订合器不能通用,所以只能在一定范围内使用;有时发生订合不全,且价格贵。尽管吻合器订合技术先进,可以代替手法缝合,在临床上应用日益广泛,但外科基本手术操作是外科医师的基础,对初学者更是如此,所以一定要掌握和练好基本功。

第三节　人工材料

人工材料是指一类具有特殊性能、特种功能,用于人工器官、外科修复、理疗康复、诊断、治疗疾患,而对人体组织不会产生不良影响的材料。现在,人工材料的发展不仅强调自身理化性能和生物安全性、可靠性的改善,而且更强调赋予其生物结构和生物功能,以使其在体内调动并发挥机体自我修复和完善的能力,重建康复受损的人体组织或器官。目前尚无统一的分类标准。根据使用时间,可分为一次性人工材料、暂时性人工材料和永久性人工材料;根据材料应用于机体的部位,可分为人工装载体(外用性材料)和人工植入体(内置性材料);根据临床用途,可分为骨、关节、肌腱等骨骼肌肉系统修复的硬组织替换材料,皮肤、乳房、食管、呼吸道、膀胱等软组织材料,人工心瓣膜、血管等心血管系统材料,血液净化、分离、气体选择性透过膜等医用膜材料,组织黏合剂与缝线,药物释放载体材料,临床诊断及生物传感器材料,齿科材料等。最常用的分类方式,是按照医用人工材料的成分和性质进行分类。

一、医用金属和合金材料

医用金属和合金材料又称外科用金属材料或医用金属材料,是一类生物惰性材料。材料具有高机械强度和抗疲劳性能,是临床应用最广泛的承力植入材料。不锈钢、钴合金、钛及钛合金,是目前金属及合金材料的三大支柱。医用金属材料主要用于骨和牙等硬组织修复和替换,心血管及软组织修复以及人工器官制造中的结构元件。在骨科中主要用于制造各种人工关节、人工骨及各种内、外固定器械,牙科中主要用于制造义齿、充填体、种植体、矫形丝等,以及各种辅助治疗器械。金属材料还用于制作各种心瓣膜、血管扩张器、人工气管、人工皮肤、心脏起搏器、生殖避孕器材以及各种外科辅助器械等,也是制作人工器官或其辅助装置的主要材料。镍钛形状记忆合金具有形状记忆的智能特性,能够用于矫形外科、心血管外科。

二、医用合成高分子材料

目前广泛用于韧带、肌腱、皮肤、血管、角膜、人工脏器等人体软组织及器官的修复与重建。高分子化合物是构成机体的基本物质之一,这就是医用高分子合成为目前用量最大的生物材料,并具有近一步发展前景的根本原因。医用高分子生物材料的理化性质可以在很宽的范围内被调整和控制,所以它一出现就很快地被医学界重视和利用。临床常用的有硅酮、聚硅氧烷、聚氨酯、聚甲基丙烯酰胺、聚乙烯、聚四氟乙烯、聚乙烯对苯二酸盐等。

三、生物医学无机非金属材料或生物陶瓷

生物医学无机非金属材料或生物陶瓷主要用于骨和牙等硬组织的修复,也可用于软组织的修复和替换。生物陶瓷可分为惰性生物陶瓷和生物活性陶瓷。医用生物陶瓷是一类正在发展的生物材料。生物惰性陶瓷主要是氧化铝瓷和生物碳,此外还有氧化锆、氧化镁等。其特点是能在生理环境中保持化学稳定,并具有高的强度和耐腐蚀性,主要用于要求承力和耐磨的人工关节头等。生物活性陶瓷是1969年左右开始发展的一类新型生物材料,它们在生理环境中能够通过表面发生选择性化学反应,和骨、有时也和软组织形成牢固的化学键合。这类材料大致包含两种类型:一类主要是生物玻璃和生物玻璃陶瓷等,它们能在生理环境中发生表面化学反应,形成一层覆盖其表面的羟基磷灰石层,通过此层实现材料和组织间的黏合;另一类主要是羟基磷灰石陶瓷和可吸收磷酸三钙陶瓷等,具有良好的生物相容性,而且可以传导骨生长并和组织形成牢固的键合,成为生物陶瓷发展的主要方向。

四、医用复合材料

生物医学复合材料是由两种或两种以上不同材料复合而成的生物医学材料,主要用于修复或替换人体组织、器官或增进其功能以及人工器官的制造。经羟基磷灰石涂覆于钛合金表面的人工髋关节,利用生物活性陶瓷颗粒来增强聚乳酸、聚乙烯等高分于材料而发展出生物活性骨水泥,已在临床广泛应用。钛合金和聚乙烯组织的假体常用作关节材料;碳-钛合成材料是临床应用良好的人工股骨头;高分子材料与生物高分子(如酶、抗原、抗体和激素等)结合可以作为生物传感器。

五、生物衍生材料

生物衍生材料是将活性的生物体组织,包括自体和异体组织,经处理改性而获得的无活性的生物材料,如用于人体心瓣膜修复的、经戊二醛固定成形的猪心瓣膜或牛心包,作为人皮肤暂时替代品的猪皮,异体软骨等。这类生物体组织作为生物材料的必要条件是:它们必须经过

消毒、灭菌、免疫和其他处理,成为无生命活性的物质。出于生物体衍生材料和人体组织极为相似,这类材料将会得到发展。

六、组织工程材料

利用组织工程技术产生的医用材料,具有诱人的应用前景。组织工程是指应用生命科学与工程的原理和方法,构建一个生物装置,来维护、增进人体细胞和组织的生长,以恢复受损组织或器官的功能。通过组织工程生产的材料称为组织工程材料。其方法是,将特定组织细胞"种植"于一种生物相容性良好、可被人体逐步降解吸收的生物材料(组织工程材料)上,形成细胞-生物材料复合物;生物材料为细胞的增长繁殖提供三维空间和营养代谢环境;随着材料的降解和细胞的分裂繁殖,形成新的具有与自身功能和形态相应的组织或器官。这种具有生命力的活体组织或器官能对病损组织或器官进行结构、形态和功能的重建,并达到永久替代。近10年来,组织工程学发展迅速。研究具有生物功能的组织工程人工器官已在全世界引起广泛重视。构建组织工程人工器官需要3个要素,即"种子"细胞、支架材料、细胞生长因子。最近,由于干细胞具有分化能力强的特点,将其用作"种子"细胞进行构建人工器官成为研究热点。组织工程学已经在人工皮肤、人工软骨、人工神经、人工肝等方面取得了一些突破性成果,但距临床广泛应用尚有一定距离。

第二章　无菌术

第一节　手术器械、物品、敷料的灭菌法和消毒法

一、灭菌的主要方法

（一）高温

利用高温使微生物的蛋白质及酶发生变性或凝固,新陈代谢发生障碍而死亡。它是应用最广泛的有效方法。主要用于手术器械和物品的灭菌。

1.高压蒸气灭菌法

用高温高压,不仅可杀死一般细菌,而且对细菌芽孢也有毁灭作用,是物理灭菌法中最可靠的、应用最普遍方法。压力达 $104.0\sim137.3$ kPa($15\sim20$lbf/in²);温度可达 $121\sim126$℃;维持 30 分钟,即能杀死包括具有顽强抵抗力的细菌芽孢在内的一切细菌,达到灭菌目的。它多用于能耐受高温的物品,如金属器械、玻璃、搪瓷、敷料、橡胶类及一些药物的灭菌。

高温高压灭菌法的注意事项如下。

(1)包裹不应过大、过紧,一般应小于 55 cm×33 cm×22 cm。

(2)高压锅内的包裹不要排得太密,以免妨碍蒸汽透入,影响灭菌效果。

(3)包内包外各放置一条灭菌指示带,当压力、温度、时间达到要求时指示带会变色。

(4)易燃、易爆物品(如碘仿、苯类等)禁用高压蒸汽灭菌;锐利器械不宜高压灭菌。

(5)瓶装液体灭菌时,要用玻璃纸或纱布扎紧瓶口,橡皮塞应插入针头排气。

(6)已灭菌的物品,要做记号,并要分开放置;可保存的时限为 2 周。

(7)每次灭菌前,应检查安全阀门的性能,注意安全使用。

2.煮沸灭菌法

适用于金属器械、玻璃及橡胶类物品的灭菌。在水中煮沸至 100℃,持续 $15\sim20$ 分钟,可杀灭一般细菌。带芽孢的细菌,如破伤风、气性坏疽杆菌污染者,则每日至少煮 $1\sim2$ 小时,连续三天才能达到要求。如在水中加入碳酸氢钠,使之成为 2% 的碱性溶液,可提高沸点至 105℃,煮沸时间可缩短至 10 分钟,并能防止金属器械生锈。高原地区沸点可降至 85℃ 以下,为达到灭菌的目的,则海拔每增高 300 米,需延长煮沸时间 2 分钟;压力锅蒸汽压力可达 127.5 kPa,最高温度可达 124℃,10 分钟即可灭菌,是效果最好的煮沸灭菌法。

煮沸灭菌的注意事项有以下几种。

(1)要消毒的物品必须完全浸入水中。

(2)消毒前应擦去器械表面的保护油脂。

(3)严密盖好锅盖,保持沸点;灭菌的时间应从煮沸后算起,如中途加入器械,时间要重新计算。

（4）丝线、橡皮类应在水煮沸后放入，持续 15 分钟即可。

（5）玻璃物品要用纱布包好，放入冷水中，逐渐升温，以免破裂；玻璃注射器应拔出内芯，用纱布包好。

（6）锐利器械不宜用煮沸法，以免变钝。

3.火烧法

用 95％的乙醇燃烧 1～2 分钟灭菌，只在紧急情况下使用。

4.干燥法

持续暴露在 170℃下干燥 1 小时，可用于易被湿热损坏的物品和保持干燥更方便使用的物品的灭菌。

（二）紫外线

表面作用强，可杀灭悬浮在空气中、水中和附于物体表面的细菌、支原体和病毒等，一般用于室内空气消毒。

（三）电离辐射

主要用于药物如抗生素、激素、类固醇、维生素以及塑料注射器、丝线等物品的消毒。

（四）气体灭菌法

液态或气态氧化乙烯，可以破坏细菌、病毒、真菌、致病性真菌和芽孢。用于多数不耐热物品，如能折叠的器械、塑料和橡皮制品、锐利和精密器械和其他物品的灭菌。一般在压力器皿（气体高压锅）中进行。用 12％氧化乙烯和 8％二氯二氟甲烷的混合气，温度 55℃、压力 54.64 kPa（410 mmHg），灭菌 105 分钟。此方法可以替代原来用于不耐高压物品灭菌的抗菌浸泡法。

环氧乙烷灭菌：适用于不耐高温、湿热，如电子仪器、光学仪器等诊疗器械的灭菌。100％纯环氧乙烷的小型灭菌器灭菌参数是：环氧乙烷作用浓度为 450～1200 mg/L，灭菌温度为 37～63℃，相对湿度为 40％～80％，灭菌时间为 1～6 小时。金属和玻璃材质的器械，灭菌后可立即使用；残留环氧乙烷的排放应设置专用的排气系统，保证足够的时间进行灭菌后的通风换气；环氧乙烷灭菌器及气瓶或气罐应远离火源和静电，气罐不能存放在冰箱中。

（五）过氧化氢等离子体低温灭菌

适用于不耐高温、湿热如电子仪器、光学仪器等诊疗器械的灭菌。其灭菌参数是：过氧化氢作用浓度为 ＞6 mg/L，灭菌腔壁温度为 45～65℃，灭菌周期 28～75 分钟。注意灭菌前物品应充分干燥；灭菌物品应使用专用包装材料和容器；灭菌物品及包装材料不应含有植物性纤维材质，如纸、海绵、棉布、木质类、油类、粉剂类等。

二、抗菌法

使用化学制剂的种类很多。理想的药品应该能杀灭细菌、芽孢、真菌等而不损害正常组织。

（一）药液浸泡

锐利器械、内镜、特殊材料制成的导管等多用此法。常用的化学消毒剂有下列几种。

1.1：1000 苯扎溴铵溶液

浸泡时间为 30 分钟，常用于刀片等锐利器械、塑料管、缝线的消毒；1000 mL 中加医用亚硝酸钠 5 克,可防止金属器械生锈。药液每周更换一次。

2.70%乙醇

浸泡 30 分钟;用途与苯扎溴铵相同。应每周过滤、核对浓度。

3.10%甲醛

浸泡 30 分钟,适用于输尿管导管、塑料类、有机玻璃的消毒。

4.器械消毒液

配方为:苯酚 20 克,碳酸氢钠 10 克,甘油 266 mL,95%乙醇 26 mL,加蒸馏水至 1000 mL,每两周更换一次。用于锐利器械、精密仪器的消毒。

5.1:1000 氯己定溶液

浸泡 30 分钟,抗菌作用较苯扎溴铵强。

6.2%戊二醛水溶液

浸泡 10～30 分钟,用途与苯扎溴铵相同,但灭菌效果更好。

7.0.5%过氧乙酸($C_2H_4O_2$)溶液

浸泡 30 分钟。适用于输尿管导管、塑料类及有机玻璃的消毒。

药液浸泡法的注意事项:①浸泡前要擦净器械表面的油脂;②器械、物品要全部浸入药液内;有关节的器械应张开;管瓶类的物品内外均应浸泡在消毒液中;③金属器械不要长期浸泡在乙醇内,以防生锈;在1:1000苯扎溴铵中加入 0.5%亚硝酸钠,可以防锈;④使用前,需用灭菌生理盐水将药液冲洗干净,以免损害组织;⑤一般 2 周更换一次消毒液。

(二)气体熏蒸灭菌法

用 24 cm 有蒸格的铝锅,蒸格下放一量杯,加入高锰酸钾 2.5 克,再加入 40%甲醛溶液 5 mL,蒸格上放丝线,熏蒸 1 小时,即可达消毒目的,此法可消毒丝线、内镜线缆、手术电凝器等。丝线用此法消毒不会变脆。

三、感染手术后器械等物品的处理

一切器械、敷料和用具在使用后,都必须经过一定的处理,才能重新消毒后使用。处理的方法依物品种类、污染性质和程度的不同而不同。曾经接触过脓液或 HBsAg 阳性患者血液的手术用品,要另做处理。

(一)一般化脓性感染

手套、敷料、锐利器械等用 1:1000 苯扎溴铵浸泡 1～2 小时;其他器械用 0.1%苯扎溴铵清洗后,煮沸 10 分钟。

(二)铜绿假单胞菌感染

敷料、手套、锐利器械用 1:1000 苯扎溴铵浸泡 2～3 小时;其他器械用 0.1%苯扎溴铵浸泡 1～2 小时,煮沸 10 分钟。

(三)破伤风、气性坏疽等特殊感染

敷料、手套锐利器械用 1:1000 苯扎溴铵浸泡 4 小时;其他器械先用 0.1%苯扎溴铵浸泡 2 小时,煮沸 20 分钟。

(四)乙型肝炎抗原阳性患者手术后

敷料、手套用 2%戊二醛或 0.2%过氧乙酸溶液浸泡 1 小时;器械用 2%戊二醛或 0.2%过氧乙酸浸泡 1 小时。

第二节　手术人员和患者手术区域的准备

一、洗手法

(一)洗手前准备和注意事项

进手术室要换穿手术室准备的清洁鞋和衣裤,戴好口罩和帽子;口罩应罩住鼻、口及下巴,口罩下方带系于颈后,上方带系于头顶中部;帽子要盖住全部头发;剪短指甲。手臂皮肤破损或有化脓性感染时,不能参加手术;洗手前不应参加感染创口的换药。

(二)手臂消毒法

在皮肤皱纹内和皮肤毛囊、皮脂腺等处都藏有细菌。手臂消毒法只能清除皮肤表面的但不能完全消灭藏在皮肤深处的细菌。在手术进程中,这些细菌会逐渐转移到皮肤表面,因此手臂消毒后,还要戴上消毒橡胶手套和穿手术衣,以防止这些细菌污染伤口。

1.肥皂刷手法

是经典的方法,每个医生都应该掌握。

(1)参加手术者先用肥皂作一般的洗手之后,再用无菌毛刷蘸煮过的肥皂水刷洗手臂,从手指尖到肘上 10 cm 处,两臂交替刷洗,特别注意甲缘、甲沟、指蹼等处的刷洗。一次刷完后。手指朝上肘朝下,用清水冲洗手臂上的肥皂水,反复刷洗 3 遍,共约 10 分钟。用无菌毛巾从手到肘部擦干手臂,擦过肘部的毛巾不能再擦手部。

(2)将手和前臂浸泡在 70％的乙醇内 5 分钟,浸泡范围到肘上 6 cm 处。

(3)如用苯扎溴铵代替乙醇,刷手时间可减为 5 分钟,手臂在彻底冲净肥皂和擦干后,浸入 1∶1000 苯扎溴铵溶液中,用桶内的小毛巾轻轻擦洗 5 分钟后取出,待其自干。手臂上的肥皂必须冲洗干净,因苯扎溴铵是一种阴离子除污剂,带入肥皂将明显影响其杀菌效力。配制的 1∶1000 苯扎溴铵溶液一般在使用 30～40 人次后更换。

(4)洗手消毒完毕后,保持拱手姿势,手臂不应下垂,也不可再接触未经消毒的物品。否则,即应重新洗手。

2.碘尔康刷手法

肥皂水擦洗双手、前臂至肘上 10 cm 3 分钟,清水冲净,用无菌纱布擦干。用浸透 0.5％碘尔康的纱布涂擦手和前臂一遍,稍干后穿手术衣和戴手套。

3.灭菌王(双氯苯乙双烷)刷手法

灭菌王是不含碘的高效复合型消毒液。清水冲洗双手、前臂至肘上 10 cm 后,用无菌刷蘸灭菌王 3～5 mL 刷手和前臂 3 分钟。流水冲净,用无菌纱布擦干,再用吸足灭菌王的纱布球涂擦手和前臂。皮肤干后穿手术衣和戴手套。如果手套未破(第一个手术是无菌手术),要连续施行另一手术时,可不重新刷手,仅需浸泡乙醇或苯扎溴铵溶液 5 分钟,也可用碘尔康或灭菌王涂擦手和前臂,再穿无菌手术衣和戴手套。更衣的方法是:先将手术衣自背部向前反折脱去,使手套的腕部随之翻转于手上,然后用右手扯下左手手套至手掌部,再以左手指脱去右手手套,最后用右手指在左手掌部推下左手手套。脱手套时,手套的外面不接触皮肤。若前一次是污染手术,则应重新洗手。

急诊手术,应依手术紧迫的程度决定洗手方法;并非十分紧迫的手术,应按上述方法进行彻底的手和手臂皮肤消毒;紧急情况下最好用碘附或灭菌王洗手法。无此条件时,要用3%～5%的碘酒涂擦双手及前臂,再用70%酒精棉球涂擦1～2次,即可戴无菌手套。

近来不断有新的消毒剂用于临床,洗手方法有所简化,但洗手法的基本原则必须严格遵守。

(三)穿无菌手术衣和戴手套的方法

1.穿无菌手术衣

要有较大的空间、最好面对无菌的手术器械台穿衣。将手术衣轻轻抖开,提起衣领两角,将手术衣稍提起,随势将两手臂插进衣袖,两臂前伸,由巡回人员协助系好衣带,最后双臂交叉提起腰带向后递,由别人帮助系好。

2.戴无菌手套

没有戴无菌手套的手,只能接触手套套口向外翻折的部分,不能碰到手套的外面。用左手捏住手套套口的翻转部,右手先伸入手套内,再用戴好手套的右手指插入左手手套的翻转部,帮助左手伸入手套内。将手套翻转部翻回盖住手术衣袖口。最好由器械护士用双手将手套翻转部撑开,医师直接将手伸入,护士帮助将翻转部盖住手术衣袖口。

二、患者手术区域的准备

在手术前一天下午或晚上给患者做首次皮肤准备。以肥皂和水清洗,盆浴或淋浴更好。肥皂是弱抗菌剂,它起无刺激的清洗作用,清洗时要与机械摩擦结合。

在细菌栖居密度较高的部位,如手、足或易受刺激的皮肤如面部、会阴部进行择期手术时,术前要反复用氯己定清洗,以提高消毒效果。可指导患者手术前3～5天内一日数次清洗皮肤。目前认为,手术部位在术前1天或数小时剃毛有可能增加皮肤细菌菌丛。推荐术前即刻剃毛,若毛发细小,也可省去,这些毛发并不增加感染率。最好使用专用粘布粘贴去除毛发。国际上,神经外科开颅手术是手术当天,在手术室内备皮。根据手术切口的需要,剃去局部头发(不是剃光头皮)。目前,我国神经外科开颅手术备皮的普遍做法是:手术前一日剃头(经常由理发师完成)。这样做可能造成头皮的微小损伤,不仅增加感染的机会,也影响患者的外貌。

手术时用70%乙醇或2%碘加入90%乙醇中进行1分钟皮肤准备法,随后盖上附着聚酯的手术单,控制感染的效果较好(手术单紧密附着于皮肤上极为重要)。碘剂是使用广泛的皮肤抗菌剂之一。在有效的浓度内极少引起皮肤反应。应注意碘剂不要流到手术区域以外。会阴部、生殖器或面部、易受刺激或细嫩皮肤(如婴儿),以及有过敏史等情况下,禁用碘剂。碘剂过敏的患者可选择80%异丙醇或70%乙醇,用纱布拭子消毒3分钟,待其晾干后加盖手术单。也可选用稍带颜色的氯苄烷铵酊剂(1:750)。

对敏感区域的皮肤(会阴部,眼睛周围)应用碘附、氯己定或稀释的氯苄烷铵酊剂液。

注意事项:①消毒时应由手术中心部向四周涂擦;如为感染伤口或肛门等处的手术,则应自手术区外周擦向感染伤口或会阴肛门处,已接触污染部位的药液纱布,不应再返擦清洁处;②手术区皮肤消毒范围要包括手术切口周围 15 cm 的区域。如手术有延长切口的可能,则应适当扩大消毒范围。

手术区消毒后,铺无菌布单,目的是除显露手术切口所必需的区域外,遮盖其他部位,以尽量减少术中的污染。在手术区盖上附着聚酯的手术单,效果更好。铺消毒巾的方法:用 4 块无菌巾,每块都双折少许,掩盖手术切口周围,每侧铺一块无菌巾,通常先铺操作者的对面,或铺相对不洁区(如会阴部、下腹部),最后铺靠近操作者面前的一块,并用巾钳夹住交角处,防止移动。无菌巾铺下后,不可随便移动,如位置不正确,只能由手术区向外,不能向内移动。然后再铺中单、大单。原则是除手术野外,至少要有两层无菌单布遮盖。大单的头端要盖过麻醉架,两侧和足端部应垂下超过手术台边 30 cm。

第三节　手术进行中的无菌原则

在手术过程中,虽然器械、物品都已灭菌、消毒;手术人员也已洗手、消毒、穿无菌手术衣戴手套;手术区又已消毒和铺盖无菌布单,提供了一个无菌的操作环境。但还必须有一个严格的规章制度保持这种无菌环境,否则手术区仍有可能受污染。这个无菌操作原则,必须人人遵守。

一、手术进程中的无菌原则

(1)手术人员一经"洗手",手臂即不准再接触未经消毒的物品。穿无菌衣和戴无菌手套后,背部、腰部以下、肩部以上都应视为有菌地带,不能接触;手和前臂不可垂至腰部和手术台缘以下。

(2)不可在手术人员背后传递器械和手术物品;手术使用的物品如已落到手术床面以下,不可拾回再用。

(3)术中手套破损或接触到无菌区以外的部位,应立即更换无菌手套;碰无菌处的手臂应更换手术衣或加套无菌袖套;布单湿透要加盖无菌单。

(4)手术进程中同侧人员需调换位置时,应先后退一步-转身-背对背的交换。

(5)手术开始前要清点器械、纱布及所有物品,详细记录;手术结束时,必须核对无误才能关闭切口。

(6)切口边缘应以大纱布垫或手术巾遮盖,并用巾钳或缝合固定。

(7)做皮肤切口及缝合切口前各要用 70%乙醇或 2.5%～3%的碘酊,消毒皮肤一次。

(8)空腔脏器切开前,周围要用纱布保护。

(9)限制参观人数,一般不超过 2 人;参观者不能离手术者太近;不能站得太高;不能走动频繁。

(10)手术人员只能小声讨论与手术有关的问题;有急性感染和上呼吸道感染者不能进入

手术室。

二、保护医院环境

保证患者不受感染是贯穿术前、术中和术后各期处理的基本原则。感染的发病率和严重性,特别是伤口败血症,与医院环境的细菌状态以及所采取的无菌原则和外科技术有关,当然患者本身对感染的抵抗能力也是重要因素。整个医院环境必须被保护,使之不被细菌污染,以防外科患者被毒力高的菌株种植和交叉感染。这些菌株即使在手术室内无菌条件下仍能侵犯外科伤口。所以伤口感染的预防,既包括医院内普遍实施无菌原则和技术,也包括准备手术时采取的特殊操作。

医院里溶血性、凝固酶阳性的金黄色葡萄球菌以及其他细菌的交叉感染是经常存在的潜在问题。由于广泛应用多种抗菌药物,医院里长期存在的菌株往往对这些抗菌药物不敏感。手术室及病房无菌观念的放松,以及过分依赖"预防性"应用抗生素,常导致多种耐药性菌株的产生。结果是伤口感染率、肺炎及败血症的发生显著增加,后两种并发症在婴儿、老年及体弱患者中更容易发生。

现今,肠道的革兰阴性细菌(特别是大肠杆菌类、变形杆菌类及铜绿假单胞菌类)在医院感染中变得越来越突出。对医院环境的控制要注意以下几点。

(一)医院管理

(1)院感染管理委员会及其他部门应密切合作,严格控制医院感染的发生和蔓延,要大力宣传规章制度并监督执行。

(2)有严重感染应立即汇报。应经常检测外科病房的伤口感染率。无菌伤口的感染率如果超过 1%,应该采取更有效的管理措施。

(二)细菌培养

所有明显的感染,均应做细菌培养及抗生素敏感试验。

(三)隔离措施

有严重传染性细菌病灶的每一个患者均应隔离;可疑的患者也应先隔离,直到诊断排除后才解除;交叉感染非常严重时,每个患者都要隔离。

(四)无菌技术

1.手术室

应视为隔离区,要有严格的管理制度。在同一天内,一个手术室需作数个手术的,应先做无菌手术,后作感染手术。每次手术完毕后和每日工作结束时,都应彻底洗刷地面、清除污液、敷料和杂物等。每周应彻底大扫除一次。手术室内应定期进行空气消毒。通常采用乳酸消毒法。在一般清洁工作后,打开窗户通风一小时,按 100 立方米空间,用 80% 乳酸 12 mL 倒入锅内(或再加等量的水),置于三脚架上,架下点一酒精灯,待蒸发完后将火熄灭,紧闭门窗 30 分钟后再打开通风。在铜绿假单胞菌感染手术后,则先用乳酸进行空气消毒,1～2 小时后进行扫除,用 1∶1000 苯扎溴铵溶液擦洗室内物品后,开窗通风 1 小时。在破伤风、气性坏疽手术后,可用 40% 甲醛溶液消毒手术室。每立方米空间用甲醛溶液 2 mL 和高锰酸钾 1 克,将甲醛溶液倒入高锰酸钾内,即产生蒸气,12小时后打开窗户通风。在 HBsAg 阳性,尤其是 HBeAg 阳性的患者手术后,地面和手术台可撒布 0.1％次氯酸钠水溶液,30 分钟后清扫和清拭。也有采用紫外线消毒手术室空气的方法。通常以每 1 m² 地面面积使用紫外线电功率 1～2 瓦计算,照射 2 小时,照射距离不超过 2 米。

先进的层流洁净手术室设置空气过滤器,按其效能分为 100 级、1000 级和 10000 级层流净化装置,主要用于空气净化消毒。其中 100 级为最高效,要求空气中的细菌总数≤10cfu/m³,无致病菌生长。普通手术间要求空气中的细菌总数≤200cfu/m³。

另外,疾病在患者和医务人员之间传播,特别是肝炎和 AIDS(acquired immunodeficiency syndrome)病毒,是手术室和医院操作要注意的重要问题,两种病毒都可通过血液传播给患者和医务人员。应将肝炎和 AIDS 病毒的检查作为术前常规检查项目,阳性的患者携带的病毒有可能经过注射或切口等途径传播给医师或护士,一定要注意以下操作。

(1)医务人员都要常规应用隔离措施,如戴手套、口罩和护目镜,避免皮肤和黏膜接触血液或分泌物。

(2)若发生污染应立即清洗手和皮肤。

(3)作穿刺或切口操作时特别注意避免损伤自己。

(4)工作人员有开放伤口必须避免与患者接触。

(5)一旦手套刺破,在病员安全允许的情况下应立即更换,并将使用过的针头或器械移开无菌区。

2.病房操作

开放伤口应以无菌敷料保护,以免交叉感染,要预防环境的严重污染。还要尽量减少载有敷料及器械的换药车反复多次在床旁换药。

3.手的清洗

每次接触患者前后都要洗手,这是控制感染简单而重要的常规措施。

医务人员洗手方法:先在流动水下使双手充分淋湿,取肥皂(最好是皂液)均匀涂抹至整个手掌、手指、手背和指缝,认真揉搓双手至少 15 秒钟,应注意清洗双手所有皮肤,包括指背、指尖和指缝。

具体步骤如下:①掌心相对,手指并拢,互相揉搓(图 2-1A);②手心对手背沿指缝相互揉搓,交换进行(图 2-1B);③掌心相对,双手交叉指缝互相揉搓(图 2-1C);④弯曲手指使关节在另一手掌心旋转揉搓,交换进行(图 2-1D);⑤右手握住左手大拇指旋转揉搓,交换进行(图 2-1E);⑥将五个手指尖并拢放在另一手掌心旋转揉搓,交换进行(图 2-1F)。最后在流动水下肠道冲净双手,擦干,取适量护手液护肤。

(五)抗生素的应用

可疑污染或污染患者可预防性应用抗生素。抗生素应在药物敏感试验的基础上使用。应注意给予足够的剂量并尽早停用。

(六)流行病学

(1)有活动性葡萄球菌感染的工作人员,在治愈以前应避免与患者接触。鼻腔、胃肠道的葡萄球菌带菌者,应特别注意个人卫生,但不一定离开工作岗位,除非有慢性病灶。

(2)对每一例医院内的严重感染,均应深入探讨。要确定其感染来源、播散途径、可能的接触者及带菌者,是否与某些不恰当的技术操作有关等,以便采取相应措施,防止再次发生。

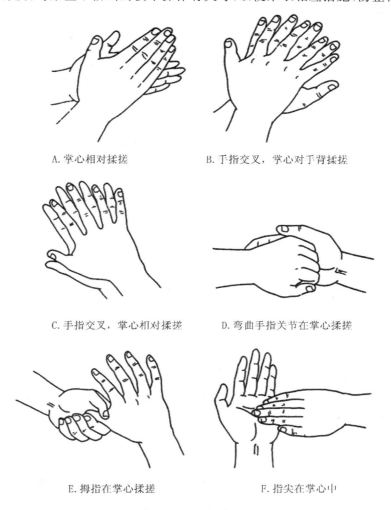

A. 掌心相对揉搓

B. 手指交叉,掌心对手背揉搓

C. 手指交叉,掌心相对揉搓

D. 弯曲手指关节在掌心揉搓

E. 拇指在掌心揉搓

F. 指尖在掌心中

图 2-1 医务人员洗手方法

第三章　神经外科疾病

第一节　高血压性脑出血

一、概述

高血压性脑出血(hypertensive in tracerebral hemorrhage)是脑血管病患者中死亡率和致残率最高的一种疾病,3/4 以上存活者遗有不同程度的残疾。1983 年我国对六大城市进行脑血管病流行病学调查,高血压性脑出血的发病率为 80.7/10 万人口。高血压脑出血常发生于45~65 岁,男性发病略多于女性。

我国 29 个省、市、自治区脑出血危险因素研究结果表明,对男女都有害的因素有高血压、有高血压家族史和肥胖。有 TIA 史亦为脑出血的危险因素。喜咸食、吸烟仅对男性有害。食醋对男女都有保护作用。

高血压是自发性脑内出血的最常见原因。高血压患者约有 1/3 可发生脑内出血,而脑内出血患者93.1%有高血压病史。收缩压和舒张压升高会迅速增加脑出血的危险性。在高血压和脑血管病变的基础上,突然精神激动或体力活动增强,可使血压进一步增高,当增高的血压超过血管的承受能力时,即可引起血管破裂发生脑出血。

二、病因与病理

红细胞渗出血管外皆称为出血。出血一般分大片出血和点状出血两种。高血压性脑出血通常为大片出血。

(一)可能与脑出血有关的因素

1.脑软化后出血

大多数高血压患者伴有较重的脑动脉粥样硬化症。从这一病理基础来看,大片脑内出血可能系广泛的出血性梗死,或者系一种通过缺血性软化区的动脉因失去周围的支持而发生的出血。但是多数人认为脑血管周围存在着 Virchow-Robin 间隙,血压平常即高于颅压 10 倍,不存在脑血管是否失去支持的问题。即使如此,出血也应在蛛网膜下隙而不是在脑内。

2.脑血管受损出血

高血压可使小血管壁变得脆弱,特别是当平滑肌被纤维或坏死组织替代时。现已证明,长期高血压对脑实质内直径为 $100\sim300~\mu m$ 的小穿通动脉的内膜有损害作用,最后导致管壁脂肪玻璃样变或纤维样坏死。当血压或血流变化时容易发生破裂出血。

3.微小动脉瘤形成与破裂

1863 年,Charcot 和 Bouchard 对 84 例死后不久的脑出血患者进行了尸检,结果发现血肿壁上有粟粒样微小动脉瘤存在。此后,关于微小动脉瘤的临床意义一直有争议。1967 年,Cole 和 Yates 对健康人的和高血压患者的脑各 100 例进行了研究,发现后者 46% 有 0.05~

2 mm的微小动脉瘤,高血压性脑出血患者中86%存在微小动脉瘤,而在健康人脑中发现微小动脉瘤的仅占7%。这些微小动脉瘤主要位于基底核区,在大脑白质也可见到,少数还可在脑桥及小脑的血管上见到。微小动脉瘤的形成是由于高血压使小动脉的张力增大,血管平滑肌纤维改变,引起动脉壁的强度和弹性降低,这可使血管的薄弱部位向外隆起,形成微小动脉瘤或夹层动脉瘤。高血压患者血压进一步升高时,血管不能收缩以增大阻力而丧失了保护作用,微小动脉瘤可破裂出血。

(二)高血压性脑出血的病理变化

高血压性脑出血80%在幕上,20%在幕下。大脑半球的出血以基底核和视丘最常见,其次为脑干和小脑。脑出血后血肿多沿白质纤维方向扩展,出血后早期神经组织所受的影响主要是以受压、分离及移位为主。壳核出血多系豆纹动脉出血所致,其中以外侧豆纹动脉出血为常见,出血后血肿多向外囊方向发展;内侧豆纹动脉出血后往往向内囊方向扩延。豆状核出血,血肿往往较大,使大脑半球体积增大,该侧大脑半球肿胀,脑回扁平,脑沟狭窄,病侧尚有扣带回疝入大脑镰下及海马沟回疝入小脑幕切迹。海马沟回疝造成脑干及同侧大脑后动脉和动眼神经受压,同时中脑及脑桥的正中旁小动脉由于移位而断裂,引起中脑及脑桥出血。有时血肿从大脑半球向下内侧发展破入视丘及中脑。血肿也可破坏尾状核而进入侧脑室,再流入蛛网膜下隙,称为继发性蛛网膜下隙出血。这种继发性蛛网膜下隙出血多聚集于小脑腹侧的中部和外侧孔附近以及基底部的蛛网膜下隙。若出血在小脑半球则该半球增大,往往压迫脑干,亦容易破入蛛网膜下隙。丘脑出血多因大脑后动脉深支-丘脑膝状体动脉及丘脑穿通动脉破裂出血,出血后血液可向内囊及脑室侵入。丘脑出血血液侵入脑室的发生率可高达40%～70%。脑干出血最常见于脑桥,往往自中间向两侧扩大,或向上侵入中脑,亦常破入第四脑室。小脑出血多源于齿状核,主要是小脑上动脉出血,小脑后下动脉及小脑前动脉也可是出血来源;小脑半球出血后,可跨越中线累及对侧并侵入第四脑室,扩展到小脑脚者也不少见。通常,高血压性脑出血患者在发病后20～30分钟即可形成血肿,出血逐渐停止;出血后6～7小时,血肿周围开始出现血清渗出及脑水肿,随着时间的延长,这种继发性改变不断加重,甚至发生恶性循环。因此,血肿造成的不可逆性脑实质损害多在出血后6小时左右。

显微镜观察,可将脑出血分为三期。

1.出血期

可见大片出血。红细胞多完整,出血灶边缘往往出现软化的脑组织,神经细胞消失或呈局部缺血改变,星形细胞亦有树突破坏现象。常有多形核白细胞浸润,毛细血管充血及管壁肿胀,有时管壁破坏而有点状出血。有一点应值得注意,患者CT检查所见的高密度区外存在一圈低密度区,与肿瘤周围低密度区不同,不是水肿而是软化坏死组织。因脑出血多为动脉破裂,短期内血肿大到相当的体积,对周围脑组织压力很高,故很易造成脑组织坏死软化。

2.吸收期

出血后24～36小时即可出现胶质细胞增生,尤其是小胶质细胞及部分来自血管外膜的细胞形成格子细胞。除吞噬脂质外,少数格子细胞存积含铁血黄素,常聚集成片或于血肿周围。星形胶质细胞亦有增生及肥胖变性。

3.恢复期

血液及受损组织逐渐被清除后,缺损部分由胶质细胞、胶质纤维及胶原纤维代替,形成瘢痕。出血较小者可完全修复,若出血较大常遗留囊腔。这与软化结局相同,唯一特点是血红蛋白代谢产物长久残存于瘢痕组织中,使该组织呈现棕黄色。

三、临床表现

高血压性脑出血发病年龄多在 50 岁以上,男性略多于女性。通常是在白天,因情绪激动、过度兴奋、剧烈活动、用力大便而诱发。脑内出血者发病前常无预感,突然发病,往往在数分钟或数小时内达到高峰。临床表现视出血部位、出血量多少及机体反应而异。

(一)壳核出血

依出血量及病情进展,患者可有意识障碍或无意识障碍,并伴有不同程度的"三偏",即病变对侧中枢性面瘫及肢体瘫痪、感觉障碍和同向偏盲,双眼向病侧偏斜、头转向病侧。优势半球出血者还伴有语言障碍等。

(二)背侧丘脑出血

发病后多数患者出现昏迷及偏瘫。背侧丘脑内侧或下部出血者可出现典型的眼征,即垂直凝视麻痹,多为上视障碍,双眼内收下视鼻尖;眼球偏斜视,出血侧眼球向下内侧偏斜;瞳孔缩小,可不等大,对光反应迟钝;眼球不能聚合以及凝视障碍等。出血向外扩展,可影响内囊出现"三偏"征。背侧丘脑出血侵入脑室者可使病情加重,出现高热、四肢强直性抽搐,并可增加脑内脏综合征的发生率。

(三)皮质下出血(脑叶出血)

其发病率仅次于基底核出血,与丘脑出血相近。患者表现依原发出血部位不同而各异,多数学者认为脑叶出血好发于顶叶、颞叶与枕叶,即大脑后半部。脑叶出血的临床表现与基底核出血不同。脑叶出血后易破入邻近的蛛网膜下隙,因距中线较远而不易破入脑室系统,故脑膜刺激征重而意识障碍轻,预后总起来说比较良好。其临床表现特征为:①意识障碍少见而相对较轻;②偏瘫与同向凝视较少、程度较轻,这是因为脑叶出血不像基底核出血那样容易累及内囊的结果;③脑膜刺激征多见;④枕叶出血可有一过性黑 与皮层盲。顶颞叶出血可有同向偏盲及轻偏瘫,优势半球者可有失语。额叶出血可有智力障碍、尿失禁,偏瘫较轻。

(四)小脑出血

典型病例表现为突发眩晕、头痛、频繁呕吐,主要体征为躯干性共济失调、眼震及构音障碍。除非出血量过大,意识障碍多在发病后数小时或 1～2 天内出现,提示脑干受累,病情危重,查体可见双眼向出血对侧凝视、周围性面瘫、瞳孔缩小、去皮层状态等。延髓受累者,呼吸循环出现衰竭。

(五)脑桥出血

患者起病急并迅速陷入深昏迷,多在短时间内死亡,脑干出血时几乎均有眼球活动障碍。由于患者昏迷,可进行眼-头反射检查,即将头被动地作水平性转动,正常时眼球偏向转动方向的对侧;后仰时,双眼球向下;低头时,双眼球向上。脑桥出血时,双眼向出血对侧凝视,瞳孔缩小,对光反应迟钝;患者还常伴有高热,一些病情较轻的患者有时还可查到脑神经与肢体的交叉性麻痹、伸肌姿势异常等。

(六)脑室内出血

原发性脑室内出血者少见,常见者多为继发于丘脑出血或基底核出血。此类患者的临床表现与原发出血部位、血肿量以及脑室受累范围密切相关。原发出血部位越邻近脑室,出血向脑室扩延及侵入脑室的机会也就越多。因此,脑室内出血患者的病情多较严重,临床上除有原发病灶的症状、体征外,尚有脑干受累以及颅内压迅速增高的一系列表现,意识障碍多较重,生命体征变化明显,且常伴有高热、强直发作等。

四、诊断

高血压性脑出血的诊断要点是:①多见于 50 岁以上的高血压动脉硬化患者;②常在白天活动用力时突然发病;③病程进展迅速,很快出现意识障碍及偏瘫等完全性卒中的表现;④脑脊液为均匀血性;⑤得到 CT 或 MRI 扫描证实。

高血压性脑出血已有许多不同的分型。分型的目的是为了治疗和判断预后。目前,在应用 CT 及 MRI 的情况下,分型更趋于简化。其中金谷春之提出的 CT 分型简单,便于记忆和推广。需要注意的是,CT 图像必须结合患者表现,才能有助于临床诊治。

五、治疗

(一)外科治疗

手术治疗的目的是清除血肿、降低颅内压、避免脑疝发生,以挽救患者的生命及减轻后遗症。在考虑是否施行手术时,被大家公认的最重要的因素是术前患者的意识状况。患者有无意识障碍或意识障碍的程度,可直接反映脑实质受累的情况,因此,与手术疗效密切相关。

1.手术适应证

依照高血压性脑出血的临床分级,一般认为Ⅰ级患者出血量不多(<30 mL),内科保守治疗效果良好,不需手术治疗。Ⅱ～Ⅳ级患者绝大多数适于手术治疗,其中以Ⅱ、Ⅲ级手术效果较佳。Ⅴ级患者病情危重,死亡率高,手术难以奏效,一般不宜手术治疗。

高血压性脑出血手术治疗指征的确定,需要综合考虑出血部位、出血量、病程进展、患者情况等多个因素。

(1)出血部位:壳核、大脑半球皮层下、脑叶浅部和小脑半球等较浅部位的出血,适于手术治疗。应特别注意的是小脑出血,由于血肿靠近脑干,且颅后窝容积代偿能力有限,除非出血量很少、症状轻微,一般应该积极考虑手术治疗。脑干内或丘脑出血,通常不是手术治疗的适应证。若存在脑室内出血或脑积水,可行脑室体外引流或分流术。

(2)出血量:幕上血肿量超过 30 mL,占位效应明显,患侧脑室明显受压,中线结构明显向健侧移位;幕下血肿量大于 10 mL,四脑室受压变形、移位,即有手术必要。

(3)病情进展:高血压性脑出血发生后病情稳定,患者神志清楚或轻度意识障碍,功能损害不明显,内科治疗效果良好,不需要行手术治疗。若经积极的内科药物治疗,病情仍无好转或不稳定,出血部位又比较表浅,应考虑手术治疗。尤其是对于病情好转或稳定后又发生恶化或出现脑疝征象者,更要争取时间,尽快手术。至于发病后进展急骤,很快进入深度昏迷,出现严重功能障碍、一侧或双侧瞳孔散大、生命体征不稳定者,手术治疗效果不佳,死亡率很高,不宜进行手术治疗。

(4)患者情况:患者若存在心、肺、肝、肾等脏器严重疾病或功能不全,血压控制不好,持续超过200/120 mmHg(26.66～15.99 kPa),眼底出血,糖尿病,高龄等情况,应列为手术禁忌,但年龄并不是决定是否手术的主要因素。

2.手术时机的选择

高血压性脑出血的手术时机选择分为:①超早期手术,发病6～7小时内进行。②早期手术,发病后1～3天内手术。③延期手术,发病3天后进行。

目前国内外学者普遍认为高血压性脑出血需要手术治疗者,应尽量在发病后6～7小时内行超早期手术,超早期手术可以有效地防止或减缓这些病理变化的发生,及早降低颅内压,阻止脑疝发生,促进脑功能恢复,最大限度地减少脑组织损伤。另外,发病后6～7小时内脑水肿尚不明显,有利于手术操作的进行。对于起病平缓、处于临床病情分级Ⅰ级的患者,可先行非手术治疗,一旦病情进行性加重或恶化,出现明显功能障碍、意识障碍或脑疝征象时,必须紧急手术清除血肿,降低颅内压,以免耽误了抢救时机。

3.术前检查及准备

(1)CT扫描:是诊断脑出血最安全、最可靠的手段,应列为首选。CT扫描能辨别出血和梗死,准确显示血肿的部位、大小、形态、发展方向和脑水肿的范围,有助于手术方案的制订和预后的判断。对怀疑脑出血的患者,应尽早行颅脑CT扫描,必要时可复查,以便观察血肿及颅内情况的变化。

(2)脑血管造影:对于不能明确脑出血原因的或疑诊脑动脉瘤、脑血管畸形的患者,在病情允许的情况下,为避免手术的盲目性,降低手术风险,可考虑行脑血管造影。在无CT设备的地区或医院,脑血管造影仍是诊断高血压性脑出血的主要检查方法。

(3)MRI扫描:费用较高,费时较长,一般不作为首选的检查方法,但MRI扫描对高血压性脑出血的诊断更精确,特别适用于脑干、小脑等部位出血的检查。

(4)按常规开颅手术的要求做好其他术前准备,尤其应注意适当控制血压,保持呼吸道通畅,合理使用脱水降颅压药物。

4.手术方法

(1)快速钻颅血肿碎吸术:操作简便,创伤小,可及时部分解除占位效应、减轻症状,特别适用于位置表浅、已大部分液化的血肿;也可作为急救手段,为开颅清除血肿争取时间。但是,清除血肿不彻底,不能止血,徒手穿刺准确性较差。

(2)脑室穿刺体外引流术:对于原发性脑室内出血或血肿破入脑室者,以及出现梗阻性脑积水的患者,行脑室穿刺体外引流术,可以立即缓解梗阻性脑积水,降低颅内压,也可以排出脑室内血肿的液化部分,减少血肿体积,缓解病情。

(3)尿激酶溶解血肿吸除术:许多患者在行血肿穿刺碎吸或脑室穿刺引流后,只是引流出了血肿的液化部分,仍有许多血凝块不能吸出或流出,此时可经引流管注入尿激酶将血块溶解再清除。常用量为尿激酶6000 U/5 mL盐水,自引流管缓慢注入血肿腔,夹闭引流管2～3小时后再开放引流管,每12～24小时重复一次。视血肿清除情况,保留引流管2～5天,每日重复注入尿激酶可促进血凝块溶解。但是,此法有引发新出血的可能。

(4)开颅脑内血肿清除术:对于脑疝早期或颅后窝血肿可以达到迅速减压的目的,特别是双极电凝器和显微外科技术的应用,使血肿清除更彻底、止血更可靠,具有确切的疗效。分为骨窗开颅和骨瓣开颅血肿清除术。

（5）立体定向脑内血肿清除术:1978 年 Back lund 和 Von Holst 设计了一种立体定向血肿排空装置,采用立体定向技术首先成功地进行了脑内血肿清除术。1984 年 Matsumoto 在立体定向血肿引流排空术的基础上,应用尿激酶进行溶凝治疗,取得了较好的疗效。随后不断有学者对立体定向手术进行改进,使脑内血肿立体定向清除术日趋成熟并逐渐得到广泛应用,这种手术适用于脑内各部位的出血,尤其适合脑干、丘脑等重要部位的局限性血肿。

(二)内科治疗

在急性期,主要是控制脑水肿,调整血压,防治内脏综合征及考虑是否采取手术清除血肿。

1.稳妥运送

首先考虑的是对确诊和治疗是否需要搬动,再考虑患者的情况是否允许搬动。急性期应保持安静,不宜长途运送或过多搬动,应将头位抬高 30°,注意呼吸道的通畅,随时清除口腔分泌物或呕吐物,适当吸氧。在发病初 4 小时内每小时测血压、脉搏一次。并观察神志、呼吸、瞳孔的变化。12 小时后可 2～3 小时观察以上项目一次,直到病情稳定。应卧床 3 周以上。

2.控制脑水肿降低颅内压

这是抢救能否成功的主要环节之一。常用药为甘露醇、呋塞米及皮质激素等。临床上为加强脱水效果,减少药物的不良反应,一般均采取上述药物联合应用。常采用甘露醇＋呋塞米、甘露醇＋呋塞米＋激素等方式,但用量及用药间隔时间均应视病情轻重及全身情况尤其是心脏功能及是否有高血糖等而定。20％甘露醇为高渗脱水剂,体内不易代谢、不能进入细胞,其降颅压作用迅速,一般成人用量为 1 g/(kg·次),每 6 小时静脉速滴一次。甘露醇降颅压最好的时机是:①给甘露醇 1 小时前的颅内压较低。②应用甘露醇时颅内压水平较高。③第一次给甘露醇的剂量要大。④在用药前接受的甘露醇累积剂量越小,则下一个剂量的甘露醇的效果越明显。呋塞米有渗透性利尿作用,可减少循环血容量,对心功能不全者可改善后负荷,用量为 20～40 mg/次,每日静脉注射 1～2 次。应用呋塞米期间注意补钾。皮质激素多采用地塞米松,用量 15～20 mg,静脉滴注,每日一次。由于脑出血发病早期颅内压增高的因素中脑水肿的比例较小,主要由脑内血肿占位效应引起。另外,脑出血患者常出现应激性溃疡,故使用激素是不利的。激素的应用可降低机体的免疫功能,一旦出现肺部感染征象,不利于病情的控制。因此,近年来对脑出血的患者多不主张使用激素控制脑水肿。在发病后几天的脱水治疗过程中,因颅内压可急速波动样上升,密切观察瞳孔变化及昏迷深度非常重要,遇有脑疝早期表现如一侧瞳孔散大或角膜反射突然消失,或脑干受压症状明显加剧,应及时静脉滴注一次甘露醇,一般静脉滴注后 20 分钟左右即可见效,故初期不可拘泥于常规时间用药。一般脑水肿于 3～7 天内达高峰,多持续 2 周～1 月之久才能完全消失,故脱水剂的应用要根据病情而逐渐减量,再行减少次数,最后停止。由于高渗葡萄糖溶液的降颅内压作用时间短,反跳现象重,且高血糖对缺血的脑组织有损害,故目前已不再使用。

3.调整血压

脑出血后血压常骤升。发病后血压过高或过低,均提示预后不良,故调整血压甚为重要。一般可将发病后的血压控制在发病前血压数值略高一些的水平。如原有高血压,发病后血压又上升更高水平者,所降低的数值可按上升数值的 30％ 左右控制。目前常用的降压药物有

25％硫酸镁 10～20 mL/次,肌内注射;或压宁定 50～100 mg/次,加入液体内静脉滴注。注意不应降血压太快和过低。血压过低者可适量用间羟胺或多巴胺静脉滴注使之缓慢回升。

4.止血剂的应用

高血压脑出血后是否应该应用止血剂至今尚有争议。主张用止血剂者认为脑出血早期纤维蛋白溶解系统功能亢进,血小板粘附和聚集性降低;不主张用者认为脑出血是由于血管破裂,凝血功能并无障碍,多种止血剂可以诱发心肌梗死,甚至弥散性血管内凝血。也有人主张短期应用几天。常用的抗纤溶药物有 6-氨基己酸和氨甲环酸。其他止血的药物有卡巴克洛、酚磺乙胺、巴曲酶等。应用这类药物最好有客观的出凝血实验室数据。如凝血、抗凝血及纤溶指标等。

5.急性脑出血致内脏综合征的处理

包括脑心综合征、急性消化道出血、中枢性呼吸形式异常、中枢性肺水肿及中枢性呃逆等。这些综合征的出现,常常影响预后,严重者可导致死亡。这些综合征的发生原因,主要是由于脑干特别是下丘脑发生原发性或继发性损害之故。

(1)脑心综合征:发病后一周内心电图检查,可发现 S-T 段延长或下移,T 波低平或倒置,以及 Q-T 间期延长等缺血性变化。此外,也可出现室性期前收缩,窦性心动过缓、过速或心律不齐以及房室传导阻滞等改变。这种异常可以持续数周之久,有人称为"脑源性"心电图变化。其性质是功能性的还是器质性的,尚无统一的认识。临床上最好按器质性病变处理,应根据心电图变化,给予吸氧,服用吲哚美辛、合心爽、毛花苷 C 及利多卡因等治疗,同时密切观察心电图变化的动向,以便及时处理。

(2)急性消化道出血:经尸解和胃镜检查,半数以上出血来自胃部,其次为食管,少数为十二指肠。胃部病变呈现急性溃疡、多发性糜烂及黏膜或黏膜下点状出血。损害多见于发病后一周之内,重者可于发病后数小时内就发生大量呕血,呈咖啡样液体。为了解胃内情况,对昏迷患者应在发病后 24～48 小时安置胃管,每日定时观察胃液酸碱度及有无潜血。若胃液酸碱度在 5 以上,即给予氢氧化铝胶液 15～20 mL,使酸碱度保持在 6～7 之间,此外,给予西咪替丁鼻饲或静脉滴注,以减少胃酸分泌。应用奥美拉唑效果更好。如胃已出血,可局部应用卡巴克洛,每次 20～30 mL 加入生理盐水 50～80 mL,每日三次。此外云南白药、凝血酶也可胃内应用。大量出血者应及时输血或补液,防止贫血及休克。

(3)中枢性呼吸形式异常:多见于昏迷患者。呼吸呈快、浅、弱及不规则或潮式呼吸、中枢性过度换气和呼吸暂停。应及时给氧气吸入,人工呼吸器进行辅助呼吸。可适量给予呼吸兴奋剂如洛贝林或尼可刹米等,一般从小剂量开始静脉滴注。为观察有无酸碱平衡及电解质紊乱,应及时行血气分析检查,若有异常,即应纠正。

(4)中枢性肺水肿:多见于严重患者的急性期,在发病后 36 小时即可出现,少数发生较晚。肺水肿常随脑部的变化而加重或减轻,常为病情轻重的重要标志之一。应及时吸出呼吸道中的分泌物,甚至行气管切开,以便给氧和保持呼吸道通畅。部分患者可酌情给予强心药物。此类患者易继发呼吸道感染,故应预防性应用抗生素,并注意呼吸道的雾化和湿化。

(5)中枢性呃逆:呃逆常见于病程的急性期,轻者,偶尔发生几次,并可自行缓解;重者可呈顽固性持续性发作,可干扰患者的呼吸节律,消耗体力,以至于影响预后。一般可采用针灸处理,药物可肌内注射哌甲酯,每次 10~20 mg,也可试服氯硝西泮,1~2 mg/次,也有一定的作用,但可使睡眠加深或影响病情的观察。膈神经加压常对顽固性呃逆有缓解的作用。部分患者可试用中药柿蒂、丁香等。

6.维持营养

注意酸碱及水、电解质平衡及防治高渗性昏迷;初期脱水治疗就应考虑到这些问题。特别对昏迷患者,发病后 24~48 小时应放置鼻饲以便补充营养及液体,保持液体出入量基本平衡。初期每天热量至少为 1500 kcal,以后逐渐增至每天至少 2000 kcal 以上,且脂肪、蛋白质、糖等比例应合理,故应及时补充复方氨基酸、人血清蛋白及冻干血浆等。对于高热者尚应适当提高补液量。多数严重患者皆出现酸碱及水电解质失调,常为酸中毒、低钾及高钠血症等,均应及时纠正。应用大量脱水剂,特别是对有糖尿病者应防止诱发高渗性昏迷;表现为意识障碍加重,血压下降,有不同程度的脱水征,可出现癫痫发作。高渗性昏迷的确诊需要实验室检查血浆渗透压增高提示血液浓缩。此外血糖、尿素氮和血清钠升高、尿比重增加也提示高渗性昏迷的可能。为防止高渗性昏迷的出现,有高血糖者应及早应用胰岛素,避免静脉注射高渗葡萄糖溶液。此外,应经常观察血浆渗透压及水电解质的变化。

7.加强护理与预防并发症

患者昏迷或有意识障碍时,必须采取积极措施维持呼吸道通畅、控制血压、适量输液、维持电解质平衡。应及时吸痰,必要时行气管切开,以防止呼吸道继发感染。应行持续导尿膀胱冲洗,防止膀胱过度充盈及尿潴留引起泌尿系感染。应定时翻身,加强皮肤和眼睛护理,防止褥疮及角膜溃疡。患者神志清楚后常有严重头痛与颈项强直,烦躁不安,可给予适当镇静剂、止痛剂,如安定、阿尼利定等,严重者可给予磷酸可待因 30~60 mg,对头痛与烦躁不安效果良好。有便秘者可给缓泻剂或大便软化剂,如果导、双醋酚酊或开塞露等。

(三)康复治疗

急性脑血管病所致的残疾非常复杂,即有因中枢神经系统本身破坏所致的残疾(偏瘫、失语等),也有因急性期处理不当或不适当康复所造成的二次损伤(如废用综合征、误用综合征、褥疮、肩手综合征等),还可引起心理、情感方面的障碍(抑郁症、焦虑症等)。

首先每位医师应明确一个概念,即急性脑血管病患者的康复不能被认为是在诊断、内科药物治疗之后而进行的与前两者完全脱节的阶段,而是在发病后,针对患者的不同情况所制定的个体化综合治疗方案中的一部分。

1.急性期康复

急性期是患者康复的关键阶段。此期的康复治疗是否恰当直接影响患者后期的康复效果和生活质量。由于发病时病情轻重不同,因而康复的目标和采取的康复手段也因人而异。轻型患者虽然残疾程度较轻,但大多数生活质量下降。针对这些患者应认真做好个体化的二级预防方案,对可干预的危险因素(如不良性格、不良生活习惯及饮食习惯、高血压等)进行控制;重视心理康复,密切注意患者的情绪变化,帮助患者克服不良情绪反应。对这些患者,急性期康复目标应该是恢复病前正常的社会职能和家庭职能。中型患者急性期过后会残留一定程度的神经功能缺损。对这部分患者除了要做好二级预防和心理康复外,应着重患肢的功能康复,预防能造成长期限制患肢活动的合并症如误用、废用综合征、肩手综合征等。保持患肢的功能位和进行适当的被动运动是关键。上肢的功能位是"敬礼位",即肩关节外展 45°,内旋 15°,使肘关节和胸部持平,拇指指向鼻子,并经常变换位置,以防止畸形。手中可握一个直径 4～5 cm 的长形轻质软物。下肢功能位是髋关节伸直,腿外侧可放置沙袋或枕头防止下肢外展外旋位畸形。膝关节伸直,防止屈曲畸形。脚要与小腿成 90°,防止足下垂。随着体位的改变,髋关节也需要变换成屈曲或伸直的位置。此外要有序地进行被动运动。一般情况下,每天被动活动 2～4 次,每次同一动作可做 5～6 遍,开始做时动作要轻,幅度不宜过大,以患肢不痛为原则。重型患者除做好上述工作外,由于其卧床时间较长,身体较虚弱,还要特别注意防止褥疮、坠积性肺炎、深静脉血栓形成及泌尿系统感染等一系列并发症。帮助患者进行深呼吸训练及拍背,经常给患者翻身及保持会阴部清洁等,这样能有效地防止上述并发症的发生。如果患者不能主动进食,应及时给予鼻饲,要保证每日摄入足够的营养和水分。

2. 恢复期康复

恢复期康复以功能训练为主。此阶段开始的最佳时间尚无定论。Johnson 认为,在患者准备好后开始比尽早开始更合适。总的原则是,一旦患者准备就绪,就应马上开始。训练内容包括坐位训练、站立、步行训练、轮椅训练等。功能训练是一项较为漫长的工作,需要医务人员与家属适当地诱导和鼓励,使患者在生理上、精神上、社会功能上的残疾尽可能康复到较好的水平。

在恢复期还可应用理疗、针灸、水浴疗法,可少量服用一些补血益气、调平阴阳、以扶为主的中成药物。要坚定康复信心,加强功能训练,结合气功导引,自身按摩等逐步扩大主动性功能训练范围,注重情绪调理和饮食治疗。

六、预防与预后

(一)高血压脑出血的预防

高血压是脑出血的病因和主要危险因素,在持续性高血压的基础上,过度用力、激动等诱因可致血压骤升而导致脑血管破裂出血。因此预防脑出血就要解除或控制这些使血压骤升的因素。对于持续性高血压的患者,要用卡托普利、硝苯地平等降压药;既要把血压控制在 160/95 mmHg(21.33～12.66 kPa)以下,又不至于血脂、血糖、血黏度增高,亦不影响心肾功能为宜。对于初发高血压患者,可选用镇静、利尿药物,低盐饮食观察;如无效可用硝苯地平或卡托普利等药降压。并在 35 岁以上人群和高血压家族史人群中进行防治高血压和脑卒中的强化教育,提高人们的自我保健能力,对高血压患者施行定期随访检查和督促治疗等干预措施。中国七城市脑血管病危险因素干预实验证明,采用高血压干预措施不仅能够干预人群的血压水平,而且还能降低高血压和脑卒中的发病率。预防脑内出血,除积极治疗高血压外,还应生活规律、劳逸结合、心气平和、戒烟戒酒,以防诱发高血压性脑出血。

(二)预后

高血压性脑出血的预后不良,总死亡率超过 50%。起病后 2 天内死亡者最多见。首次发病的死亡率随年龄增高而增高,40～60 岁组死亡率为 40% 左右,60～70 岁组为 50% 左右,71 岁以上者为 80% 左右。起病 2～3 天内的死亡首要原因是高颅压所致的脑疝,其次是脑干受压移位与继发出血;起病 5～7 天后的死亡多系肺部感染等并发症所致。多数生存的患者,常遗留一些永久性后遗症,如偏瘫、不完全性失语等。

第二节　头皮损伤

一、应用解剖

(一)额顶枕部

头皮是被覆于头颅穹隆部的软组织,头皮是颅脑部防御外界暴力的表面屏障,具有较大的弹性和韧性,对压力和牵张力均有较强的抗力。故而暴力可以通过头皮及颅骨传入颅内,造成脑组织的损伤,而头皮却完整无损或有轻微的损伤。头皮的结构与身体其他部位的皮肤有明显的不同,表层毛发浓密、血运丰富,皮下组织结构致密,有短纤维隔将表层、皮下组织层和帽状腱膜层连接在一起,三位一体不易分离,其间富含脂肪颗粒,有一定保护作用。帽状腱膜与颅骨骨膜之间有一疏松的结缔组织间隙,使头皮可赖以滑动,故有缓冲外界暴力的作用。当近于垂直的暴力作用在头皮上,由于有硬组织颅骨的衬垫,常致头皮挫伤或头皮血肿,严重时可引起挫裂伤;近于斜向的或切线的外力,因为头皮的滑动常导致头皮的裂伤、撕裂伤,但在一定程度上又能缓冲暴力作用在颅骨上的强度。解剖学上可分为5层。

(1)皮肤层较身体其他部位的厚而致密,含有大量毛囊、皮脂腺和汗腺。含有丰富的血管和淋巴管,外伤时出血多,但愈合较快。

(2)皮下组织层由脂肪和粗大而垂直的纤维束构成,皮肤层和帽状腱膜层均由短纤维紧密相连,是结合成头皮的关键,富含血管神经。

(3)帽状腱膜层覆盖于颅顶上部,为大片白色坚韧的腱膜结构,前连于额肌,后连于枕肌,侧方与颞浅筋膜融合,坚韧且有张力。该层与骨膜连接疏松,是易产生巨大帽状腱膜下血肿的原因。

(4)腱膜下层由纤细而疏松的结缔组织构成,其间有许多血管与颅内静脉窦相通。

(5)骨膜层紧贴于颅骨外板,在颅缝贴附紧密,其余部位贴附疏松,可自颅骨表面剥离。

(二)颞部

颞部头皮向上以颞上线与颞顶枕部相接,向下以颧弓上缘为界。组织结构可分以下6层。

(1)皮肤颞后部皮肤与额顶枕部相同,前部皮肤较薄。

(2)皮下组织与皮肤结合不紧密,没有致密纤维性小梁,皮下组织内有耳颞神经、颞浅动、静脉经过。

(3)颞浅筋膜系帽状腱膜直接延续而成,在此处较薄弱。

(4)颞深筋膜被盖在颞肌表面,上起颞上线,向下分为深浅两层,分别附于颧弓的内外面,两层间合成一封闭间隙,内容脂肪组织。深层筋膜质地较硬,内含腱纤维,创伤撕裂后,手指触及裂缘,易误认为骨折。

(5)颞肌起自颞窝表面,向下以肌腱止于下颌骨喙突。颞肌表面与颞深筋膜之间有一间隙,内含脂肪,向下与颊脂体相延续。

(6)骨膜此处骨膜与骨紧密相结合,不易分开。

(三)颅顶软组织血管

1.动脉

颅顶软组织的血液供给非常丰富,动脉之间吻合极多,所以头皮损伤愈合较快,对于创伤治疗十分有利。但是另一方面因为血管丰富,头皮动脉在皮下组织内受其周围的纤维性小梁的限制,当头皮损伤时血管壁不易收缩,所以出血极多甚至导致休克,必须用特殊止血法止血。

供应颅顶头皮的动脉,除眼动脉的两个终枝外,都是颈外动脉的分枝。

(1)眶上动脉和额动脉是眼动脉(发自颈内动脉)的终枝。自眶内绕过眶上缘向上分布于额部皮肤。在内眦部,眼动脉的分枝鼻背动脉与面动脉的终枝内眦动脉相吻合。

(2)颞浅动脉是颈外动脉的一个终枝,越过颧弓根部后,行至皮下组织内(此处可以压迫止血),随即分成前、后两枝。前枝(额枝)分布额部,与眶上动脉相吻合;后枝(顶枝)走向顶部与对侧同名动脉相吻合。

(3)耳后动脉:自颈外动脉发出后,在耳郭后上行,分布于耳郭后部的肌肉皮肤。

(4)枕动脉起自颈外动脉,沿乳突根部内侧向后上,在乳突后部分成许多小枝,分布顶枕部肌肉皮肤。另有脑膜枝经颈静脉孔和髁孔入颅,供应颅后窝的硬脑膜。

上述诸动脉的行走方向都是由下向上,呈放射状走向颅顶,故手术钻孔或开颅时,皆应以颅顶为中心做放射状切口,皮瓣蒂部朝下,以保留供应皮瓣的血管主干不受损伤。

2.静脉

头皮静脉与同名动脉伴行,各静脉相互交通,额部的静脉汇成内眦静脉,进而构成面前静脉;颞部的静脉汇成颞浅静脉;枕部的静脉汇入颈外浅静脉。

颅外静脉还借导血管和板障静脉与颅内的静脉窦相交通。头颅部的静脉没有静脉瓣,故头、面部的化脓性感染,常因肌肉收缩或挤压而经此路径引起颅骨或颅内感染。

常见的颅内、外静脉交通有以下几支。

(1)内眦静脉经眼静脉与海绵窦交通在内眦至口角连线以内的区域发生化脓感染时,可通过此路径而造成感染性海绵窦栓塞,故此区有"危险三角区"之称。

(2)顶部导血管位于顶骨前内侧部,联结头皮静脉与上矢状窦。顶部帽状腱膜下感染可引起上矢状窦感染性栓塞。

(3)乳突部导血管经乳突孔联结乙状窦与耳后静脉或枕静脉。

(4)枕部导血管联结枕静脉和横窦。项部的痈肿有引起横窦栓塞的危险。

(5)经卵圆孔的导血管联结翼静脉丛和海绵窦,故面深部的感染引起海绵窦感染者也不少见。

正常情况下,板障静脉和导血管的静脉血流很不活跃,但当颅压增高时,颅内静脉血可经导血管流向颅外,所以在长期颅压增高的患者,板障静脉和导血管可以扩张变粗,儿童尚可见到头皮静脉怒张现象。

(四)淋巴

颅顶没有淋巴结,所有淋巴结均位于头颈交界处,头部浅淋巴管分别注入下述淋巴结。

(1)腮腺(耳前)淋巴结位于颧弓上下侧,咬肌筋膜外面,有颞部和部分额部的淋巴管注入。

(2)下颌下淋巴结在颌下腺附近,有额部的淋巴管注入。

(3)耳后淋巴结在枕部皮下斜方肌起始处,有颅顶后半部的淋巴管注入。

以上淋巴结最后注入颈浅淋巴结和颈深淋巴结。

(五)神经

除面神经分布于额肌、枕肌和耳周围肌外,颅顶部头皮的神经都是感觉神经。

额部皮肤主要是三叉神经第一枝眼神经的眶上神经和滑车上神经分布。颞部皮肤主要由三叉神经第三枝下颌神经的耳颞神经分布。耳郭后面皮肤由颈丛的分枝耳大神经分布。枕部皮肤由第2颈神经的后枝枕大神经和颈丛的分枝枕小神经分布。枕大神经投影在枕外隆凸下2 cm距中线2~4 cm处,穿出斜方肌腱,分布枕部大部皮肤。枕大神经附近的瘢痕、粘连可引起枕部疼痛(枕大神经痛),常在其浅出处做枕大神经封闭治疗。

二、头皮损伤的类型及处理

颅脑损伤患者多有头皮损伤。头皮是一种特殊的皮肤,含有大量头发、毛囊、皮脂腺、汗腺及皮屑,往往隐藏污垢和细菌,一旦发生开放性损伤,容易引起感染,但头皮的血液循环十分丰富,仍有较好的抗感染能力。头皮损伤外科处理时的麻醉选择,要根据伤情及患者的合作程度而定。头皮裂伤清创缝合一般多采用局麻,对头皮损伤较重或范围较大者,仍以全身麻醉为佳。单纯头皮损伤通常不致引起严重后果,但有时也可因头皮损伤后大量出血导致休克,所以应妥善处理。另外,头皮损伤若处理不当,可诱发深部感染,因此对于头皮损伤应给予足够的重视。

(一)头皮擦伤

1.临床表现

(1)头皮表层不规则轻微损伤。

(2)有不同深度的表皮质脱落。

(3)有少量出血或血清渗出。

2.诊断要点

损伤仅累及头皮表层。

3.治疗原则

处理时一般不需要包扎,只需将擦伤区域及其周围头发剪去,用肥皂水及生理盐水洗净,拭干,涂以红汞或甲紫即可。

(二)头皮挫伤

1.临床表现

(1)头皮表面可见局限性的擦伤,擦伤处及其周围组织有肿胀、压痛。

(2)有时皮下可出现青紫、淤血。

(3)可同时伴有头皮下血肿。

2.诊断要点

损伤仅累及头皮表层及真皮层。

3.治疗原则

将损伤局部头皮消毒包扎即可,亦可在涂以红汞或甲紫后采用暴露疗法,注意保持伤口干燥。

(三)头皮血肿

头皮富含血管,遭受各种钝性打击后,可导致组织内血管破裂出血,从而形成各种血肿。头皮出血常发生在皮下组织、帽状腱膜下或骨膜下并易于形成血肿。其所在部位和类型有助于分析致伤机制,并能对颅骨和脑的损伤做出估计。

1.皮下血肿

头皮的皮下组织层是头皮血管、神经和淋巴汇集的部位,伤后易发生出血、水肿。

(1)临床表现:由于头皮下血肿位于头皮表层和帽状腱膜,受皮下纤维隔限制而有其特殊表现:①体积小、张力高。②疼痛十分显著。③扪诊时中心稍软,周边隆起较硬,往往误为凹陷骨折。

(2)诊断要点:采用 X 线切线位拍片的方法或在血肿缘加压排开组织内血液和水肿后,即可辨明有无凹陷骨折。有助于排除凹陷骨折,以明确皮下血肿的诊断。

(3)治疗原则:皮下血肿无须特殊治疗,早期给予冷敷以减少出血和疼痛,24～48 小时后改为热敷以促进其吸收。

2.帽状腱膜下血肿

帽状腱膜下层是一疏松的结缔组织层,其间有连接头皮静脉和颅骨板障静脉以及对脑神经。原发性颅脑损伤静脉窦的导血管。当头部遭受斜向暴力时,头皮发生剧烈的滑动,可引起导血管撕裂,出血较易扩散,常形成巨大血肿。

(1)临床表现:①血肿范围宽广,严重时血肿边界与帽状腱膜附着缘一致,前至眉弓,后至枕外粗隆与上项线,两侧达颧弓部,恰似一顶帽子戴在患者头上。②血肿张力低,波动明显,疼痛较轻,有贫血外貌。③婴幼儿巨大帽状腱膜下血肿,可引起失血性休克。

(2)诊断要点:采用影像学检查结合外伤史及临床表现诊断。

(3)治疗原则:帽状腱膜下血肿的处理,对较小的血肿亦可采用早期冷敷、加压包扎,24～48 小时后改为热敷,待其自行吸收。若血肿巨大,则应在严格皮肤准备和消毒下,分次穿刺抽吸积血后加压包扎,尤其对婴幼儿患者,须间隔 1～2 天穿刺 1 次,并根据情况给予抗生素,必要时尚需补充血容量的不足。多次穿刺仍复发的头皮血肿,应考虑是否合并全身出血性疾病,并做相应检查,有时需要切开止血或皮管持续引流。头皮血肿继发感染者,应立即切开排脓,放置引流,创口换药处理。

3.骨膜下血肿

颅骨骨膜下血肿,除婴儿可因产伤或胎头吸引助产所致者外,一般都伴有颅骨线形骨折。出血来源多为板障出血或因骨膜剥离而致,血液积聚在骨膜与颅骨表面。

(1)临床表现:血肿周界限于骨缝,这是因为颅骨在发育过程中,将骨膜夹嵌在骨缝之内,故很少有骨膜下血肿超过骨缝者,除非骨折线跨越两块颅骨,但血肿仍将止于另一块颅骨的骨缝。

(2)诊断要点:采用影像学检查结合临床表现诊断。

(3)治疗原则:骨膜下血肿的处理,早期仍以冷敷为宜,但忌用强力加压包扎,以防积血经骨折缝流入颅内,引起硬脑膜外血肿。血肿较大时,应在严格备皮和消毒情况下施行穿刺,抽吸积血 1～2 次即可恢复。对较小的骨膜下血肿,亦可采用先冷敷,后热敷待其自行吸收的方法。但婴幼儿骨膜下血肿易发生骨化形成骨性包壳,难以消散,对这种血肿宜及时行穿刺抽吸并加压包扎。

4.新生儿头皮血肿及其处理

(1)胎头水肿(产瘤):新生儿在分娩过程中,头皮受产道压迫,局部血液、淋巴循环障碍,血浆外渗,致使产生头皮血肿。表现为头顶部半圆形包块、表皮红肿,触之柔软,无波动感透光试验阴性。临床不需特殊处理,3～5天后可自行消失。

(2)帽状腱膜下血肿:出血量较大,血肿范围广。头颅明显肿胀变形,一般不做血肿穿刺而行保守治疗。血肿进行性增大,可试行压迫颞浅动脉,如果有效,可结扎该动脉。患儿如出现面色苍白、心率加快等血容量不足表现,应及时处理。

(3)骨膜下血肿(头血肿):由于骨外膜剥离所致。多见于初产妇和难产新生儿,约25%可伴有颅骨骨折。血肿多发于头顶部,表面皮肤正常,呈半圆形、光滑、边界清楚,触之张力高,可有波动感。以后由于部分血肿出现骨化,触之高低不平。常合并产瘤,早期不易发现。一般2～6周逐渐吸收,如未见明显吸收,应在严格无菌条件下行血肿穿刺抽出积血,以避免演变成骨囊肿。

5.并发症及其防治

(1)头皮感染:急性头皮感染多为伤后初期处理不当所致,常发生于皮下组织,局部有红、肿、热、痛,耳前、耳后或枕下淋巴结有肿大及压痛,由于头皮有纤维隔与帽状腱膜相连,故炎症区张力较高,患者常疼痛难忍,并伴全身畏寒、发热等中毒症状,严重时感染可通过导血管侵入颅骨及(或)颅内。治疗原则是早期给予抗菌药物及局部热敷,后期形成脓肿时,则应施行切开引流,持续全身抗感染治疗1～2周。

(2)帽状腱膜下脓肿:帽状腱膜下组织疏松,化脓性感染容易扩散,但常限定在帽状腱膜的附着缘。脓肿源于伤后头皮血肿感染或颅骨骨髓炎,在小儿偶尔可因头皮输液或穿刺引起。帽状腱膜下脓肿患者常表现头皮肿胀、疼痛、眼睑水肿,严重时可伴发全身性中毒反应。帽状腱膜下脓肿的治疗,除抗菌药物的应用外,均应及时切开引流。

(3)骨髓炎颅盖部位的急性骨髓炎:多表现为头皮水肿、疼痛、局部触痛,感染向颅骨外板骨膜下扩散时,可出现波特水肿包块。颅骨骨髓炎早期容易忽略,X线平片也只有在感染2～3周之后始能看到明显的脱钙和破坏征象。慢性颅骨骨髓炎则常表现为经久不愈的窦道,反复溃破流脓,有时可排出脱落的死骨碎片。此时X线平片较易显示虫蚀状密度不均的骨质破坏区,有时其间可见密度较高的片状死骨影像,为时过久的慢性颅骨骨髓炎,也可在破坏区周围出现骨质硬化和增生,通过X线平片可以确诊。颅骨骨髓炎的治疗,应在抗菌治疗的同时施行手术,切除已失去活力和没有血液供应的病骨。

(四)头皮裂伤

头皮裂伤后容易招致感染,但头皮血液循环十分丰富,虽然头皮发生裂伤,只要能够及时施行彻底的清创,感染并不多见。在头皮各层中,帽状腱膜是一层坚韧的致密结缔组织,它不仅是维持头皮张力的重要结构,也是防御浅表感染侵入颅内的屏障。当头皮裂伤较浅,未伤及帽状腱膜时,裂口不易张开,血管断端难以收缩止血,出血较多。若帽状腱膜断裂,则伤口明显裂开,损伤的血管断端易于随伤口收缩、自凝,反而较少出血。

1.头皮单纯裂伤

(1)临床表现:常因锐器的刺伤或切割伤,裂口较平直,创缘整齐无缺损,伤口的深浅多随致伤因素而异。除少数锐器直接穿戳或劈砍进入颅内,造成开放性颅脑损伤者外,大多数单纯裂伤仅限于头皮,有时可深达骨膜,但颅骨常完整无损,也不伴有脑损伤。

(2)诊断要点:详细询问伤情,并结合临床表现,必要时进行头颅影像学检查排除其他伤情。

(3)治疗原则:是尽早施行清创缝合,即使伤后逾24小时,只要没有明显的感染征象,仍可进行彻底清创一期缝合,同时应给予抗菌药物及 TAT 注射。

清创缝合方法:剃光裂口周围至少8 cm 以内的头皮,在局麻或全麻下,用灭菌盐水冲洗伤口,然后用消毒软毛刷蘸肥皂水刷净创口和周围头皮,彻底清除可见的毛发、泥沙及异物等,再用生理盐水冲洗,冲净肥皂泡沫,继而用灭菌干纱布拭干以碘酒、乙醇消毒伤口周围皮肤,对活跃的出血点可用压迫或钳夹的方法暂时控制,待清创时再一一彻底止血。常规铺巾后由外及里分层清创,创缘修剪不可过多,以免增加缝合时的张力。残存的异物和失去活力的组织均应清除,术毕缝合帽状腱膜和皮肤。若直接缝合有困难时可将帽状腱膜下疏松组织层向周围潜行分离,施行松解后缝合;必要时亦可将裂口做 S 形或瓣形延长切口,以利缝合。一般不放皮下引流条。

2.头皮复杂裂伤

(1)临床表现:常为钝器损伤或因头部碰撞所致,裂口多不规则,创缘有挫伤痕迹,创口间尚有纤维组织相连,没有完全断离。伤口的形态常能反映致伤物的大小和形状。这类创伤往往伴有颅骨骨折或脑损伤,严重者可引起粉碎性凹陷骨折,故常有毛发或泥沙等异物嵌入,易致感染。

(2)诊断要点:详细询问伤情,并结合临床表现,必要时进行头颅 X 线片或 CT 检查排除其他伤情。

(3)治疗原则:清创缝合方法是术前准备和创口的冲洗清创方法已如上述。对复杂的头皮裂伤进行清创时,应做好输血的准备。机械性清洁、冲洗应在麻醉后进行,以免因剧烈疼痛刺激引起的心血管不良反应。对头皮裂口应按清创需要有计划地适当延长,或做附加切口,以便创口能够一期缝合或经修补后缝合。创缘修剪不可过多,但必须将已失去血供的挫伤皮缘切除,以确保伤口的愈合。对头皮残缺的部分,可采用转移皮瓣的方法,将创面闭合,供皮区保留骨膜,以中厚皮片植皮。

3.头皮撕裂伤

(1)临床表现:大多为斜向或切线方向的暴力作用在头皮上所致,撕裂的头皮往往呈舌状或瓣状,常有一蒂部与头部相连。头皮撕裂伤一般不伴有颅骨和脑损伤,极少伴有颅骨骨折或颅内出血。这类患者失血较多,有时可达到休克的程度。

(2)诊断要点:详细询问伤情,并结合临床表现,头颅影像学检查可排除其他伤情。

(3)治疗原则:清创缝合方法是原则上除小心保护残蒂之外,应尽量减少缝合时的张力,可采用帽状腱膜下层分离,松解裂口周围头皮,然后予以分层缝合。由于撕裂的皮瓣并未完全撕脱,常能维持一定的血液供应,清创时切勿将相连的蒂部扯下或剪断。有时看来十分窄小的残蒂,难以提供足够的血供,但却能使整个皮瓣存活。若缝合时张力过大,应首先保证皮瓣基部的缝合,然后将皮瓣前端部分另行松弛切口或转移皮瓣加以修补。

(五)头皮撕脱伤

强大暴力拉扯头皮,将大片头皮自帽状腱膜下层或连同骨外膜撕脱,甚至将肌肉、一侧或双侧耳郭、上眼睑一并撕脱。

1.现场急救处理

(1)防止失血性休克,立即用大块无菌棉垫、纱布压迫创面,加压包扎。

(2)防止疼痛性休克,使用强镇痛剂。

(3)注射破伤风抗毒素。

(4)在无菌、无水和低温密封下保护撕脱头皮并随同伤者一起,送往有治疗条件的医院。

2.头皮撕脱伤的治疗

原则是根据创面条件和头皮撕脱的程度,选择显微外科技术等最佳手术方法,以达到消灭创面、恢复和重建头皮血运的目的,从而最大限度地提高头皮存活率。

(1)撕脱头皮未完全离体,有良好血液供应:剃发彻底清创、消毒后,将撕脱头皮直接与周围正常皮肤缝合,留置皮管负压引流,创面加压固定包扎。

(2)撕脱头皮完全离体,无血液供应:①撕脱头皮无严重挫伤,保护良好,创面干净,血管无严重扯拉损伤。此种情况,应立即行自体头皮再植术。撕脱头皮的头发尽量地剪短,不刮头皮,避免损伤头皮和遗留残发不易清除,消毒后放入冰肝素林格液中清洗,寻找头皮主要血管(眶上动静脉、滑车动静脉、颞浅动静脉、耳后动静脉)并做出标记,选择直径较大动静脉 1～2条,在显微镜下行血管端端吻合。吻合动脉直径必须大于 1 mm,吻合部位必须是从正常头皮中分离而出,血管内膜无损伤,否则吻合成功率明显降低。为减少头皮热缺血时间,应争分夺秒先吻合 1 支头皮动脉,然后再逐一吻合其他血管。如果头皮静脉损伤严重,吻合困难,可采用自体大隐静脉移植,必须保证至少一条静脉吻合通畅。如果撕脱头皮颜色转红,创面出现渗血,说明吻合口通畅,头皮血液供应恢复。缝合固定头皮时,应避免吻合血管扭曲和牵拉。留置皮管负压引流,轻压包扎。应慎重选择吻合血管,以免吻合失败后,创面失去一期植皮的机会。②因各种原因无法进行头皮血管显微吻合术,头部创面无明显污染,骨膜完整。此种情况,可将撕脱头皮削成薄层或中厚皮片一期植皮。皮片与周围正常皮肤吻合固定,加压包扎以防止移位。皮片越薄,成活率越高,皮片越厚,成活率越低,但存活后皮片越接近正常皮肤。③头皮连同骨膜一起撕脱,颅骨暴露,血管显微吻合失败。在创面小的情况下,可利用旋转皮瓣或筋膜转移覆盖暴露的颅骨,同时供应区皮肤缺损行一期植皮。筋膜转移区创面择期行二期植皮。④颅骨暴露范围大而无法做皮瓣和筋膜转移者,可行大网膜移植联合植皮术。剖腹取自体大网膜,结扎切断左胃网膜动静脉,保留右胃网膜动静脉以备血管吻合。将离体大网膜置于利多卡因肝素液中,轻轻挤揉,然后铺盖颅骨表面,四周吻合固定。将右胃网膜动静脉与颞浅动静脉吻合,如果颞浅静脉损伤,取自体大隐静脉一条,长 8～10 cm,做右胃网膜静脉和颈外静脉搭桥。大网膜血液循环恢复后,立即取自体中厚皮片一块,覆盖大网膜表面,四周与正常皮肤吻合固定,轻压包扎。⑤对于上述诸种手术均失败,且伴大面积颅骨暴露者。切除颅骨外板或在颅骨表面每间隔 1 cm 钻孔直达板障层。待肉芽生长后二期植皮。

3.头皮、创面严重挫伤和污染

(1)撕脱头皮严重挫伤或污染,而头部创面条件较好者,可从股部和大腿内侧取薄层或中厚皮片,行创面一期植皮。

(2)头部创面严重挫伤或污染而无法植皮者,彻底清创消毒后可以利用周围正常头皮做旋转皮瓣覆盖创面,皮瓣下留置引流管。供皮区头皮缺损一期植皮。

(3)创面已感染者,应换药处理。待创面炎症控制,肉芽生长良好时行二期植皮。

(六)头皮缺损

1.小面积头皮缺损的处理

头皮缺损小于 1.0 cm,沿原创口两侧,潜行分离帽状腱膜下层各 4～5 cm,使皮肤向中心滑行靠拢,而能直接缝合伤口。

2.中等面积头皮缺损的处理

头皮缺损小于 6.0 cm,无法直接缝合,需做辅加切口,以改变原缺损形态,减少缝合张力,以利缝合。

(1)椭圆形或菱形头皮缺损:利用"S"形切口,沿伤口轴线两极做反方向弧形延长切口后,分离伤口两侧帽状腱膜下层,再前后滑行皮瓣,分两层缝合伤口。

(2)三角形头皮缺损:利用三臂切口,沿伤口三个角做不同方向的弧形延长切口,长度根据缺损大小确定,充分分离切口范围的帽状腱膜下层,旋转滑行皮瓣,分两层缝合伤口。

3.大面积头皮缺损的处理

不规则和大面积头皮缺损,利用转移皮瓣修复。常用辅加切口有弧形切口和长方形切口。切口长度和形态需要经过术前计算和设计。双侧平行切口因为影响伤口血液供应而目前已少用。术中通过皮瓣移位和旋转覆盖原头皮缺损区,供皮区出现的新鲜创面应有完整骨膜,可行一期植皮。皮瓣转移后,在基底部成角处多余皮肤形成"猫耳",不可立即切除,以免影响皮瓣血液供应,应留待二期处理。临床常用头皮瓣有:颞顶后或颞枕部皮瓣向前转移修复顶前部创面;枕动脉轴型皮瓣向前转移修复颞顶部创面;颞顶部和颞枕部皮瓣向后转移修复顶枕部创面。

第三节　脑损伤

脑损伤是指暴力作用于头部造成的脑组织器质性损伤。根据致伤物、受力程度等因素不同,将伤后脑组织是否与外界相通而分为开放性和闭合性脑损伤;前者多由锐器或火器直接造成,均伴有头皮裂伤、颅骨骨折、硬脑膜破裂和脑脊液漏;后者为头部受到钝性物体或间接暴力所致,往往头皮颅骨完整,或即便头皮、颅骨损伤,但硬脑膜完整,无脑脊液漏,为闭合性脑损伤。

根据脑损伤发生的时间,可将脑损伤分为原发性和继发性脑损伤,前者主要是指暴力作用在脑组织的一瞬间所造成损伤,即神经组织和脑血管的损伤,表现为神经纤维的断裂和传出功能障碍,不同类型的神经细胞功能障碍甚至细胞的死亡,包括脑震荡、脑挫裂伤等;后者指受伤一定时间后出现的脑损伤,包括脑缺血、颅内血肿、脑肿胀、脑水肿和颅内压升高等。

一、脑震荡

脑震荡又称轻度创伤性脑损害,头部受力后在临床上观察到有短暂性脑功能障碍,系由轻度脑损伤所引起的临床综合征,其特点是头部外伤后短暂意识丧失,旋即清醒,除有近事遗忘外,无任何神经系统缺损表现。脑的大体标本上无肉眼可见到的神经病理改变,显微病理可有毛细血管充血、神经元胞体肿大、线粒体和轴索肿胀。

(一)临床表现

1.意识改变

受伤当时立即出现短暂的意识障碍,对刺激无反应,可完全昏迷,常为数秒或数分钟,大多不超过半个小时。个别出现为期较长的昏迷,甚至死亡。

2.短暂性脑干症状

伤情较重者在意识改变期间可有面色苍白、出汗、四肢肌张力降低、血压下降、心动徐缓、呼吸浅慢和各生理反射消失。

3.无意识凝视或语言表达不清

4.语言和运动反应迟钝

回答问题或遵嘱运动减慢。

5.注意力易分散

不能集中精力,无法进行正常的活动。

6.定向力障碍

不能判断方向、日期、时间和地点。

7.语言改变

急促不清或语无伦次,内容脱节或陈述无法理解。

8.动作失调

步态不稳,不能保持连贯的行走。

9.情感夸张

不适当的哭泣,表情烦躁。

10.记忆缺损

逆行性遗忘,反复问已经回答过的同一问题,不能在 5 分钟之后回忆起刚提到的 3 个物体的名称。

11.恢复期表现

头痛、头昏、恶心、呕吐、耳鸣、失眠等症状。通常在数周至数月内逐渐消失,有的患者症状持续数月甚至数年,即称为脑震荡后综合征或脑外伤后综合征。

12.神经系统检查

可无阳性体征。

(二)辅助检查和神经影像检查

1.实验室检查

腰椎穿刺颅内压正常;脑脊液无色透明,不含血,白细胞正常。

2.神经影像检查

头颅 X 检查,有无骨折发现。

(三)诊断

主要以受伤史、伤后短暂意识障碍、近事遗忘,无神经系统阳性体征作为依据。目前尚缺乏客观诊断标准,常需参考各种辅助方法,如腰穿测压、颅骨平片。

(四)治疗

1.观察病情变化

伤后短时间内可在急诊科观察,密切注意意识、瞳孔、肢体运动和生命体征的变化。对于离院患者,嘱其家属在当日密切注意头痛、恶心、呕吐和意识障碍,如症状加重即来院检查。

2.无须特殊治疗

卧床休息,急性期头痛、头晕较重时,嘱其卧床休息,症状减轻后可离床活动。多数患者在2周内恢复正常,预后良好。

3.对症治疗

头痛时可给予罗通定等镇痛剂。对有烦躁、忧虑、失眠者可给予地西泮,三溴合剂等药物。

二、弥漫性轴索损伤

弥漫性轴索损伤(DAI)是指头部遭受加速性旋转暴力时,在剪应力的作用下,脑白质发生的以神经轴索断裂为特征的一系列病理生理变化。

病理改变主要以位于脑的中轴部(胼胝体、脑白质、脑干上端背外侧及小脑上脚等处)的挫伤、出血或水肿为主。大体改变:组织间裂隙及血管撕裂性出血灶。镜下检查可见神经轴索断裂、轴浆溢出,并可见轴索断裂形成的圆形轴缩球及血细胞溶解后的含铁血黄素。

(一)临床表现

1.意识障碍

意识障碍是其典型的表现,通常 DAI 均有脑干损伤表现,且无颅内压增高。受伤当时立即出现昏迷,且昏迷时间较长。神志好转后,可因继发性脑水肿而再次昏迷。

2.瞳孔变化

如累及脑干,可有一侧或双侧瞳孔散大。对光反应消失,或同向性凝视。

(二)辅助检查

1.血常规检查

了解应激状况。

2.血生化检查

鉴别昏迷因素。

3.头颅 CT 扫描

可见大脑皮质与髓质交界处、胼胝体、脑干、内囊区或第三脑室周围有多个点或片状出血灶,常以脑挫伤改变作为诊断标准。

4.头颅 MRI 扫描

可精确反映出早期缺血灶、小出血灶和轴索损伤改变。

（三）诊断

（1）创伤后持续昏迷6小时以上。

（2）CT显示脑白质、第三脑室、胼胝体、脑干以及脑室内出血。

（3）颅内压正常但临床状况差。

（4）无颅脑明确结构异常的创伤后持续植物状态。

（5）创伤后弥漫性脑萎缩。

（6）尸检DAI可见的病理征象。

（四）治疗及预后

（1）对DAI的治疗仍沿用传统的综合治疗方式，无突破性进展。此病预后差，占颅脑损伤早期死亡的33%。

（2）脱水治疗。

（3）昏迷期间加强护理，防止继发感染。

三、脑挫裂伤

暴力作用于头部时，着力点处颅骨变形或发生骨折，同时脑组织在颅腔内大幅度运动，导致脑组织着力点或冲击点损伤，均可造成脑挫伤和脑裂伤，由于两种改变往往同时存在，故又统称脑挫裂伤。前者为脑皮质和软脑膜仍保持完整；而后者，有脑实质及血管破损、断裂，软脑膜撕裂。脑挫裂伤的显微病理表现为脑实质点片状出血，水肿和坏死。脑皮质分层结构不清或消失，灰质与白质分界不清。脑挫裂伤常伴有邻近的局限性血管源性脑水肿和弥漫性脑肿胀。

外伤性急性脑肿胀又称弥漫性脑肿胀（DBS），是指发生在严重的脑挫裂伤和广泛脑损伤之后的急性继发性脑损伤，以青少年多见。治疗以内科为主。

（一）临床表现

1.意识障碍

受伤当时立即出现，一般意识障碍时间均较长，短者半小时、数小时或数日，长者数周、数月，有的为持续昏迷或植物状态。

2.生命体征改变

常较明显，体温多在38℃左右，脉搏和呼吸增快，血压正常或偏高。如出现休克，应注意全身检查。

3.局灶症状与体征

受伤当时立即出现与伤灶相应的神经功能障碍或体征，如运动区损伤的锥体束征、肢体抽搐或瘫痪，语言中枢损伤后的失语以及昏迷患者脑干反应消失等。颅压增高：为继发脑水肿或颅内血肿所致。尚可有脑膜刺激征。

4.头痛、呕吐

患者清醒后有头痛、头晕，恶心呕吐、记忆力减退和定向力障碍。

（二）检查

1.实验室检查

（1）血常规：了解应激状况。

（2）血气分析：可有血氧低、高二氧化碳血症存在。

（3）脑脊液检查：脑脊液中有红细胞或血性脑脊液。

2.神经影像学检查

（1）头颅 X 平片：多数患者可发现有颅骨骨折。

（2）头颅 CT：了解有无骨折、有无中线移位及除外颅内血肿。

（3）头颅 MRI：不仅可以了解具体脑损伤部位、范围及其周围脑水肿情况，而且尚可推测预后。

（三）常规治疗

（1）轻型脑挫裂伤患者，通过急性期观察后，治疗与弥漫性轴索损伤相同。

（2）抗休克治疗：如合并有休克的患者首先寻找原因，积极抗休克治疗。

（3）重型脑挫裂伤患者，应送重症监护病房。

（4）对昏迷患者，应注意维持呼吸道通畅。

（5）对来院患者呼吸困难者，立即行气管插管连接人工呼吸机进行辅助呼吸。对呼吸道内分泌物多，影响气体交换，且估计昏迷时间较长者（3～5 天以上），应尽早行气管切开术。

（6）对伴有脑水肿的患者，应适当限制液体入量，并结合脱水治疗。

（7）脱水治疗颅内压仍在 40～60 mmHg（5.32～7.98 kPa）会导致严重脑缺血或诱发脑疝，可考虑行开颅去骨瓣减压和/或脑损伤灶清除术。

（8）手术指征：对于脑挫裂伤严重，局部脑组织坏死伴有脑水肿和颅内压增高的患者，经各种药物治疗无效，症状进行性加重者。具体方法：清除挫伤坏死的脑组织及小的出血灶，再根据脑水肿、脑肿胀的情况进行颞肌下减压或局部去骨瓣减压。

（四）其他治疗

（1）亚低温治疗，维持体温 33～34℃，多针对重型或特重型脑外伤患者。

（2）药物治疗：糖皮质激素、改善脑细胞代谢、止血剂等。

（3）高压氧疗法（HBO）。

四、脑干损伤

脑干原发损伤在头、颈部受到暴力后可以立即出现，多不伴有颅内压增高表现。病理变化有脑干神经组织结构紊乱、轴索断裂、挫伤和软化。由于脑干内除脑神经核团、躯体感觉运动传导束外，还有网状结构和呼吸、循环等生命中枢，故其致残率和死亡率均较高。

原发性脑干损伤的病理变化常为脑挫伤伴灶性出血和水肿，多见于中脑被盖区，脑桥及延髓被盖区次之。继发性脑干损伤常因严重颅内高压致脑疝形成，脑干受压移位，变形使血管断裂可引起出血和软化等继发病变。

（一）临床表现

1.典型表现

多为伤后立即陷入持续昏迷状态，生命体征多有早期紊乱，表现为呼吸节律紊乱，心跳及血压波动，双瞳大小多变，眼球斜视，四肢肌张力增高，去皮质强直状态，伴有锥体束征。多有高热、消化道出血、顽固性呃逆、甚至脑性肺水肿。

2.中脑损伤表现

意识障碍突出,瞳孔可时大时小双侧交替变化,去皮质强直。

3.脑桥损伤表现

除持久意识障碍外,双瞳常极度缩小,角膜反射及嚼肌反射消失,呼吸节律不整,呈现潮式呼吸或抽泣样呼吸。

4.延髓损伤表现

主要为呼吸抑制和循环紊乱,呼吸缓慢、间断、脉搏快弱、血压下降,心眼反射消失。

(二)辅助检查

1.腰椎穿刺

脑脊液多呈血性,压力多为正常或轻度升高,当压力明显升高时,应除外颅内血肿。

2.头颅 X 线平片

往往多伴有颅骨骨折。

3.头颅 CT 扫描

在伤后数小时内检查,可显示脑干有点片状高密度区,脑干肿大,脚间池、桥池、四叠体池及第四脑室受压或闭塞。

4.头颅及上颈段 MRI 扫描

有助于明确诊断,了解伤灶部位和范围。

5.脑干诱发电位

波峰潜伏期延长或分化不良。

(三)治疗

(1)一般治疗措施同脑挫裂伤。

(2)对一部分合并有颅内血肿者,应及时诊断和手术。对合并有脑水肿或弥漫性轴索损伤及脑肿胀者,应用脱水药物和激素等予以控制。

(3)伤后 1 周,病情较为稳定时,为保持患者营养,应由胃管进食。

(4)对昏迷时间较长的患者,应加强护理,防止各种并发症。

(5)有条件者,可行高压氧治疗,以助于康复。

五、下丘脑损伤

单纯下丘脑损伤少见,多伴有严重脑干损伤和/或脑挫裂伤,可引起神经-内分泌紊乱和机体代谢障碍。其损伤病理多为灶性出血、水肿、缺血、软化及神经细胞坏死,偶可见垂体柄断裂和垂体内出血。

(一)临床表现

(1)意识与睡眠障碍。

(2)循环及呼吸紊乱。

(3)体温调节障碍,中枢性高热,高达 41℃甚至 42℃。

(4)水电解质代谢紊乱,尿崩。

(5)糖代谢紊乱。

(6)消化系统障碍。

（7）间脑发作。

（二）诊断

通常只要有某些代表丘脑下部损伤的征象，即可考虑伴有此部位的损伤。

（三）治疗

与原发性脑干损伤基本相同，需加强监测。

第四节　颅内血肿

一、概述

颅内血肿属颅脑损伤严重的继发性病变，在闭合性颅脑损伤中约占 10％；在重型颅脑损伤中占 40％～50％。颅内血肿继续发展，容易导致脑疝。因此，颅内血肿的早期诊断和及时手术治疗非常重要。

一般而言，急性颅内血肿量幕上超过 20 mL，幕下 10 mL 即可引起颅内压增高症状。由于脑实质不能被压缩，所以调节颅内压作用主要在脑脊液和脑血容量之间进行。颅内压增高时只有 8％的颅腔代偿容积。若颅内高压的发生和发展较为缓和，颅腔容积的代偿力可以充分发挥，这在颅内压监测示容积压力曲线上可以看到。若颅内高压的发生与发展十分急骤，超出容积代偿力，越过容积压力曲线的临界点，则可很快进入失代偿期。此时，颅腔容积的顺应性极差，即使从脑室入出 1 mL 脑脊液，亦可使压力下降 0.4 kPa（3 mmHg）以上。若颅内高压达到平均体动脉压水平时，脑灌注压已少于 2.6 kPa（20 mmHg），则脑血管趋于闭塞，中枢血液供应濒临中断，患者将陷于脑死亡状态。

颅内血肿类型如下。

1.按血肿在颅内结构的解剖层次不同可分为三种类型

（1）硬脑膜外血肿：指血肿形成于颅骨与硬脑膜之间者。

（2）硬脑膜下血肿：指血肿形成于硬脑膜与蛛网膜之间者。

（3）脑内（包括脑室内）血肿：指血肿形成于脑实质内或脑室内者（图 3-1）。

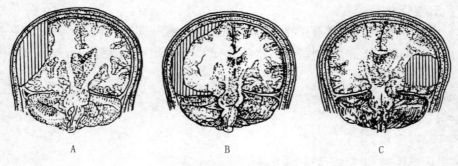

图 3-1　颅内血肿类型

A.硬脑膜外血肿；B.硬脑膜下血肿；C.脑内血肿

2.按血肿的症状出现时间的不同亦分为3型

(1)急性型:伤后3天内出现者,大多数发生在24小时以内。

(2)亚急性型:伤后4～21天出现者。

(3)慢性型:伤后3周以后出现者。

3.特殊部位和类型的血肿

如颅后窝血肿、多发性血肿等。因其各有临床特点而与一般血肿有所区别。

(一)临床表现

1.症状与体征

(1)头痛、恶心、呕吐:血液对脑膜的刺激或颅内血肿引起颅内压增高可引起症状。一般情况下,脑膜刺激所引起的头痛、恶心和呕吐较轻。在观察中若症状加重,出现剧烈头痛、恶心和频繁呕吐时,可能有颅内血肿,应结合其他症状或必要时采用辅助检查加以确诊。

(2)意识改变:进行意识障碍为颅内血肿的主要症状之一。颅内血肿出现意识变化过程,与原发性脑损伤的轻重有密切关系,通常有3种情况:原发性脑损伤较轻,可见到典型的"中间清醒期"(昏迷→清醒→再昏迷),昏迷出现的早晚与损伤血管的大小或出血的急缓有关,短者仅20～30分钟,长者可达数日,但一般多在24小时内。有的伤后无昏迷,经过一段时间后出现昏迷(清醒→昏迷),多见于小儿,容易导致漏诊;若原发性脑损伤较重,则常表现为昏迷程度进行性加深(浅昏迷→昏迷),或一度稍有好转后又很快恶化(昏迷→好转→昏迷);若原发性脑损伤过于严重,可表现为持续性昏迷。一般认为,原发性昏迷时间的长短取决于原发性脑损伤的轻重,而继发性昏迷出现的迟早主要取决于血肿形成的速度。所谓的中间清醒期或中间好转期,实质上就是血肿逐渐长大,脑受压不断加重的过程,因而,在此期内,伤员常有躁动、嗜睡、头痛和呕吐加重等症状。在排除了由于药物引起的嗜睡或由于尿潴留等原因引起的躁动后,即应警惕有并发颅内血肿的可能。

(3)瞳孔改变:对于颅内血肿者,阳性体征的出现极为重要。一侧瞳孔进行性散大,光反应消失,是小脑幕切迹疝的重要征象之一。在瞳孔散大之前,常有短暂的瞳孔缩小,这是动眼神经受刺激的表现。瞳孔散大多出现在血肿的同侧,但约10%的伤员发生在对侧。若脑疝继续发展,则脑干受压更加严重,中脑动眼神经核受损,可出现两侧瞳孔均散大,表明病情已进入垂危阶段。

一般情况下,出现两侧瞳孔散大,可迅速注入脱水药物,如一侧缩小而另一侧仍然散大,则散大侧多为脑疝或血肿侧;如两侧瞳孔仍然散大,则表示脑疝未能复位,或由于病程已近晚期,脑干已发生缺血性软化。若术前两侧瞳孔均散大,将血肿清除后,通常总是对侧瞳孔先缩小,然后血肿侧缩小;如术后血肿侧瞳孔已缩小,而对侧瞳孔仍然散大,或术后两侧瞳孔均已缩小,但经过一段时间后对侧瞳孔又再次散大,多表示对侧尚有血肿;如术后两侧瞳孔均已缩小,病情一度好转,但经一段时间后手术侧的瞳孔再度散大,应考虑有复发性血肿或术后脑水肿的可能,还应及时处理。瞳孔散大出现的早晚,也与血肿部位有密切关系。颞区血肿,瞳孔散大通常出现较早,额极区血肿则出现较晚。

(4)生命体征变化:颅内血肿者多有生命体征的变化。血肿引起颅内压增高时,可出现Cushing反应,血压出现代偿性增高,脉压增大,脉搏徐缓、充实有力,呼吸减慢、加深。血压升高和脉搏减慢常较早出现。颅后窝血肿时,则呼吸减慢较多见。随着颅内压力的不断增高,延髓代偿功能衰竭,出现潮式呼吸乃至呼吸停止,随后血压亦逐渐下降,并在呼吸停止后,经过一段时间心跳亦停止。如经复苏措施,心跳可恢复,但如血肿未能很快清除,则呼吸恢复困难。一般而言,如果血压、脉搏和呼吸3项中有2项的变化比较肯定,对颅内血肿的诊断有一定的参考价值。但当并发胸腹腔脏器损伤并发休克时,常常出现血压偏低、脉搏增快,此时颅内血肿的生命体征变化容易被掩盖,必须提高警惕。

(5)躁动:常见于颅内血肿伤员,容易被临床医师所忽视,或不做原因分析即给予镇静剂,以致延误早期诊断。躁动通常发生在中间清醒期的后一阶段,即在脑疝发生(继发性昏迷)前出现。

(6)偏瘫:幕上血肿形成小脑幕切迹疝后,疝出的脑组织压迫同侧大脑脚,引起对侧中枢性面瘫和对侧上下肢瘫痪,同时伴有同侧瞳孔散大和意识障碍,也有少数伤员的偏瘫发生在血肿的同侧,这是因为血肿将脑干推移致对侧,使对侧大脑脚与小脑幕游离缘相互挤压,这时偏瘫与瞳孔散大均发生在同一侧,多见于硬脑膜下血肿;血肿直接压迫大脑运动区,由于血肿的位置多偏低或比较局限,故瘫痪的范围也多较局限,如额叶血肿和额颞叶血肿仅出现中枢性面瘫或中枢性面瘫与上肢瘫,范围较广泛的血肿亦可出现偏瘫,但一般瘫痪的程度多较轻,有时随着血肿的发展,先出现中枢性面瘫,而后出现上肢瘫,最后出现下肢瘫。矢状窦旁的血肿可出现对侧下肢单瘫,跨矢状窦的血肿可出现截瘫。左侧半球血肿还可伴有失语;由伴发的脑挫裂伤直接引起,这种偏瘫多在伤后立即出现。

(7)去脑强直:在伤后立即出现此症状,应考虑为原发性脑干损伤。如在伤后观察过程中出现此症状时,则为颅内血肿或脑水肿继发性脑损害所致。

(8)其他症状:婴幼儿颅内血肿可出现前囟突出。此外,由于婴幼儿的血容量少,当颅内出血量达100 mL左右即可产生贫血的临床表现,甚至发生休克。小儿的慢性血肿可出现头颅增大等。

2.影像学检查

(1)颅骨X线平片:在患者身情情况允许时,应行颅骨X线平片检查,借此可确定有无骨折及其类型,尚可根据骨折线的走行判断颅内结构可能出现的损伤情况,利于进一步的检查和治疗。颅盖骨折X线平片检查确诊率为95%～100%,骨折线经过脑膜中动脉沟、静脉窦走行区时,应注意有无硬脑膜外血肿发生的可能。颅底骨折经X线平片确诊率仅为50%左右,因此,必须结合临床表现做出诊断,如有无脑神经损伤及脑脊液漏等。

(2)头颅CT扫描:是目前诊断颅脑损伤最理想的检查方法。可以准确地判断损伤的类型及血肿的大小、数量和位置。脑挫裂伤区可见点、片状高密度出血灶,或为混杂密度;硬脑膜外血肿在脑表面呈现双凸球镜片形高密度影;急性硬脑膜下血肿则呈现新月形高密度影;亚急性或慢性硬脑膜下血肿表现为稍高密度、等密度或稍低密度影。

(3)头颅MRI扫描:一般较少用于急性颅脑损伤的诊断。头颅CT和MRI扫描对颅脑损伤的诊断各有优点。对急性脑外伤的出血,CT显示较MRI为佳,对于亚急性、慢性血肿及脑水肿的显示,MRI常优于CT。急性早期血肿在T_1及T_2加权图像上均呈等信号强度,但亚急性和慢性血肿在T_1加权图像上呈高信号,慢性血肿在T_2加权图像上可见低信号边缘,血肿中心呈高信号。应注意血肿与脑水肿的 MRI 影像鉴别。

(二)手术技术

1.早期手术

对有颅内血肿可能的伤员,应在观察过程先把头发剃光,并做好手术器械的消毒和人员组织的准备,诊断一经确定,即应很快施行手术。对已有一侧瞳孔散大的脑疝伤员,应在静脉滴注强力脱水药物的同时,做好各项术前准备,伤员一经送到手术室,立即进行手术。对双侧瞳孔散大、病理呼吸、甚至呼吸已经停止的伤员,抢救更应当争分夺秒,立即在气管插管辅助呼吸下进行手术。为了争取时间,术者可带上双层手套(不必刷手),迅速进行血肿部位钻孔,排出部分积血,使脑受压得以暂时缓解,随后再扩大切口或采用骨瓣开颅,彻底清除血肿。

2.钻孔检查

当病情危急,又未做 CT 扫描,血肿部位不明确者,可先做钻颅探查。在选择钻孔部位时,应注意分析损伤的机制,参考瞳孔散大的侧别、头部着力点、颅骨骨折的部位、损伤的性质以及可能发生的血肿类型等安排钻孔探查的先后顺序(图 3-2)。

(1)瞳孔散大的侧别:因多数的幕上血肿发生在瞳孔散大的同侧,故首先应选择瞳孔散大侧进行钻孔。如双侧瞳孔均散大,应探查最先散大的一侧。如不知何侧首先散大,可在迅速静脉滴入强力脱水药物过程中观察,如一侧缩小而另侧仍散大或变化较少,则首先在瞳孔仍然散大侧钻孔。

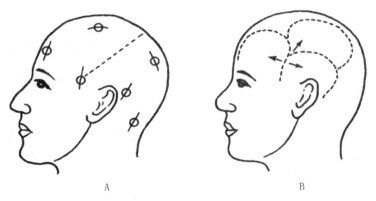

A   B

图 3-2　钻孔探查和开颅手术切口设计

A.常用钻孔探查部位;B.开颅手术切口设计

(2)头部着力部位:可借头皮损伤的部位来推断头部着力点。如着力点在额区,血肿多在着力点处或其附近,很少发生在对冲部位,应先探查额区和颞区。如着力点在颞区,则血肿多发生在着力部位,但也可能发生在对冲的颞区,探查时宜先探查同侧颞区,然后再探查对侧颞区。如着力点在枕区,则以对冲部位的血肿为多见,探查应先在对侧额叶底区和颞极区,然后同侧的额叶底区和颞极区,最后在着力侧的颅后窝和枕区。

(3)有无骨折和骨折部位:骨折线通过血管沟,并与着力部位和瞳孔散大的侧别相一致时,以硬脑膜外血肿的可能性为大,应首先在骨折线经过血管沟处钻孔探查。若骨折线经过上矢状窦,则应在矢状窦的两侧钻孔探查,并先从瞳孔散大侧开始。如无骨折,则以硬脑膜下血肿的可能性为大,应参考上述的头部着力部位确定钻孔探查顺序。

(4)损伤的性质:减速性损伤的血肿,既可发生在着力部位,也可发生在对冲部位,例如枕部着力时,发生对冲部位的硬脑膜下血肿机会较多,故应先探查对冲部位,根据情况再探查着力部位。前额区着力时,应探查着力部位。头一侧着力时,应先探查着力部位,然后再探查对冲部位。加速性损伤,血肿主要发生在着力部位,故应在着力部位探查。

3.应注意多发血肿存在的可能

颅内血肿中约有15%为多发性血肿。在清除一个血肿后,如颅内压仍很高,或血肿量少不足以解释临床症状时,应注意寻找是否还有其他部位的血肿,如对冲血肿、深部的脑内血肿和邻近部位的血肿等。怀疑多发血肿,情况容许时,应立即进行CT检查,诊断证实后再行血肿清除。

4.减压术

清除血肿后脑迅速肿胀,无搏动,且突出于骨窗处,经注入脱水药物无效者,在排除多发性血肿后,应同时进行减压术。术中脑膨出严重,缝合困难者,预后多不良。

5.注意合并伤的处理

闭合性颅脑伤伤员在观察过程中出现血压过低时,除注意头皮伤的大量失血或婴幼儿颅内血肿所引起外,应首先考虑有其他脏器损伤,而未被发现,必须仔细进行全身检查,根据脏器出血和颅内血肿的急缓,决定先后处理顺序。一般应先处理脏器出血,然后行颅内血肿清除手术。如已出现脑疝,可同时进行手术。

6.复发血肿或遗漏血肿的处理

术后病情一度好转,不久症状又加重者,应考虑有复发性血肿或多发性血肿被遗漏的可能。如及时再次进行手术清除血肿,仍能取得良好效果。如无血肿,则行一侧或双侧颞肌下减压术,也可使伤员转危为安。

(三)并发症及其防治

部分颅内血肿患者同时伴有重型颅脑损伤,因全身处于应激状态和长期昏迷,极易造成全身并发症。其中肺部并发症、肾衰竭、严重上消化道出血以及丘脑下部功能失调等严重并发症是临床患者死亡和伤残的主要原因之一,正确处理这些并发症是颅脑救治工作中的重要环节。

1.肺部感染

肺部感染十分常见,它可进一步加重脑损害,形成恶性循环,是导致死亡的重要原因。防治措施如下。

(1)保持呼吸道通畅:①保持口腔清洁,及时彻底清除口腔及呼吸道的分泌物、呕吐物及凝血块等,做好口腔护理,用3%过氧化氢或生理盐水清洗口腔,防止口唇皮肤干燥裂开和及时治疗口腔炎、黏膜溃疡及化脓性腮腺炎等口腔感染。②定时翻身叩背,经常变换患者体位,以利于呼吸道分泌物排出,防止呕吐物误吸,并定时采用拍击震动法协助排痰。定时改变体位除能预防褥疮形成外,尚能减轻肺淤血,提高氧气运送能力,克服重力影响造成的气体分布不均,改善通气与灌注的比例,并能促进分泌物的排出。拍击震动可使小支气管分泌物松动而易于排至中气管和大气管中,利于排出体外。③消除舌后坠,舌后坠影响呼吸通畅者,应取侧卧位并抬起下颌或采用侧俯卧位,仰卧时放置咽导管等,以改善呼吸道通气情况。④解除支气管痉挛,由于炎症的刺激,常引起支气管痉挛和纤毛运动减弱或消失,导致通气不畅和痰液积聚,故解除支气管痉挛对防治肺部感染甚为重要,严重支气管痉挛时可用氨茶碱或异丙肾上腺素肌内或静脉注射。一般可用雾化吸入。⑤及时清理呼吸道,彻底吸痰对预防颅脑损伤患者肺部感染是极其重要的,可经口腔、鼻腔或气管切开处吸痰。吸痰动作要轻柔,吸痰管自气管深部左右前后旋转,向外缓慢退出,防止因吸力过大或动作过猛造成口腔、气管黏膜损伤,引起出血。⑥纤维支气管镜吸痰和灌洗,主要用于严重误吸、鼻导管不易插入气管、插入气管内吸痰已无效、已证实大片肺不张时,应尽早行纤维支气管镜吸痰。吸痰过程中要注意无菌操作。吸痰前要先从 X 线胸片了解痰液积聚和肺不张的部位,进行选择性吸引;双侧肺病变时应先吸重的一侧,后吸轻的一侧,防止发绀发生。吸引时间不宜过长,一般不超过1分钟。吸痰过程中要进行心电、血压、呼吸和氧饱和度的监测,观察口唇、指甲颜色,遇到心率增快,血压过低或过高,氧饱和度下降明显或发绀严重时应暂停操作,予以大流量面罩吸氧,待情况稳定后重新进行。严重肺部感染患者,即使在纤维支气管镜直视下进行吸痰,有时也难将呼吸道清理干净,此时可采用灌洗方法,将气管插管放入左支气管或右支气管内,注入灌洗液,当患者出现呛咳时,立即向外抽吸。可反复灌洗,左右支气管交替进行,灌洗液中可加入相应的抗生素,目前认为灌洗是治疗严重肺部感染的有效措施。⑦气管切开,颅脑损伤患者咳嗽反应差,如出现误吸、呼吸道梗阻、气管内分泌物增多而排出不畅,或合并颅面伤、颅底骨折及昏迷或预计昏迷时间长的患者,均应尽早行气管切开。气管切开及时能有效解除呼吸道梗阻,易于清除下呼吸道分泌物阻塞,减少通气无效腔,改善肺部通气功能,保证脑组织供氧,对减轻脑水肿和防治肺部感染具有积极重要作用。

(2)加强营养支持治疗,提高机体免疫力:颅脑损伤患者基础代谢率升高,能量消耗增加,蛋白分解利用大于合成,呈低蛋白血症、负氮平衡状态,营养不良可以导致机体免疫力降低。因此,对颅脑损伤患者应采用高热量、高蛋白营养支持治疗,可采用胃肠道内营养和胃肠道外营养两种方式予以补充,必要时应给予输新鲜血及血液制品等支持,同时注意维持水电解质和酸碱平衡。

(3)抗生素的应用:正确及时地选用抗生素,是肺部感染治疗成功的关键。由于颅脑损伤合并肺部感染的致病菌株不断增多,菌群复杂,毒力和侵袭力强的致病菌表现为单纯感染,而毒力和侵袭力弱的致病菌则以混合感染的形式存在。因此,临床用药宜根据细菌敏感试验。在早期尚无药敏试验之前,可根据经验用药。采用足量针对性强的抗生素,严重的混合感染应采用联合用药。临床资料显示,颅脑损伤合并肺部感染的主要病原菌为革兰氏阴性杆菌,其病死率高达 70%。颅脑损伤合并肺部感染诊断一旦明确,经验性给药应选用广谱抗菌力强的抗生素,如第 2 代或第 3 代头孢菌素类药物或氟喹诺酮类。在经验性给药后 24~48 小时内必须密切观察患者病情,注意症状、体征、体温的变化,痰的性状和数量增减等,以评估患者病情是否好转,同时行必要的痰涂片、细菌培养及药敏试验或其他有助于病因学确诊的检查,为进一步更有效治疗提供依据。治疗中,患者体温持续不退,肺部感染症状体征及 X 线胸片检查无改善,应考虑是否存在混合感染、二重感染及抗药性病原菌。应根据反复呼吸道分泌物的培养结果,调整抗生素种类和剂量,或采用联合用药,以便达到最佳的治疗效果。抗生素的使用时间应该根据肺部感染的性质和轻重而定,不能停药太早,但也不宜长期用药。一般情况下,体温维持在正常范围 5 天左右,外周血白细胞计数已在正常范围,临床肺部感染症状体征消失者,即可考虑停药。对于严重感染、机体免疫功能低下者,疗程应适当延长。

2.上消化道出血

上消化道出血是颅脑损伤的常见并发症,文献报道其发生率为 16%~47%,多见于下丘脑损伤、脑干损伤、广泛脑挫裂伤及颅内血肿等重症患者,对患者的生命有很大威胁。

(1)预防性措施:①积极治疗原发性病变,如降低增高的颅内压,纠正休克,维持正常血氧浓度,保持水电解质及酸碱平衡等措施,解除机体的持续应激状态。②早期留置胃管,抽吸胃液及观察其性状,有利于早期发现和及时处理。③应用抗酸药物。严重颅脑损伤尤其有下丘脑损伤时,可预防性应用如氢氧化铝凝胶、雷尼替丁或法莫替丁,抑制胃酸分泌,提高胃液 pH 值,减轻胃肠黏膜损害。④维持能量代谢平衡,予以静脉高价营养,纠正低蛋白血症,给予大剂量维生素 A,有助于胃黏膜的再生修复。⑤减少使用大剂量肾上腺皮质激素及阿司匹林等诱发应激性溃疡的药物。

(2)非手术治疗:①密切观察病情,注意血压、脉搏及呕血或黑便的数量。②持续胃肠减压,吸尽胃液及反流的胆汁,避免胃扩张。③停用肾上腺皮质激素。④应用维生素 K、酚磺乙胺、巴曲酶、凝血因子 I(纤维蛋白原)及抗纤维蛋白溶解药等止血药物。⑤建立通畅的静脉通道,对大出血者应立即输血,进行抗休克治疗。⑥抗酸止血治疗,通过中和胃酸、降低胃液 pH 值或抑制胃液分泌,达到抗酸止血目的。常用药物包括:氢氧化铝凝胶、西咪替丁、雷尼替丁、法莫替丁、奥美拉唑、生长抑素等。⑦局部止血治疗,胃管注入冰盐水去甲肾上腺素液(去甲肾上腺素 6~8 mg 溶于 100 mL 等渗冰盐水中),每 4~6 小时可重复使用 1 次。⑧内镜止血治疗,可经内镜注射高渗盐水、肾上腺素混合液或注射医用 99.9%纯乙醇,使血管收缩,血管壁变性及血管腔内血栓形成而达到止血目的;或经内镜通过激光、高频电凝、热探头及微波等热凝固方式,起到有效的止血作用;也可通过内镜活检管道将持夹钳送入胃腔,直视下对出血部位进行钳夹止血,适用于喷射性小动脉出血。⑨选择性动脉灌注增压素,经股动脉插管,将导管留置于胃左动脉,持续灌注增压素,促使血管收缩,达到止血目的。

(3)手术治疗:部分患者出血量大或反复出血,经非手术治疗无效,应考虑行手术治疗。可根据情况选择全胃切除、胃部分切除、幽门窦切除加迷走神经切除或幽门成形加迷走神经切除等手术方式。

3.急性肾衰竭(ARF)

颅脑损伤出现急性肾衰竭是一严重的并发症,其病情发展快,对机体危害大,如处理不当,可导致严重后果。

(1)预防性措施:①消除病因,积极抗休克,控制感染,及时发现和治疗弥散性血管内凝血,积极治疗脑损伤、清除颅内血肿,防治脑水肿,避免神经源性肾衰竭的发生。②及时纠正水、电解质失衡,对颅脑损伤患者,要补充适量的含钠盐溶液,避免过分脱水,维持有效循环血量,改善和维护肾小管功能和肾小球滤过率,减少肾衰竭的发生。③减轻肾脏毒性损害作用,避免或减少使用对肾脏有损害的抗生素及其他药物(如氨基糖苷类抗生素);积极碱化尿液,防止血红蛋白在肾小管内形成管型;对已有肾功能损害者,减少或停用甘露醇降颅压,改用甘油果糖或呋塞米注射液,可取得同样降颅压效果;积极控制感染消除内毒素的毒性作用。④解除肾血管痉挛,减轻肾缺血,休克患者伴有肾衰竭时,不宜使用易致肾血管收缩的升压药物(如去甲肾上腺素等);如补充血容量后仍少尿,可用利尿合剂或扩血管药物(如多巴胺)以解除肾血管痉挛。

(2)少尿或无尿期的治疗:①严格控制液体入量,准确记录 24 小时出入水量,包括显性失水、隐性失水及内生水,按"量出为入,宁少勿多"的原则进行补液。②控制高钾血症,高血钾是急性肾衰竭的危险并发症,可引起严重心律失常,威胁患者生命。因此,必须每日 1 或 2 次监测血清钾离子浓度及心电图变化,及时处理。措施包括禁用钾盐,避免使用含钾离子的药物(青霉素钾盐)、陈旧库存血及控制含钾离子饮食的摄入;彻底清创,减少创面坏死和感染引起的高血钾;积极预防和控制感染,纠正酸中毒,防治缺氧和血管内溶血;供给足够热量,减少蛋白质分解;高渗葡萄糖液加胰岛素静脉滴注,使钾离子转移至细胞内;5％碳酸氢钠对抗钾离子对心脏的毒性作用;应用阳离子交换树脂,每次 15 g,口服,每日 3 次;对抗心律失常:钙剂能拮抗钾离子的抑制心脏作用和兴奋、加强心肌收缩作用,减轻钾离子对心脏的毒性作用。③纠正酸中毒,可根据患者情况给予 11.2％乳酸钠,5％碳酸氢钠或 7.2％三羟甲基氨基甲烷溶液,每次 100～200 mL 静脉滴注。④供给足够热量,减少蛋白分解,采用低蛋白、高热量、高维生素饮食,减少机体蛋白质的分解,减轻氮质血症及高血钾。同时应用促进蛋白质合成的激素苯丙酸诺龙或丙酸睾酮。⑤防治感染,患者应适当隔离,注意口腔、皮肤及会阴部的护理。在应用抗生素控制感染时,应考虑药物半衰期在肾功能不全时的延长因素,适当减少用药剂量及用药次数,避免引起肾脏毒性反应或选用对肾脏无毒性损害的抗菌药物。⑥透析治疗,随着透析设备的普及及技术上的提高,对急性肾衰竭患者,近年多主张早期进行透析治疗,对减轻症状、缩短病程、减少并发症和争取良好预后有着重要意义;对防治水中毒、高钾血症及其他电解质紊乱、消除体内代谢毒物或产物、纠正酸中毒、改善全身症状等都有肯定作用。

(3)多尿期的治疗:急性肾衰竭进入多尿期,病情初步好转,患者的尿量明显增加,体内电解质特别是钾离子大量丢失,需积极补充入量,以防止细胞外液的过度丧失造成缺水,补液量以每日出量的 1/3～1/2 为宜,每日根据电解质测定结果,来决定补充适量的钾盐、钠盐,以维持水电解质的平衡。同时要补充足够的维生素,逐步增加蛋白质的摄入,以保证组织修复的需要,积极治疗感染,预防并发症的发生,纠正贫血,使患者迅速康复。

(4)恢复期的治疗:此期患者仍十分虚弱,还应加强支持治疗,增强抗病能力;定期复查肾功能,避免使用损害肾脏的药物,注意休息,积极治疗原发病,促进肾功能的完全恢复。

二、急性与亚急性硬脑膜外血肿

在颅脑损伤中,硬脑膜外血肿占 30％左右,可发生于任何年龄,但以 15～30 岁的青年比较多见。小儿则很少见,可能因小儿的脑膜中动脉与颅骨尚未紧密靠拢有关。血肿好发于幕上半球的凸面,绝大多数属于急性,亚急性型者少见,慢性型者更为少见。本节主要讨论急性与亚急性硬脑膜外血肿的内容。

(一)出血来源与血肿位置

1.出血来源

(1)脑膜中动脉:为最为常见的动脉破裂出血点。脑膜中动脉经棘孔进入颅腔后,沿脑膜中动脉沟走行,在近翼点处分为前后两支,当有骨折时,动脉主干及分支可被撕破出血,造成硬脑膜外血肿。脑膜中动脉的前支一般大于后支,骨沟也较深,故前支较后支更容易遭受损伤,发生血肿的机会也更多,而且,血肿形成的速度也更快。

(2)静脉窦:骨折若发生在静脉窦附近,可损伤颅内静脉窦引起硬脑膜外血肿,血肿多发生在矢状窦和横窦,通常位于静脉窦的一侧,也可跨越静脉窦而位于其两侧,称为骑跨性血肿。

(3)脑膜中静脉:与脑膜中动脉伴行,较少损伤,出血较缓慢,容易形成亚急性或慢性血肿。

(4)板障静脉或导血管:颅骨板障内有网状的板障静脉和穿通颅骨的导血管。骨折时出血,流入硬脑膜外间隙形成血肿,系静脉性出血,形成血肿较为缓慢。

(5)脑膜前动脉和筛动脉:是硬脑膜外血肿出血来源中少见的一种,发生于前额部和颅前窝颅底骨折时,出血缓慢,易漏诊。

此外,少数病例并无骨折,可能是外力造成颅骨与硬脑膜分离,以致硬脑膜表面的小血管撕裂,此类血肿形成亦较缓慢。

2.血肿位置

硬脑膜外血肿最多见于颞部区、额顶区和颞顶区。近脑膜中动脉主干处的出血,血肿多在颞区,可向额区或顶区扩展;前支出血,血肿多在额顶区;后支出血,则多在颞顶区;由上矢状窦出血形成的血肿则在它的一侧或两侧;横窦出血形成的血肿多在颅后窝或同时发生在颅后窝与枕区。脑膜前动脉或筛动脉所形成的血肿则在额极区或额叶底区。

(二)临床表现

1.症状与体征

(1)颅内压增高:由于血肿形成造成颅内压增高,患者在中间清醒期内,颅内压增高症更为明显,常有剧烈头痛、恶心、呕吐、血压升高、呼吸和脉搏缓慢等表现,并在再次昏迷前患者出现躁动不安。

(2)意识障碍:一般情况下,因为脑原发性损伤比较轻,伤后原发性昏迷的时间较短,多数出现中间清醒或中间好转期,伤后持续性昏迷者仅占少数。中间清醒或中间好转时间的长短,与损伤血管的种类及血管直径的大小有密切关系。大动脉出血急剧,可在短时间内形成血肿,其中间清醒期短,再次昏迷出现较早,多数正数小时内出现。个别严重者或合并严重脑挫裂伤,原发性昏迷未恢复,继发性昏迷又出现,中间清醒期不明显,酷似持续性昏迷。此时,与单纯的严重脑挫裂伤鉴别困难。但可详细了解伤后昏迷过程,如发现昏迷程度有进行性加重的趋势,应警惕有颅内血肿的可能。

(3)神经损害症状与体征:硬脑膜外血肿多发生在运动区及其附近,可出现中枢性面瘫、偏瘫及运动性失语等;位于矢状窦的血肿可出现下肢单瘫;颅后窝硬脑膜外血肿出现眼球震颤和共济失调等。

(4)脑疝症状:当血肿发展很大,引起小脑幕切迹疝时,则出现 Weber 综合征,即血肿侧瞳孔散大,对光反射消失,对侧肢体瘫痪,肌张力增高,腱反射亢进和病理反射阳性。此时伤情多发展急剧,短时间内即可转入脑疝晚期,有双瞳散大、病理性呼吸或去皮质强直等表现。如抢救不及时,即将引起严重的脑干损害,导致生命中枢衰竭而死亡。

2.影像学检查

(1)颅骨 X 线平片:颅骨骨折发生率高,硬脑膜外血肿患者约有 95% 显示颅骨骨折,绝大多数发生在着力部位。以线形骨折最多,凹陷骨折少见。骨折线往往横过脑及脑膜血管沟或静脉窦。

(2)CT 或 MRI 检查:对重症患者应作为首选检查项目,不仅能迅速明确诊断,缩短术前准备时间,而且可显示血肿发生的位置,为手术提供准确部位。一般而言,CT 的阳性发现在急性期优于 MRI。

(3)脑血管造影:在无 CT 设备时,如病情允许可行脑血管造影检查,在血肿部位显示典型的双凸形无血管区,并有中线移位等影像,在病情危急时,应根据受伤部位、局灶神经症状、体征及 X 线颅骨平片征象果断进行血肿探查和清除术。

(三)手术技术

1.适应证

(1)伤后有明显的中间清醒期,骨折线经过血管沟或静脉窦,伴有明显脑受压症状和(或)出现一侧肢体功能障碍及早期钩回疝综合征者。

(2)头颅 CT 检查,颅内有较大的血肿,中线明显移位者。

(3)经钻孔探查证实为硬脑膜外血肿者。

2.禁忌证

(1)双侧瞳孔散大,自主呼吸停止 1 小时以上,经积极的脱水、降颅压治疗无好转,处于濒死状态者。

(2)患者一般状态良好,CT 检查见血肿量较小,且无明显脑受压症状者,在严密观察病情变化情况下,可先行非手术治疗。

3.术前准备

(1)麻醉:一般麻醉方法多采用气管插管全身麻醉,部分患者也可在局部麻醉下进行。可根据血肿部位采用相应的体位。

(2)术前认真采集病史,进行全身体格检查和神经系统检查,阅读辅助检查资料,明确诊断,讨论手术方案。

(3)向患者家属交代病情、手术必要性、危险性及可能发生的情况,以求理解。

(4)剃光全部头发,头皮清洗、消毒后用无菌巾包扎。

(5)备血及术前、麻醉前用药。

4.手术入路与操作(图 3-3)

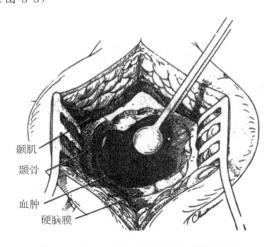

图 3-3　骨窗开颅,硬脑膜外血肿清除术

(1)皮瓣的大小依血肿大小而定,切口一般为马蹄形,基底部较宽。以保证有充足的血液

供应。

（2）按常规行皮瓣、肌骨瓣或游离骨瓣开颅，部分患者可行骨窗开颅，开瓣大小要充分，以能全部或大部暴露血肿范围为宜。

（3）翻开骨瓣后可见到血肿，血肿多为暗红色血细胞凝集块，附着在硬脑膜外，可用剥离子或脑压板轻轻将血肿自硬脑膜上游剥离下来，亦可用吸引器将其吸除。血肿清除后如遇到活动小血，应仔细寻找出血来源，探明损伤血管后，应将其电凝或用丝线贯穿结扎，以期彻底止血。位于骨管内段的脑膜中动脉破裂时，可采用骨蜡填塞骨管止血处理。如上矢状窦或横窦损伤，可覆盖吸收性明胶海绵压迫止血，出血停止后，可于静脉窦损伤处，用丝线缝合对吸收性明胶海绵加以固定。对硬脑膜表面的小血管渗血，要一一予以电凝，务求彻底止血。

（4）血肿清除、彻底止血后，应沿骨瓣周围每隔 2～3 cm，用丝线将硬脑膜与骨膜悬吊缝合。如仍存有渗血处，须在硬脑膜与颅骨内板之间放置吸收性明胶海绵止血。对骨瓣较大者，应根据骨瓣大小，于骨瓣上钻数小孔。做硬脑膜的悬吊，尽量消灭无效腔。

（5）硬脑膜外放置引流，回复骨瓣，缝合切口各层。

5.术中注意事项

（1）在清除血肿过程中，如残留薄层血块与硬脑膜紧密粘连，且无活动出血时，不必勉强剥离，以免诱发新的出血。

（2）血肿清除后，如果发现硬脑膜张力很高，脑波动较弱，硬脑膜下方呈蓝色，说明硬脑膜下可能留有血肿，应切开硬脑膜进行探查，如发现有血肿，则按硬脑膜下血肿继续处理。如未见硬脑膜下有血肿并排除邻近部位的脑内血肿时，提示可能在远隔部位存在血肿，应行 CT 复查或钻孔探查，以免遗漏血肿。

（3）如果血肿清除后，受压的脑部不见膨起回复，已无波动，多因脑疝未能复位所致。可将床头放低，行腰椎穿刺，向内注入生理盐水 20～30 mL，常能使脑疝复位，脑即逐渐膨起。若仍处于塌陷状态不见膨起，可经颞叶下面轻轻上抬钩回使之复位，或切开小脑幕游离缘，解除钩回的嵌顿。

（4）特殊紧急情况下，为争取抢救时间，可采取骨窗开颅清除血肿，但术后遗留有颅骨缺损，需后期修补。

6.术后处理

术后处理方面与一般开颅术后处理相同，但出现下列 3 种情况应予特殊处理。

（1）脑疝时间较长，年老体弱，或并发脑损伤较重，脑疝虽已回复，但估计意识障碍不能在短时间内恢复者，宜早期行气管切开术，保持呼吸道通畅。

（2）对继发严重脑干损伤，术后生命体征不平稳。可采用人工呼吸机辅助呼吸，必要时进行冬眠低温疗法。

（3）对重症患者，如条件许可，应收入重症监护病房，进行监护。

（四）并发症及其防治

除一般颅脑损伤与开颅术后常易发生的并发症外，尤应注意：①术后应严密观察病情变化，发现复发血肿及迟发性血肿，应及时处理。②应妥善控制继发性脑肿胀和脑水肿。③重症患者可并发上消化道出血，术后早期应加以预防。④长期昏迷患者易发生肺部感染、水电解质平衡紊乱、下丘脑功能紊乱、营养不良、褥疮等。在加强护理措施的同时,以及时予以相应的处理。⑤出院后应于 1～3 个月内进行随访调查,以了解手术效果和可能存在的颅内并发症(图 3-4)。

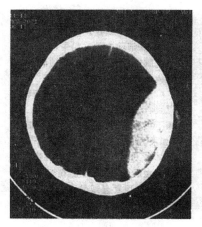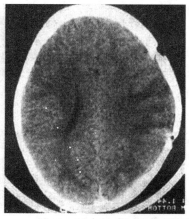

图 3-4　急性硬脑膜外血肿手术前、后 CT 扫描显示血肿已获清除,但术后局部仍有轻度水肿

三、慢性硬脑膜外血肿

(一)概述

慢性硬脑膜外血肿较少见,系指伤后 2～3 周以上出现血肿者。一般而言,伤后 13 天以上,血肿开始有钙化现象即可作为慢性血肿的诊断依据。

慢性硬脑膜外血肿的转归与硬脑膜下血肿不同,通常在早期血细胞凝集块状,后期在局部硬脑膜上形成一层肉芽组织,这些肉芽组织可在 CT 上显示。仅有少数慢性血肿形成包膜及中心液化,但为时较久,一般约需 5 周左右。临床上可发现少数迟发性硬脑膜外血肿:即首次 CT 扫描时无明显影像异常,但在相隔几小时甚至十多天之后再次 CT 扫描时,才发现血肿,这是指血肿的期龄或病程的急缓。此外,整个硬脑膜外血肿的 5%～22%,男性青年较多,原因可能是患者头部外伤时存在硬脑膜的出血源,但因伤后脑组织水肿、其他与此形成的血肿及某些引起颅内压增高的因素,形成了填塞效应而对出血源有压迫作用。但继后来采用过度换气、强力脱水、控制脑脊液漏、清除颅内血肿及手术减压等措施,或因全身性低血压的影响使颅内高压迅速降低,突然失去了填塞效应,故而造成硬脑膜自颅骨剥离,遂引起迟发性硬脑膜外血肿。

(二)临床表现

1.症状与体征

以青年男性为多见,好发部位与急性或亚急性硬脑膜外血肿相似,多位于额区、顶区、枕区等处,位于颞区较少。临床出现慢性颅内高压症状,也可出现神经系统阳性体征,如意识障碍、偏瘫、瞳孔异常或眼部症状等。

2.影像学检查

(1)慢性硬脑膜外血肿的诊断有赖影像学检查。绝大多数患者有颅骨骨折,骨折线往往穿越硬脑膜血管压迹或静脉窦。

（2）CT 扫描表现典型，见位于脑表面的梭形高密度影，周界光滑，边缘可被增强，偶见钙化。

（3）MRI 扫描 T_1 和 T_2 加权图像上均呈边界锐利的梭形高信号区。

（三）手术技术

1.适应证

对已有明显病情恶化的患者，应及时施行手术治疗。除少数血肿发生液化，包膜尚未钙化者，可行钻孔冲洗引流之外，其余大多数患者须行骨瓣开颅清除血肿，达到暴露充分与不残留颅骨缺损的目的，同时，利于术中查寻出血点和施行止血操作。

2.禁忌证

对个别神志清楚、症状轻微、没有明显脑功能损害的患者，亦有人采用非手术治疗，在 CT 监护下任其自行吸收或机化。

术前准备、手术入路与操作、术中注意事项、术后处理与并发症及其防治与急性、亚急性硬脑膜外血肿处理基本相同。

四、急性与亚急性硬脑膜下血肿

（一）概述

硬脑膜下血肿可分为急性、亚急性和慢性三种。本节主要讨论急性、亚急性硬脑膜血肿。急性、亚急性硬脑膜下血肿在闭合性颅脑损伤中占 5％～6％，在颅内血肿中占 50％～60％，为颅内血肿中最常见者，也是颅脑伤患者死亡的主要原因之一。

急性和亚急性硬脑膜下血肿与脑挫裂伤的关系密切，多发生在减速性损伤。大多数血肿的出血来源为脑皮质的静脉和动脉。血肿常发生在着力部位的脑凸面、对冲部位或着力部位的额、颞叶底区和极区，多与脑挫裂伤同时存在，其实为脑挫裂伤的一种并发症，称为复合性硬脑膜下血肿。复合性硬脑膜下血肿受继发性脑水肿所引起的颅内压升高的限制，出血量多不大，多局限在挫裂伤部位，与挫伤的脑组织混杂在一起。当然，如脑挫裂伤和脑水肿不重，也可形成较大的血肿。另一种比较少见的称为单纯性硬脑膜下血肿。由于桥静脉在经硬脑膜下隙的一段被撕裂或静脉窦本身被撕裂。血肿常分布于大脑凸面的较大范围，以位于额顶区者多见。如回流到矢状窦的桥静脉或矢状窦被撕裂，血肿除位于大脑凸面外，也可分布于两大脑半球间的纵裂内；如果回流到横窦或岩上窦的脑底区静脉撕裂，则血肿也可位于脑底区。单纯性硬脑膜下血肿伴有的原发性脑损伤多较轻，出血量一般较复合型者为多，如及时将血肿清除，多可获得良好的效果。

（二）临床表现

1.症状与体征

临床表现系在脑挫裂伤症状的基础上又加上脑受压的表现。

（1）意识障碍：复合性硬脑膜下血肿临床表现与脑挫裂伤相似，有持续性昏迷，或意识障碍的程度逐渐加重，有中间清醒期或中间好转期者较少，如果出现，时间也比较短暂。单纯性或亚急性硬脑膜下血肿由于出血速度较慢，多有中间清醒期。因此，在临床上，对伴有较重脑挫裂伤的伤员，在观察过程中如发现意识障碍加重时，应考虑有血肿存在的可能。

（2）瞳孔改变：由于病情进展迅速，复合性血肿多很快出现一侧瞳孔散大，而且由于血肿增大,对侧瞳孔亦散大;单纯性或亚急性血肿的瞳孔变化多较慢。

(3)偏瘫:主要有三种原因。伤后立即出现的偏瘫系脑挫裂伤所致;由于小脑幕切迹疝所致的偏瘫,在伤后一定时间才出现,常同时出现一侧瞳孔散大和意识进行性障碍;颅内血肿压迫运动区,也在伤后逐渐出现,一般无其他脑疝症状,瘫痪多较轻。复合性血肿时,上述三种原因均可存在,而单纯性血肿则主要为后两种原因。

(4)颅内压增高和脑膜刺激症状:出现头痛、恶心、呕吐、躁动和生命体征的变化,颈强直和凯尔尼格征阳性等脑膜刺激症状也比较常见。

(5)其他:婴幼儿血肿时,可出现前囟隆起,并可见贫血,甚至发生休克。

2.影像学检查

(1)主要依靠 CT 扫描,既可了解脑挫裂伤情况,又可明确有无硬脑膜下血肿。

(2)颅骨 X 线平片检查发现有半数患者可出现骨折,但定位意义没有硬脑膜外血肿重要,只能用作分析损伤机制的参考。

(3)磁共振成像(MRI)不仅能直接显示损伤程度与范围,同时对处于 CT 等密度期的血肿有独到的效果,因红细胞溶解后高铁血红蛋白释出,T_1、T_2 加权像均显示高信号,故有其特殊优势。

(4)脑超声波检查或脑血管造影检查,对硬脑膜下血肿亦有定侧或定位的价值。

(三)手术技术

1.适应证

(1)伤后意识无明显的中间清醒期,表现有明显脑受压症状和(或)出现一侧肢体功能障碍者。

(2)伤后意识进行性加重,出现一侧瞳孔散大等早期脑疝症状者。

(3)头颅 CT 检查示颅内有较大血肿和(或)伴有脑挫裂伤,中线明显移位者。

(4)经钻孔探查证实为硬脑膜下血肿者。

2.禁忌证

(1)意识处于深昏迷,双侧瞳孔散大,去皮质强直,自主呼吸停止 1 小时以上,经积极的脱水、降颅压治疗无好转,处于濒死状态者。

(2)患者一般状态良好,CT 检查见血肿量较小和(或)伴有局灶性脑挫裂伤,且无明显脑受压症状,中线移位不明显者,在严密观察病情变化情况下,可先行非手术治疗。

3.术前准备

(1)麻醉:一般麻醉方法多采用气管插管全身麻醉,部分患者也可在局部麻醉下进行。可根据血肿部位采用相应的体位。

(2)术前认真采集病史,进行全身体格检查和神经系统检查,阅读辅助检查资料,明确诊断,讨论手术方案。

(3)向患者家属交代病情、手术必要性、危险性及可能发生的情况,以求理解。

(4)剃去全部头发,头皮清洗、消毒后用无菌巾包扎。

(5)备血及术前、麻醉前用药。

4.手术入路与操作

根据血肿是液体状（多为单纯性硬脑膜下血肿和亚急性硬脑膜下血肿）或固体凝血块（多为复合性硬脑膜下血肿），分别采用钻孔引流或骨瓣开颅两种不同的血肿清除方法。急性硬脑膜下血肿往往与脑挫裂伤和脑内血肿并存，且多位于对冲部位的额叶底区和颞极区，易发生于两侧，故多需采用开颅手术清除血肿。

（1）骨瓣开颅切口：按血肿部位不同，分别采取相应骨瓣开颅。因额叶底和额极的对冲伤最为多见，常采用额颞区骨瓣或双侧前额区冠状瓣开颅，具有手术野显露广泛和便于大范围减压的优点，但其缺点为不能充分显露额极区与颞极区以及脑的底面，难以彻底清除上述部位坏死的脑组织，及对出血源止血。对损伤严重者可采用扩大的翼点入路切口，即在发际内起自中线旁3 cm，向后延伸，在顶结节前转向额部，再向前下止于颧弓中点。皮瓣翻向前下，额颞骨瓣翻向颞侧，骨窗的下界平颧弓，后达乳突，前达颞窝及额骨隆突后部。这种切口可以充分显露额叶前中区与其底面、外侧裂、颞极和颞叶底区。有利于清除硬脑膜下血肿及止血，易于清除额极区和颞极底区的挫裂伤灶。如血肿为双侧，对侧亦可采用相同切口（图 3-5）。

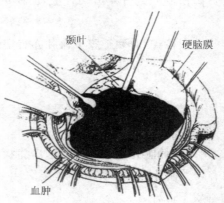

颞叶　　　　　硬脑膜

血肿

图 3-5　骨瓣开颅,硬脑膜下血肿清除术

（2）钻孔减压：对于脑受压明显，估计颅内压显著升高者，可先在设计的颞区切口线上做小的切开，颅骨钻孔后，切开硬脑膜，清除部分血肿，迅速减轻脑受压。如系两侧血肿，也用同法将对侧血肿放出后再继续扩大开颅完成手术全过程。这样可以避免加重脑移位，防止脑膨出和脑皮质裂伤，以及损伤脑的重要结构。

（3）清除血肿：翻开硬脑膜瓣后，先用生理盐水冲洗术野及冲洗出骨瓣下较远部位脑表面的血液，吸除术野内的血块和已挫裂失活的脑组织。对脑皮质出血用积极电凝耐心细致地加以止血。然后分别从颅前窝底和颅中窝底将额叶和颞叶轻轻抬起，探查脑底面挫裂伤灶。用吸引器清除失活的脑组织，并彻底止血。最后用大量生理盐水冲洗出术野内积血。

（4）减压：应视情况而定。如损伤以出血为主，脑挫裂伤不重，血肿清除后见脑组织已自行塌陷、变软、波动良好者，只需将颞鳞区做适当切除，行颞肌下减压即可；如血肿量不太多，脑挫裂伤较重，血肿清除后仍有明显脑肿胀或出现急性脑膨出，并确已证明无其他部位血肿时，在应用脱水药物的同时将额极区和颞极区做适应切除，并弃去骨瓣，行颅内外减压术，否则，术后严重的脑水肿和脑肿胀常常导致脑疝或脑干功能衰竭,患者难免死亡。

(5)关颅:用生理盐水冲洗伤口内积血,用过氧化氢和电凝彻底止血后,将硬脑膜边缘缝在颞肌上,伤灶处置一引流,分层缝合切口。

5.术中注意事项

(1)在翻开骨瓣切开硬脑膜时,要特别注意观察,如果硬脑膜很紧张,脑压很高,最好用宽的脑压板经硬脑膜的小切口伸入硬脑膜下将脑皮质轻轻下压,然后迅速将硬脑膜切口全部剪开,以免在切开硬脑膜的过程中,严重肿胀的脑组织由较小的切口中膨出,造成脑皮质裂伤。

(2)在清除血肿过程中,要特别注意多血管的活动出血。必须耐心细致地探查,避免遗漏并逐一加以电凝止血。

(3)对已挫伤失活的脑组织,必须彻底清除,否则术后脑水肿和颅内压增高难以控制。

6.术后处理

与一般颅脑损伤及开颅术后处理相同,但出现下列 3 种情况应予特殊处理。

(1)年老体弱,脑疝形成时间较长,原发脑损伤较重,虽经积极治疗脑疝已回复,但估计意识障碍不能在短时间内恢复者,宜早期行气管切开术,保持呼吸道通畅。

(2)对继发严重脑干损伤,术后生命体征不平稳,可采用人工呼吸机辅助呼吸,必要时进行冬眠低温疗法。

(3)对重症患者,如条件许可,应收入重症监护病房,进行生命体征及颅内压动态监护。

(四)并发症及其防治

除一般颅脑损伤与开颅术后常易发生的并发症外,尤应注意下列四种情况:①术后应严密观察病情变化,发现复发性血肿及迟发性血肿,应及时处理。②应妥善控制继发性脑肿胀和脑水肿。③重症患者易并发上消化道出血,术后早期应采取相应措施加以预防。④长期昏迷患者易发生肺部感染、下丘脑功能紊乱、营养不良、褥疮等,在加强护理措施的同时,应及时予以相应的处理。

五、慢性硬脑膜下血肿

(一)概述

慢性硬脑膜下血肿是指头部伤后 3 周以上出现症状者。血肿位于硬脑膜与蛛网膜之间,具有包膜。好发于小儿及老年人,占颅内血肿的 10%。占硬脑膜下血肿的 25%。起病隐匿,临床表现多不明显,容易误诊。从受伤到发病的时间,一般在 1～3 个月。

一般将慢性硬脑膜下血肿分为婴幼儿型及成人型。成人型绝大多数都有轻微头部外伤史,老年人额前或枕后着力时,脑组织在颅腔内的移动较大,易撕破脑桥静脉,其次静脉窦、蛛网膜粒等也可受损出血。非损伤性慢性硬脑膜下血肿十分少见,可能与动脉瘤、脑血管畸形或其他脑血管疾病有关。慢性硬脑膜下血肿扩大的原因。可能与患者脑萎缩、颅内压降低、静脉张力增高及凝血机制障碍等因素有关。

婴幼儿慢性硬脑膜下血肿以双侧居多,除由产伤和一般外伤引起外,营养不良、维生素 C 缺乏病、颅内外炎症及有出血性素质的儿童,甚至严重脱水的婴幼儿,也可发生本病。出血来源多为大脑表面汇入上矢状窦的脑桥静脉破裂所致,非外伤性硬脑膜下血肿则可能由全身性疾病或颅内炎症所致的硬脑膜血管通透性改变引起。

（二）临床表现

1.症状与体征

存在很大差异,可将其归纳为三种类型:①发病以颅内压增高症状为主者较常见,表现为头痛、呕吐、复视和视盘水肿等,但缺乏定位症状,易误诊为颅内肿瘤。②发病以智力和精神症状为主者,表现为头昏、耳鸣、记忆力和理解力减退,反应迟钝或精神失常等,易误诊为神经官能症或精神病。③发病以神经局灶症状和体征为主者,如出现局限性癫痫、偏瘫、失语等,易与颅内肿瘤混淆。婴幼儿型慢性硬脑膜下血肿,常表现有前囟突出、头颅增大类似脑积水的征象,常伴有贫血等症状。

2.影像学检查

（1）头颅 CT 扫描不仅能从血肿的形态上估计其形成时间。而且能从密度上推测血肿的期龄。一般从新月形血肿演变到双凸形血肿,需 3~8 周左右,血肿的期龄平均在 3.7 周时呈高密度,6.3 周时呈低密度,至 8.2 周时则为等密度。但对某些无占位效应或双侧慢性硬脑膜下血肿的患者,必要时尚需采用增强后延迟扫描的方法,提高分辨率。

（2）MRI 更具优势,对 CT 呈等密度时的血肿或积液均有良好的图像鉴别。

（三）手术技术

1.适应证

慢性硬脑膜下血肿患者的病史相对较长,血肿体积多逐渐增大,大部分经钻孔冲洗引流的简单手术方法即可治愈,故确诊后有症状者都应手术治疗。

2.禁忌证

（1）血肿量过少,且无颅压增高和脑压迫症状者可暂不行手术。

（2）血肿已形成厚壁甚至钙化,且患者一般情况不佳,难以耐受血肿切除术者,可视为手术禁忌证。

3.术前准备

（1）麻醉:大部分患者可在局部麻醉下进行。可根据血肿部位,应采用相应的体位。

（2）术前认真采集病史,进行全身体格检查和神经系统检查,阅读辅助检查资料,明确诊断,讨论手术方案。

（3）向患者家属交代病情、手术必要性、危险性及可能发生的情况,以求理解。

（4）剃去全部头发,头皮清洗、消毒后用无菌巾包扎。

（5）备血及术前、麻醉前用药。

4.手术入路与操作

（1）钻孔冲洗引流术:①钻孔冲洗引流法。即在血肿最厚的位置将头皮切一个 3~5 mm 小口,用骨钻经颅骨钻孔,骨缘周围涂抹骨蜡止血,可见硬脑膜发蓝,电凝硬脑膜外小血管,尖刀"十"字划开硬脑膜,可见暗红色陈旧性血液涌出,待大部血液流出后,放入带侧孔的引流管,用生理盐水反复冲洗,直至流出的液体清亮五色透明为止,保留引流管,将切口缝合,引流管接闭式引流装置,行闭式引流。这种方法简单易行,但遇血肿较大时,冲洗有时不易彻底。②双孔冲洗引流法。于血肿的后上方与前下方各钻 1 孔。切开硬脑膜后,用 2 支导管分别置于血肿腔中,用生理盐水反复冲洗,直至流出的液体清亮五色透明为止。然后将前方导管拔出缝合切口,保留后方导管,接闭式引流装置,做闭式引流。

(2)骨瓣开颅血肿切除术:根据血肿的部位,沿血肿边缘做一大型骨瓣开颅,皮瓣呈马蹄形。瓣状切开硬脑膜,向中线翻转;如血肿外侧囊壁与硬脑膜粘连致密不易分离时,可将其一同切开和翻转。从血肿上方内侧开始,逐渐将包膜从脑表面分离后切除。如粘连致密不易分离时可留小片包膜,亦可只将外侧包膜切除。严密止血后,按常规缝合关颅。腔内置引流管引流。

5.术中注意事项

(1)采用钻孔冲洗引流术式时,因骨孔较小,插入的导管不宜过硬,而且手法要轻柔,不可强行插入引流管,避免将导管穿过内侧包膜插入脑内造成脑组织损伤。可将骨孔适当扩大以便插入引流管冲洗引流。

(2)冲洗时避免将空气注入血肿腔,应使冲洗与排液均在密闭条件下进行,以防止空气逸入,形成张力性气颅。如用两管开放冲洗时,应用生理盐水填充残腔将空气排出后再行缝合引流。

(3)采用单孔冲洗引流法冲洗较大血肿时,应将引流管更换不同方向冲洗,尽量避免遗留残血。

(4)采用开颅清除血肿术时,提倡在手术显微镜下施行,可以使止血更为彻底,脑组织损伤轻微。

6.术后处理

(1)除一般常规处理外,可将床脚垫高,早期补充大量液体(每日 3 500~4 000 mL),避免低颅压,利于脑复位。

(2)记录每 24 小时血肿腔的引流量及引流液的颜色,如引流量逐渐减少且颜色变淡,表示脑已膨胀,血肿腔在缩小,3~5 天后即可将引流管拔除。如颜色为鲜红,多示血肿腔内又有出血,应及时处理。

(四)并发症及其防治

1.脑损伤

因放置引流管时操作技术不当而引起,应仔细操作。

2.张力性气颅

发生原因及防止办法已如前述。

3.硬脑膜下血肿

多为血肿包膜止血不彻底所致,或血肿抽吸后颅内压急剧下降引起桥静脉的撕裂,应及时再次手术处理。

4.硬脑膜外血肿

多为钻孔时硬脑膜与颅骨间的血管被剥离撕裂引起出血,出血后又使剥离不断扩大,应及时开颅将血肿清除。

六、脑内血肿

(一)概述

外伤性脑内血肿,系指外伤后发生在脑实质内的血肿。它常与枕部着力的额、颞区对冲性脑挫裂伤并存,也可由着力部位凹陷骨折所致。在闭合性脑损伤中其发生率为 $0.5\% \sim 1\%$。外伤性脑内血肿多数属于急性,少数为亚急性。一般分为浅部与深部两型,前者又称复合型脑内血肿,后者又称为单纯型脑内血肿,临床上以浅部血肿较多见。浅部血肿多由于挫裂伤的脑皮质血管破裂出血所引起,因此在血肿表面常可有不同程度的脑挫裂伤,时常与急性硬脑膜下血肿同时存在,一般而言,血肿多位于额叶和颞叶前区靠近脑底的部位;深部血肿多位于脑白质内,系脑深部血管破裂出血所致,可向脑室破溃造成脑室内出血,脑表面无明显损伤或仅有轻度挫伤,触诊可有波动感。

(二)临床表现

1.症状与体征

脑内血肿与伴有脑挫裂伤的复合性硬脑膜下血肿的症状极为相似,常出现以下症状与体征。

(1)颅内压增高和脑膜刺激症状:头痛、恶心、呕吐、生命体征的变化等均比较明显。部分亚急性或慢性脑内血肿,病程较为缓慢,主要表现为颅内压增高,眼底检查可见视盘水肿。

(2)意识改变:伤后意识障碍时间较长,观察中意识障碍程度多逐渐加重,有中间清醒期或中间好转期者较少。因脑内血肿常伴有脑挫裂伤或其他类型血肿,伤情变化多较急剧,可很快出现小脑幕切迹疝。

(3)多数血肿位于额叶、颞叶前区且靠近其底面,常缺乏定位体征,位于运动区附近的深部血肿,可出现偏瘫、失语和局限性癫痫等。

2.影像学检查

(1)头颅 CT 扫描:90%以上急性期脑内血肿可显示高密度团块,周围有低密度水肿带;2～4 周时血肿变为等密度,易于漏诊;至 4 周以上时则呈低密度。应注意发生迟发性脑内血肿,必要时应复查头颅 CT 扫描。

(2)紧急情况下可根据致伤机制分析或采用脑超声波定侧,尽早在颞区或可疑的部位钻孔探查,并行额叶及颞叶穿刺,以免遗漏脑内血肿。

(三)手术技术

1.适应证

(1)CT 诊断明确,颅内压增高或局灶症状明显者。

(2)伤后持续昏迷,出现一侧瞳孔散大或双侧瞳孔散大,经积极的脱水和降颅压治疗一侧瞳孔回缩者。

(3)硬脑膜下或硬脑膜外血肿清除后颅内压仍高,脑向外膨出或脑皮质有限局性挫伤,触诊有波动者。

(4)血肿位于重要功能区深部,经穿刺吸引后,血肿无减少,颅内压增高不见改善者。

2.禁忌证

(1)单纯型脑内血肿,血肿量较小,且无颅内压增高或仅轻度增高者。

(2)经穿刺吸引后,血肿已缩小不再扩大,颅内压增高已改善者。

(3)意识处于深昏迷,双侧瞳孔散大,去皮质强直,自主呼吸停止,经积极的脱水、降颅压治疗无好转,自主呼吸无恢复,处于濒死状态者。

3.术前准备

(1)多采用气管插管全身麻醉,钻孔引流手术可采用局部麻醉,根据血肿部位不同,采用适当体位。

(2)术前认真采集病史,进行全身体格检查和神经系统检查,阅读辅助检查资料,明确诊断,讨论手术方案。

(3)向患者家属交代病情、手术必要性、危险性及可能发生的情况,以求理解。

(4)剃去全部头发,头皮清洗、消毒后用无菌巾包扎。

(5)备血及术前、麻醉前用药。

4.手术入路与操作

(1)开颅脑内血肿清除术:选择血肿距表面最近且避开重要功能区处骨瓣开颅,翻开骨瓣时,如遇硬脑膜外或硬脑膜下有血肿时应先行清除。剪开硬脑膜后,检查脑表面有无挫伤,在挫伤重的位置常常可发现浅部的脑内血肿。如看不到血肿,可选择挫伤处为穿刺点,先行电凝脑表回小血管,然后用脑室针逐渐向脑内穿刺确定血肿位置。如脑表面无挫伤,则按 CT 确定的血肿方向在非功能区的脑回上选择穿刺点进行穿刺。确定深部脑内血肿的位置后,电凝脑表面小血管,切开 2～3 cm 的脑皮质,然后用脑压板和吸引器按穿刺的方向逐渐向脑深部分离,直达血肿腔内。探及血肿后,直视下用吸引器将血肿吸除,如有活动性出血予以电凝止血。对软化、坏死的脑组织也要一并清除。彻底止血后,血肿腔内置引流管,关闭切口。如脑组织塌陷,脑波动恢复良好,脑压明显降低,可缝合硬脑膜,还纳骨瓣,逐层缝合头皮关颅;如脑组织仍较膨隆,脑张力较高,可不缝合硬脑膜,去骨瓣减压,逐层缝合头皮关颅。

(2)脑内血肿钻孔穿刺术:适用于血肿已液化,不伴有严重脑挫裂伤及脑膜下血肿的患者。对虽未液化或囊性变,但并无颅内高压或脑受压表现的深部血肿,特别是脑基底核或脑干内的血肿,一般不考虑手术,以免增加神经功能损伤。手术方法:根据脑内血肿的定位,选择非功能区又接近血肿的部位切开头皮长 2～3 cm,颅骨钻孔,孔缘涂抹骨蜡止血。电凝硬脑膜仁的血管,硬脑膜"十"字形切开,电凝脑回表面的血管,选择适当的脑针,按确定的部位,缓缓刺入,达到预定的深度时,用空针抽吸观察。证实到达血肿后,如果颅内压高,可自任血肿积液流出,然后用空针轻轻抽吸,负压不可过大。排除部分血肿积液后,即可抽出脑穿刺针,按脑穿刺针的深度,改用软导管插入血肿腔,用生理盐水反复冲洗,直至冲洗液变清亮为止。留置导管经穿刺孔引出颅外,接闭式引流装置,术后持续闭式引流,持续引流期间,在严格无菌操作下,可经引流管注入尿激酶溶解固态血块,加强引流效果。

5.术中注意事项

(1)清除脑深部血肿时,脑皮质切口应选择非功能区和距脑表面最近的部位,不宜过大,以免加重脑损伤。

(2)提倡在手术显微镜下进行手术,以期止血彻底,脑损伤轻微。

(3)在处理接近脑组织的血肿时,应减轻吸引力,以防出现新的出血和加重脑的损伤。对与脑组织粘连较紧的血块不必勉强清除,以防引发新的出血。

(4)钻孔穿刺冲洗时,应避免将空气带入血肿腔。

6.术后处理

(1)对原发脑损伤较重,估计意识障碍不能在短时间内恢复者,应早期行气管切开术,保持呼吸道通畅。

(2)对继发严重脑干损伤,术后生命体征不平稳,可采用人工呼吸机辅助呼吸,在密切观察病情的前提下,可行冬眠低温疗法。

(3)对重症患者,如条件许可,应收入重症监护病房,进行生命体征及颅内压动态监护。

(四)并发症及其防治

(1)术后应严密观察病情变化,发现复发性及迟发性血肿,应及时处理。

(2)应妥善控制继发性脑肿胀和脑水肿。

(3)重症患者易并发上消化道出血,术后应早期采取相应措施加以预防。

(4)长期昏迷患者易发生肺部感染、水电解质平衡紊乱、下丘脑功能紊乱、营养不良、褥疮等,在加强护理措施的同时,应及时予以相应的处理。

七、颅后窝血肿

(一)概述

颅后窝血肿包括小脑幕以下的硬脑膜外、硬脑膜下、脑内及多发性 4 种血肿。按其出现症状的时间可分为急性、亚急性和慢性 3 种。颅后窝血肿较为少见,占颅内血肿的 2.6%～6.3%,易引起小脑扁桃体疝及中枢性呼吸、循环衰竭,病情极为险恶,病死率达 15.6%～24.3%。颅后窝血肿常由枕区着力的损伤所引起。颅后窝血肿中,以硬脑膜外血肿多见,出血多来自横窦,也可来自窦汇、脑膜血管、枕窦或乙状窦等。临床上以亚急性表现者为多见。硬脑膜下血肿较少见,常伴有小脑、脑干损伤,血肿主要来源于小脑表面的血管或注入横窦的静脉破裂,也可来源于横窦和窦汇的损伤。小脑内的血肿罕见,因小脑半球挫裂伤引起。血肿范围以单侧者多见,双侧者较少。颅后窝血肿中约有 1/3 合并其他部位的颅内血肿,以对冲部位的额叶底区和颞极区硬脑膜下血肿为多见。颅后窝硬脑膜外血肿也可伴发横窦上方的枕区硬脑膜外血肿(即骑跨性血肿)。

(二)临床表现

1.症状与体征

(1)枕部头皮伤:大多数颅后窝血肿在枕区着力部位有头皮损伤,在乳突区或枕下区可见皮下淤血(Battle 征)。

(2)颅内压增高和脑膜刺激症状:可出现剧烈头痛,频繁呕吐,躁动不安,亚急性或慢性血肿者可出现视盘水肿。

(3)意识改变:约半数有明显中间清醒期,继发性昏迷多发生在受伤 24 小时以后,若合并严重脑挫裂伤或脑干损伤时则出现持续性昏迷。

(4)小脑、脑干体征:意识清醒的伤员,半数以上可查出小脑体征,如肌张力低下、腱反射减弱、共济失调和眼球震颤等。部分患者可出现交叉性瘫痪或双侧锥体束征,或出现脑干受压的生命体征改变,如果发生呼吸障碍和去皮质强直,提示血肿对脑干压迫严重,必须迅速治疗,以免脑干发生不可逆的损害。

(5)眼部症状:可出现两侧瞳孔大小不等、眼球分离或同向偏斜。如伴有小脑幕切迹上疝,则产生眼球垂直运动障碍和瞳孔对光反射消失。

（6）其他：有时出现展神经和面神经瘫痪以及吞咽困难等。强迫头位或颈部强直，提示有可能发生了枕骨大孔疝。

2.影像学检查

（1）X线额枕前后位平片：多数可见枕骨骨折。

（2）头颅CT扫描：可见颅后窝高密度血肿影像。

（三）手术技术

1.适应证

颅后窝的容积较小，对占位性病变的代偿功能能力很差，加之血肿邻近脑干，故一旦诊断确定，除出血量小于10 mL，患者状态良好者外，都应尽早进行手术将血肿清除。

2.禁忌证

对于血肿量小于10 mL，患者意识清楚，无颅内压增高表现者，可在严密观察下行非手术疗法。

3.术前准备

（1）采用气管内插管全身麻醉。患者取侧卧位或侧俯卧位。

（2）术前认真采集病史，进行全身体格检查和神经系统检查，阅读辅助检查资料，明确诊断，讨论手术方案。

（3）向患者家属交代病情、手术必要性、危险性及可能发生的情况，以求理解。

（4）剃去全部头发，头皮清洗、消毒后用无菌巾包扎。

（5）备血及术前、麻醉前用药。

4.手术入路与操作

如为单侧硬脑膜外或脑内血肿，可于同侧枕下中线旁行垂直切口。如血肿位于中线或双侧或为硬脑膜下血肿时，则行正中垂直切口，切口应上超过枕外粗隆，或枕下弧形切口。遇骑跨性血肿时，可用向幕上延伸的中线旁切口，或将正中垂直切口在幕上做向病侧延伸的倒钩形切口。切开皮肤及皮下组织后，将枕下肌肉向两侧剥离，边电凝边剥离，用颅后窝牵开器牵开切口，探查有无骨折线存在。如有骨折线，应先在枕鳞区靠近骨折线处钻孔，并用咬骨钳逐渐扩大使之形成骨窗。也可先在血肿周围做多处钻孔，而后用咬骨钳将各骨孔间咬断，骨瓣大小可按血肿的范围而定。见到硬脑膜外血肿后，清除血肿的方法与幕上硬脑膜外血肿相同。清除血肿后需彻底止血。对硬脑膜上的出血，电凝止血即可。如为横窦损伤，止血方法参照静脉窦损伤的处理。清除硬脑膜外血肿后，如见硬脑膜下呈蓝色且张力仍高时，则应将硬脑膜呈放射状切开进行探查，如发现硬脑膜下血肿或小脑内血肿，则予以清除。硬脑膜是否需要缝合，应根据血肿清除术后小脑的肿胀程度而定。为了防止术后脑肿胀对脑干的压迫，多采用不缝合的枕下减压术。仔细止血后，分层缝合切口。

5.术中注意事项

（1）要注意横窦损伤后形成的硬脑膜外骑跨性血肿，不可仅将幕下血肿清除而将幕上血肿遗漏。

（2）在未准确判断是否为非主侧横窦之前，不可轻易用横窦结扎法止血。

6.术后处理

除一般常规处理外,最好置脑室引流。

(四)并发症及其防治

除一般颅脑损伤与开颅术后常易发生的并发症外,尤应注意对呼吸道的管理。

八、多发性血肿

(一)概述

颅脑损伤后颅内同时形成一个以上不同部位及类型的血肿者称为多发性血肿。该类血肿占颅内血肿总数的 14.4%～21.4%。

多发性颅内血肿一般以减速伤较加速伤为多见,在减速伤中,枕区与侧面着力较额区着力者多见。

根据部位和血肿类型的不同将血肿分为:①同一部位不同类型的多发血肿。其中以硬脑膜外和硬脑膜下血肿、硬脑膜下和脑内血肿较多见;硬脑膜外和脑内血肿较少。②不同部位同一类型的多发血肿,较多见。多数为一侧额底(极)区和颞极(底)区或双侧半球凸面硬脑膜下血肿,多发性硬脑膜外血肿则很少见。③不同部位不同类型的多发性血肿,较少见。以着力部位的硬脑膜外血肿和对冲部位的硬脑膜下血肿及脑内血肿为常见。

(二)临床表现

1.症状与体征

症状比单发性颅内血肿更严重。

(1)伤后持续昏迷或意识障碍进行加重者较多见,很少有中间清醒期。

(2)伤情变化快,脑疝出现早,通常一侧瞳孔散大后不久对侧瞳孔也散大。

(3)颅内压增高、生命体征变化和脑膜刺激症状等都较明显。

2.影像学检查

(1)当疑有多发性血肿可能时,应及早施行辅助检查如 CT、MRI 或脑血管造影。

(2)颅骨 X 线平片可以提示有无跨越静脉窦或血管压迹的骨折线。

(3)脑超声波探测若发现中线波无移位或稍有偏移而与临床体征不符时,即应考虑存在多发血肿。

(三)手术技术

根据损伤机制,估计多发血肿可能发生的部位和发生机会,合理设计手术入路、方法和先后顺序。酌情做骨窗或骨瓣开颅。依次清除血肿后,脑肿胀仍较重时,应进行一侧或两侧充分减压。

1.适应证

病情危急,头颅 CT 检查,颅内有多发血肿者。

2.禁忌证

双侧瞳孔散大,自主呼吸停止 1 小时以上,经积极的脱水、降颅压治疗无好转,处于濒死状态者。

3.术前准备

(1)采用气管内插管全身麻醉。视不同情况决定体位。

（2）术前认真采集病史,进行全身体格检查和神经系统检查,阅读辅助检查资料,明确诊断,讨论手术方案。

（3）向患者家属交代病情、手术必要性、危险性及可能发生的情况,以求理解。

（4）剃去全部头发,头皮清洗、消毒后用无菌巾包扎。

（5）备血及术前、麻醉前用药。

4.手术入路与操作

根据血肿大小、部位,尤其是对颅内压增高或脑干受压的影响,确定对一个或几个血肿进行手术。

5.术中注意事项

清除一个血肿后,其余血肿可能因为颅内压下降而增大,需提高警惕。术后处理、并发症及其防治与脑内血肿、急性硬脑膜下血肿基本相同。

九、脑室内出血

(一)概述

脑室内出血在重型颅脑损伤患者中,发生率为 $1.5\%\sim5.7\%$,在头颅 CT 检查的颅脑损伤患者中,占 7.1%。外伤性脑室内出血大多数伴有脑挫裂伤,出血来源多为脑室附近的脑内血肿,穿破脑室壁进入脑室,或室管膜下静脉撕裂出血。

(二)临床表现

1.症状与体征

（1）大多数患者在伤后有意识障碍,昏迷程度重、持续时间长。

（2）瞳孔呈多样变化,如出现两侧缩小,一侧散大或两侧散大,对光反射迟钝或消失。

（3）神经局灶体征比较少见,部分患者可有轻偏瘫,有的患者呈去皮质强直状态。

（4）出现明显脑膜刺激征,呕吐频繁,颈强直和凯尔尼格征阳性比较常见。

（5）常有中枢性高热。

2.影像学检查

头颅 CT 扫描:可见高密度影充填脑室系统,一侧或双侧,有时可见脑室铸形。

(三)手术技术

1.适应证

（1）患者意识障碍进行性加重,脑室内积血较多或脑室铸形者。

（2）伴有严重脑挫裂伤,脑深部血肿破入脑室,或因开放性贯通伤继发脑室内积血者。

2.禁忌证

（1）脑内血肿量较小,患者意识情况较好,无颅内压增高或仅轻度增高者。

（2）合并有严重的脑组织损伤,意识深昏迷,以侧瞳孔散大,自主呼吸停止,濒临死亡者。

3.术前准备

（1）根据术式不同,采用局部麻醉或气管内插管全身麻醉及相应的体位。

（2）术前认真采集病史,进行全身体格检查和神经系统检查,阅读辅助检查资料,明确诊断,讨论于术方案。

（3）向患者家属交代病情、手术必要性、危险性及可能发生的情况。以求理解。

（4）剃去全部头发，头皮清洗、消毒后用无菌巾包扎。

（5）备血及术前、麻醉前用药。

4.手术入路与操作

（1）脑室内血肿引流术：颅骨钻孔脑室引流的方法与传统的脑室穿刺引流相同。首先根据脑室内血肿的部位，按侧脑室穿刺的标准入路，施行穿刺，穿刺成功后，放入脑室引流管，然后再轻转向内送入1～2 cm，并检查确定导管确在脑室内。用生理盐水 3～5 mL 反复冲洗。待冲洗液转清时，留置引流管，经穿刺孔导出颅外，如常缝合钻孔切口。

（2）骨瓣开颅脑室内血肿清除术：骨瓣开颅，切开硬脑膜。于清除脑内血肿之后，可见血肿腔与脑室相通，此时即有血性脑脊液流出。用脑压板深入到脑室破口处。剥开脑室壁，正直视下吸出脑室内血细胞凝集块。可利用吸引器上的侧孔，调节负压强度，将血细胞凝集块吸住，轻轻拖出脑室。然后将引流管插入脑室，反复冲洗并留置引流管，作为术后持续引流。仔细止血，分层缝合切口。

5.术中注意事项

（1）穿刺脑室置引流管成功后，应注意小心冲洗交换，切不可用力推注和抽吸，以免引起新的出血。

（2）骨瓣开颅进入脑室显露血细胞凝集块后，应仔细操作，如血细胞凝集块与脑室壁粘连紧密，切忌粗暴强行完全剥离，避免损伤脑室壁引发新的出血。

6.术后处理

（1）对原发脑损伤较重，估计意识障碍不能在短时间内恢复者，应早期行气管切开术，保持呼吸道通畅。

（2）对继发严重脑干损伤，术后生命体征不平稳，可采用人工呼吸机辅助呼吸，在密切观察病情的前提下，可行冬眠低温疗法。

（3）对重症患者，如条件许可，应收入重症监护病房，进行生命体征及颅内压动态监护。

（四）并发症及其防治

（1）术后应严密观察病情变化，发现复发性及迟发性血肿，应及时处理。并做影像复查（图 3-6）。

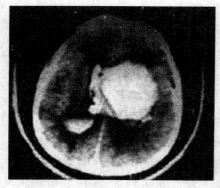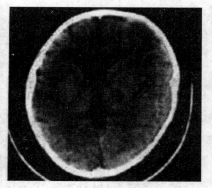

图 3-6　脑内巨大血肿手术前、后 CT 复查影像

（2）应妥善控制继发性脑肿胀和脑水肿。

(3)重症患者易并发上消化道出血,术后应早期采取相应措施加以预防。

(4)长期昏迷患者易发生肺部感染、水电解质平衡紊乱、下丘脑功能紊乱、营养不良、褥疮等,在加强护理措施的同时,应及时予以相应的处理。

第五节　颅骨骨折

颅骨骨折(fracture of skull)在闭合性颅脑损伤中约占1%,在重度颅脑损伤中约占70%。其临床意义主要在于同时发生的脑膜、血管、脑及脑神经损伤。颅骨骨折的部位和类型有利于受伤机制及病情的判断。

一、颅骨的应用解剖

颅骨由额、枕、蝶、筛骨各1块和顶、颞骨各2块构成,具有保护脑的作用,可分为颅盖及颅底两部分,分界线为眉弓、颧弓、外耳道上缘、乳突、上项线及枕外隆凸的连线。

(1)颅盖:颅盖是由额骨鳞部、顶骨、颞骨鳞部和枕骨鳞部上半所组成,各骨块之间形成骨缝,有冠状缝、矢状缝、人字缝。颅盖骨均为扁骨,其厚度不一,枕外隆凸处最厚,可达1 cm,枕、颞骨鳞部较薄,仅1~2 mm,在不同部位颅骨钻孔时应注意此特点。颅盖骨一般由外板、板障、内板三层组成,在颅骨较薄的地方,板障不明显。外板较厚1~2 mm,内板较薄约0.5 mm,因此,外伤时颅骨内板易发生骨折,骨折后可及深面的硬脑膜、血管、脑组织而形成颅内血肿及脑损伤。板障内含板障静脉,构成颅内外静脉的交通。

(2)颅底:颅底由额骨眶部、蝶骨体及蝶骨大小翼、筛骨筛板、颞骨岩部和鳞部、乳突部内面、枕骨下部构成,由前到后被蝶骨嵴与岩骨嵴分成颅前窝、颅中窝、颅后窝。

(3)颅前窝:主要由额骨的眶部及筛骨筛板构成。颅前窝中央最前方为盲孔,盲孔后方为突出的鸡冠,为大脑镰前部的附着点。鸡冠两侧为筛板,其上有许多筛孔,嗅丝由此通过,颅前窝两侧为不平滑的眶部。颅前窝骨板较薄易发生骨折,损伤嗅丝,可致嗅觉减退乃至丧失。由于颅底与硬脑膜附着紧密,骨折时易撕裂硬脑膜而引起脑脊液鼻漏。颅脑损伤尤其枕部着力时,额叶底部在骨嵴上摩擦而引起额极与额叶底面的脑挫裂伤和血肿。

(4)颅中窝:主要由蝶骨体、蝶骨、蝶骨大翼、颞岩部前面及部分颞鳞部构成。分为中间部的蝶鞍与对称的两侧部。蝶鞍中央为垂体窝,容纳垂体。前方为鞍结节、视交叉沟及向两侧连通的视神经管,内行视神经与眼动脉,后方为鞍背,两侧有前床突、中床突、后床突三个骨性突起,再往外为纵行颈动脉沟及海绵窦,内行颈内动脉。颅中窝骨折伤及海绵窦时可出现致命性鼻腔大出血和海绵窦综合征。蝶鞍下方为蝶窦,蝶骨体骨折伤及蝶窦时可出现脑脊液鼻漏。侧部容纳颞叶,有许多裂孔自前至后分布其上,眶上裂位于前内方,通向眶腔,动眼、滑车、展神经、三叉神经第一支及眼静脉通过眶上裂,此处骨折可出现眶上裂综合征。其后为圆孔、卵圆孔、棘孔、破裂孔,圆孔内走行上颌神经、卵圆孔内走行下颌神经及通海绵窦导血管,棘孔有脑膜中动脉及棘孔神经通过,脑膜中动脉损伤时,有时需堵塞棘孔才能止血。破裂孔上为软骨封闭,其上有颈内动脉横过,内穿行发自面神经的岩浅大神经及导血管。颞骨岩尖部有三叉神经压迹,为三叉神经半月节存在部位,其上有展神经、滑车神经经过,此处损伤可致岩尖综合征。颞骨岩部后方为鼓室盖,将鼓室与颅中窝分隔,此处骨折可出现脑脊液鼻漏及面神经麻痹、失听。颅中窝外侧有脑膜中动脉沟,此处骨折可出现硬脑膜外血肿,为硬膜外血肿好发部位。

(5)颅后窝:由颞骨岩部后面和枕骨各部组成。其中央为枕骨大孔,有延髓与脊髓相连,另有椎动脉、副神经脊髓根通过。枕骨大孔两侧有舌下神经管,舌下神经由此出颅。前上方为斜坡,承托脑桥及延髓,斜坡下为咽后壁,因此枕骨大孔骨折时,可伤及舌下神经及延髓,斜坡骨折时可出现咽后壁血肿。颅后窝两侧部上缘为岩上窦,颞岩部后面有内耳门,内有面听神经及迷路动静脉通过,内耳门后下方有颈静脉孔,内行颈内静脉,舌咽、迷走、副三对脑神经,骨折通过颈静脉孔可出现颈静脉孔综合征。颈静脉孔连于乙状窦,乙状窦向两侧连通于横窦。颅后窝后壁的中部为呈十字形的枕内粗隆。

二、颅骨的生物力学性质

颅骨共由 8 块骨组成,骨间有骨缝紧密相连,具有分散暴力和保护脑组织的作用。颅骨的各种力学性能中最主要的是强度和刚度两种。强度是指生物材料或非生物材料组成的构件抵抗破坏的能力。强度有高低之分。刚度是指构件抵抗变形的能力。刚度有大小之分。颅骨的内、外板均有较高的刚度与强度,能以变弯和受压的形式承受外力的静态力与冲击力。板障在头部受外力时能阻止内外板的接近并承受剪应力,还可通过自身的压缩变形吸收部分冲击能量。随年龄增长,板障增厚,到老年时期可能占到整个骨厚的一半以上,使颅盖骨强度下降,脆性增大,容易骨折。

三、颅骨损伤机制

当颅骨受到外来冲击力作用时,其内部出现薄膜力和弯曲压应力相加得到较大的压应力,内表面上两者相减得到较小的拉重力或压重力。因为颅骨承受压应力的能力很强,而承受拉重力的能力较弱,所以往往内表面受拉而破坏,如果颅骨较薄,则弯曲拉重力远大于薄膜压应力,即颅骨内部的拉重力不能被较多的抵消,此处就极易发生骨折。颅骨骨折的发生机制主要有两种形式。

(一)局部弯曲变形引起骨折

当外力打击颅骨时,先是着力点局部内陷,而作用力停止时颅骨又迅速弹回而复位,当外力较大使颅骨变形超过其弹性限度,则首先在作用点的中央发生内板断裂继而周边外板折断,最后中央部的外板及周边部的内板也发生断裂。一般情况下全过程的时间为 1‰秒至 2‰秒。颅骨破损后形状大体上呈向内的喇叭形,一般仍有局部地方相连。

(二)普遍弯曲变形引起的骨折

头颅的骨质结构及形状近似一个具有弹性的球体,颅骨被挤压在两个以上的力量之间,可引起头颅的整个变形。当颅骨的变形超过其弹性限度则发生骨折。当暴力为左右方向时,骨折线往往垂直于矢状线,常通过颞部及颅底。当暴力是前后方向时,骨折线是纵行,与矢状线平行,并往往伸延到枕骨鳞部。当暴力为上下方向时,可由脊柱之对抗力而造成颅底的环形骨折。

影响颅骨损伤的各种因素:影响颅骨损伤严重程度的主要因素为外力的大小、作用面积大小、打击延续时间的长短、打击的动量、受击时头部运动状态、打击点的位置以及颅骨自身的几何力学特性。

四、颅骨骨折的影响因素

(一)外力大小、延续时间及作用面积的影响

因为外力和它所产生的应力大体上成正比,所以外力越大,损伤越严重。如果外力作用时

间短到不足以使颅骨完成破损过程,则损伤就轻。此外,如果外力作用面积越小(通常指撞击物体很尖锐),损伤也越重。

（二）打击物动量(mv)的影响

m 为击物的质量,v 为打击物与头部之间相对运动的速度。动量越大,损伤越严重;如果 m 较大而 v 较小,通常出现线形骨折,反之容易出现穿透情况。

（三）撞击时头部运动状态的影响

此运动状态有三类,一是外来物向头部袭击,此时头可看成支持在有弹性颈部上的物体,在受击过程中能够退让,使外来加于其上的一部分能量被颈部及颈部以下的部位所吸收。第二类是头部处于固定状态(如靠在墙壁或地面上)在受击时不能退让,此种情况要比上一类状态严重些。第三类是运动着的头部撞上较大的物体,在头部已撞上该物体后,颈部及其以下部位尚未与物体接触,它们继续运动并向头部冲撞。这类状态的损伤比二类都要严重。有时颅骨会在受力点出现凹陷变形,而在受力点相对的另一侧出现外凸变形,称为对冲性颅骨骨折。

（四）外力打击方向与骨折的关系

外力垂直作用于颅盖部多产生凹陷骨折或粉碎骨折;暴力斜行或切线作用于颅盖部多引起线形骨折,骨折线多与外力方向相平行,有时向颅底伸延。

（五）外力作用于头的部位与骨折的关系

同于颅骨几何形态很复杂,各部分结构形式、厚度及材料性质均不相同,所以外力作用在不同点处对颅骨损伤的程度及骨折线的走向均有影响,根据临床统计,大体有如下规律:

(1)当额部前方受撞击时,多产生额骨垂直部和颅前窝前后纵向骨折,其次是前后的斜行骨折。如作用点在前额的外侧,也可产生左右横行的线形骨折,并可越过中线达对侧颅前窝底。

(2)当顶骨前方或额骨后部受冲撞时,骨折常向颞前区伸延,在冲击力较大的情况下,也可能同时向各个方向扩展。在顶骨上方撞击时,骨折多发生在颅盖的一侧,也可发生横过中线的双侧性骨折,经过颅顶中线的骨折可损伤上矢状窦。有时骨折延伸到颅中窝底,经蝶骨向颅底发展,也可经过颞骨岩部向颅中窝的内侧和颅后窝发展。偶见由于脊柱的对抗作用产生枕骨大孔周围的环形骨折。

(3)暴力作用于颞部,以左右方向的横行骨折为多见,骨折线可经颞骨鳞部延伸到颅中窝底,也可经过蝶骨到达对侧颅中窝底,其次为左右走行的斜行骨折也较多,而前后纵行骨折则少见。

(4)在枕骨范围内受撞击时,如着力点在一侧枕部多见前后方向的纵行骨折或斜行骨折。骨折线由着力点向颅后窝底延伸,也可经颞骨岩部,伸延到颅中窝,有时可见枕乳缝或人字缝下部的颅缝分离。

(5)当来自下方撞击由脊柱传到枕骨大孔时,骨折从枕骨大孔向前或向侧方扩展。

(6)暴力冲击点越近颅底水平,颅盖和颅底联合骨折的发生率越高。

五、颅骨骨折的分类

（一）按骨折的形状分类

(1)线形骨折:骨折呈线条形,大多是单一的骨折线,分支状、放射状和多发线形骨折少见。骨折线宽度多为 1～3 mm,个别宽者可达 1 cm 以上,线形骨线占颅盖骨折的 2/3 以上,颅底骨折几乎都是线形骨折。外伤性颅缝分离,也属于线形骨折范畴,以人字缝分离多见,矢状缝和冠状缝分离少见。颅骨生长性骨折是线形骨折不断扩大所致,当婴幼儿颅盖部线形骨的骨折线中间有骨膜或蛛网膜等间隔时,不仅阻止骨折愈合,而且骨折的缝隙不断受到蛛网膜下隙、膨出的脑组织或形成的囊肿的冲击,骨折缘逐渐地被侵蚀和吸收,一般多在数月出现搏动性膨出的肿块,而且肿块不断增大,称颅骨生长性骨折。

(2)凹陷骨折:为致伤物直接冲击颅盖所致,间接暴力沿脊柱上传造成枕骨大孔区环形凹陷骨折仅偶见,婴幼儿多为乒乓球样凹陷骨折。凹陷骨折约占颅盖骨折的 1/3,多发生于颞部,其次为额部和顶部,枕部很少见。凹陷骨折片常刺破硬脑膜和损伤脑实质,造成局部脑挫裂伤,常合并各种类型颅内血肿,尤其是脑内血肿。

(3)粉碎骨折:为暴力直接作用于颅盖所致。一般暴力较大,与头部接触面积广,形成多条骨折线,分隔成若干骨碎块,有些骨片互相重叠,有些轻度陷入。局部脑膜撕裂和脑组织常有广泛的挫裂伤,可合并各种类型的颅内血肿。

(二)按颅骨骨折部位分类

(1)颅盖骨折:为暴力直接冲击颅盖部所致,骨折多位于颅盖范围内,也常延伸到颅底。颅盖骨折发生率较颅底骨折多 1~2 倍。骨折的形态依次为线形骨折、凹陷骨折和粉碎骨折。

(2)颅底骨折:多为内开放性线形骨折,大多数颅底骨折系颅盖骨折向颅底伸延之联合骨折,单纯发生在颅底的骨折少见。骨折线有横行、纵行及环形三种。骨折线可累及一个或两个颅窝,累及三个颅窝者很少。由于硬脑膜与颅底粘连紧密,该部位不易形成硬脑膜外血肿,而易合并硬脑膜撕裂造成内开放,产生脑脊液漏。进出颅腔的大血管和脑神经都经颅底,故颅底骨折常造成脑神经损伤和颈内动脉一海绵窦瘘等并发症。颅后窝骨折可伴有原发性脑干损伤。

(三)按创伤的性质分闭合性和开放性骨折

(1)闭合性骨折系骨折部位的头皮非全层裂伤,骨膜未裂开,因而颅骨与外界不相通。

(2)开放性骨折指骨折部位头皮全层裂开,颅骨与外界连通。

六、临床表现

(一)颅盖骨折

颅盖骨折有多种形式,除开放性及某些凹陷形颅盖骨折,在临床上可能显示骨折的直接征象外,闭合性骨折往往只显示骨折的间接征象,其确诊常有赖于 X 线或 CT 检查。

(1)闭合性颅盖骨折的临床表现:骨折处头皮肿胀,自觉疼痛,并有压痛。线形骨折的表面,常出现头皮挫伤和头皮血肿。颞肌范围的明显肿胀、张力增高和压痛,常是颞骨线形骨折合并颞肌下淤血的征象。外伤性颅缝裂开在小儿比较常见,早期可出现沿颅缝走行的条状头皮血肿。骨膜下血肿或迅速形成巨大的帽状腱膜下血肿常暗示深面有颅盖骨折。凹陷骨折多发生于额及顶部,受伤部位多伴有头皮挫伤和血肿。触诊时常可摸及骨质下陷,可出现骨片浮动感或骨擦音。但切忌反复,粗暴操作,不应为获得此项体征而增加硬脑组织损伤甚至出血的危险。在单纯头皮血肿触诊时,常有中央凹入感,易误诊为凹陷骨折,此时需拍颅骨切线位片加以鉴别。有人认为颅骨凹陷深度小于 1 cm 时多无硬脑膜裂伤,而凹入的碎骨片深度超过 2 cm 时,应高度怀疑有硬脑膜裂伤之存在。

凹陷骨折在皮质功能区可出现相应的刺激或损害症状。凹陷骨折在静脉窦上可引起致命性大出血,或压迫静脉窦引起颅内压增高。广泛的凹陷骨折由于减少了颅腔的容积也可引起颅内压增高。

(2)开放性颅盖骨折:多发生于锐器直接损伤,少数为火器伤。受伤局部之头皮呈全层裂开,其下可有各种类型的颅骨骨折。伤口内可有各种异物如头发、碎骨片、泥土及布屑等。此种骨折硬脑膜如完整称为开放性颅盖骨折;当硬脑膜也有破裂时则称为开放性颅脑损伤。累及大静脉窦的粉碎骨折,可引起致命性大出血。

(二)颅底骨折

颅底骨折以线形骨折为主,因骨折线常通向鼻窦或岩骨乳突气房,由此分别与鼻腔或外耳道连通,也称为内开放性骨折。其临床表现虽然都是骨折的间接征象,却是临床确诊的重要依据。

颅底骨折依其发生部位不同,分为颅前窝骨折、颅中窝骨折和颅后窝骨折,临床表现各有特征,兹分述如下。

(1)颅前窝骨折的临床征象:前额部皮肤有挫伤和肿胀,伤后常有不同程度的口鼻出血。有时因血液吞入胃中,而呕吐出黑红色或咖啡色液体。如颅前窝底部骨折撕裂颅底部脑膜及鼻腔黏膜时,即出现脑脊液鼻漏,脑脊液常与血液相混,而呈淡红色,滴在吸水纸上有浸渍圈。因含糖可用尿糖试纸测试。脑脊液漏可因呛咳、挣扎等因素而加剧。偶尔气体由鼻窦经骨折线进入颅腔内,气体分布于蛛网膜下隙、脑内或脑室内,称为外伤性颅内积气。脑脊液鼻漏一般于伤后数日常能自停。

伤后逐渐出现眼睑的迟发性皮下瘀斑,俗称"熊猫眼"征。出血因受眶筋膜限制,而较少扩展至眶缘以外,且常为双侧性,应与眼眶部直接软组织挫伤鉴别。眶顶骨折后,眶内出血,还可使眼球突出,如出血在球结膜之下由后向前延伸,血斑常呈扇形分布,其基底位于内外眦,后界不明,而尖端指向角膜及瞳孔,也常为双侧性,检查时,瘀斑不随之移动。这一特征可与直接眼部挫伤所致球结合膜触动球结合膜内片状出血相区别。

骨折线累及筛板,撕裂嗅神经导致嗅觉丧失,当骨折线经过视神经孔时,可因损伤或压迫视神经而导致视力减退或丧失。

颅前窝骨折也常伴有额极及额叶底面的脑挫裂伤以及各种类型的颅内血肿。

(2)颅中窝骨折的临床征象:临床上常见到颞部软组织肿胀,骨折线多限于一侧颅中窝底,也有时经蝶骨体达到对侧颅中窝底。当骨折线累及颞骨岩部时,往往损伤面神经和听神经,出现周围性面瘫、听力丧失、眩晕或平衡障碍等。如骨折线经过中耳和伴有鼓膜破裂时,多产生耳出血和脑脊液耳漏,偶尔骨折线宽大,外耳道可见有液化脑组织溢出。临床上应仔细检查,以除外外耳道壁裂伤出血或因面颌部出血流入外耳道所造成的假象。如岩部骨折鼓膜尚保持完整时,耳部检查可发现鼓膜呈蓝紫色,血液或脑脊液可经耳咽管流向鼻腔或口腔,需注意与筛窦或蝶窦骨折伴发的脑脊液漏相鉴别。

骨折线经过蝶骨,可损伤颈内动脉产生颈内动脉海绵窦瘘,表现为头部或眶部连续性杂音,搏动性眼球突出,眼球运动受限和视力进行性减退等,颈内动脉损伤也可形成海绵窦段颈内动脉瘤,动脉瘤破裂后又形成颈内动脉海绵窦瘘。有时颈内动脉损伤或外伤性颈内动脉瘤突然破裂,大量出血经骨折缝隙和蝶窦涌向鼻腔,发生致死性鼻腔大出血,如不能果断、迅速地控制和结扎颈总动脉,患者将死于出血性休克。当眶上裂骨折时,可损伤眼、滑车、外展神经,以及三叉神经第一支,出现眼球运动障碍和前额部感觉障碍,即为眶上裂综合征。

(3)颅后窝骨折的临床征象:常有枕部直接承受暴力的外伤史,除着力点的头皮伤外,数小时后可在枕下或乳突部出现皮下淤血(Battle征),骨折线经过枕骨鳞部和基底部,也可经过颞骨岩部向前达颅中窝。骨折线累及斜坡时,可于咽后壁见到黏膜下淤血,如骨折经过颈内静脉孔或舌下神经孔,可分别出现吞咽困难、声音嘶哑或舌肌瘫痪。骨折累及枕骨大孔,可出现延髓损伤的症状,严重时,伤后立即出现深昏迷,四肢弛缓,呼吸困难,甚至死亡。

七、辅助检查

(一)X线平片

颅骨X线检查可以确定有无骨折和其类型,也可根据骨折线的走行判断颅内结构的损伤情况,以及合并颅内血肿的可能性,便于进一步检查和治疗。

颅骨摄片时,一般应摄常规的前后位和侧位片,有凹陷骨折时,为了解其凹陷的深度应摄以骨折部位为中心的切线位。当怀疑枕骨骨折和人字缝分离时,需摄额枕半轴位或汤氏(Towne)位;如前额部着力,伤后一侧视力障碍时,应摄视神经孔位;眼眶部骨折拍柯氏位,疑诊颅底骨折时,如病情许可,应摄颏顶位。

颅盖骨折经颅骨X线检查确诊率为$95\%\sim100\%$,阅片时应注意骨折线的部位和分支不规则,边缘比较锐利,借此可与颅骨的血管沟纹鉴别。当骨折线经过脑膜中动脉主干及其分支、横窦沟或矢状中线时,应警惕合并硬膜外血肿。线形骨折也要与颅缝区别,颅缝有特定部位,呈锯齿状,内板缝的投影也不如骨折线清晰锐利。颅缝分离较骨折少见,常见于儿童及青少年,多发生于人字缝、矢状窦和冠状缝,表现为颅缝明显增宽,或有颅缝错位或重叠,两侧颅缝宽度相差1 mm以上或宽度超过1.5 mm即可确诊颅缝分离。颅盖部凹陷骨折可为全层或仅为内板向颅内凹陷,呈环形或星形,借切线位片了解其深度,结合临床症状分析伴发的脑损伤。

颅底骨折经X线检查确诊率仅为50%左右。诊断时必须结合临床表现。即使颅骨平片未发现骨折线,如临床表现符合,也应确定为颅底骨折。当骨折线经过额窦、筛窦、蝶窦和岩骨时,应注意是否伴发脑脊液漏,并警惕这类内开放性颅骨骨折有并发颅内感染的可能。另外阅片时还要注意颅底骨折的间接征象,如颅底骨折脑脊液漏可出现鼻窦和/或乳突积液表现,窦腔混浊,密度增高。鼻窦或乳突损伤,可于颅骨周围或颅内出现气体。颅内积气如果不是穿入骨折,则属内开放骨折。

(二)颅脑CT扫描

CT扫描采用观察软组织和骨质的两种窗位,有利于发现颅骨平片所不能发现的骨折,尤其是颅底骨折。CT扫描可显示骨折缝隙的大小、走行方向,同时可显示与骨折有关的血肿,受累肿胀的肌肉。粉碎性骨折进入脑内的骨片也可通过CT扫描三维定位而利于手术治疗。CT扫描还是目前唯一能显示出脑脊液漏出部位的方法。Bruce报道平扫定位率达50%,如采用碘剂脑池造影CT扫描则可达69%。扫描时应注意不同部位采用不同方法。额窦最好应用轴位,筛窦、蝶窦及中耳鼓室盖部的骨折观察一般采用冠状扫描。应注意的是如果有损伤脊髓的情况存在,不宜采用冠状扫描。

八、诊断

一般情况下,根据头外伤史,临床查体及X线检查(包括X线平片和CT扫描)不难做出诊断,对于颅骨骨折因其有典型的临床征象,在没有特殊检查的情况下,可依临床征象做出诊断。

九、治疗原则与措施

(一)颅盖部线形骨折

闭合性颅盖部单纯线形骨折,如无颅内血肿等情况,不需手术治疗。但应注意观察颅内迟发性血肿的发生。开放性线形骨折,如骨折线宽且有异物者可钻孔后清除污物咬除污染的颅骨以防术后感染,如有颅内血肿按血肿处理。

(二)凹陷骨折

凹陷骨折的手术指征:①骨折片下陷压迫脑中央区附近或其他重要功能区,或有相应的神经功能障碍者。②骨折片下陷超过 1 cm(小儿 0.5 cm)或因大块骨片下陷引起颅内压增高者。③骨折片尖锐刺入脑内或有颅内血肿者。④开放性凹陷粉碎骨折,不论是否伴有硬脑膜与脑的损伤均应早期手术。位于静脉窦区凹陷骨折应视为手术禁忌证,以防复位手术引起大量出血。

(1)闭合性凹陷性骨折:可根据骨折的部位、大小、颅内有无血肿选用不同的方法,对范围较少且远离静脉窦的凹陷骨折,选用直切口或弧形切口,显露骨折区域,在骨折凹陷裂纹旁钻一孔,用骨撬将陷入的骨片掀起,对凹陷范围较大骨折片尚未游离整复困难者或伴颅内血肿,可采用取骨瓣法,用加压或锤击法整复。对于小儿的颅骨骨折,为避免影响脑的发育,应积极采用手术复位。对新生儿的颅骨骨折应尽可能采用非手术复位方法,最简单适用的方法是应用胎头吸引器复位。当胎头吸引器复位失败或有颅内血肿或头皮下有脑脊液潴留时,采用手术复位。

(2)开放性凹陷骨折:必须彻底清创,用生理盐水反复冲洗伤口,清除血块与异物,切除无生活能力的头皮、骨片、脑膜与脑组织等,必要时可延长切口,用牵开器拉开以显露骨折处,在摘除碎骨片时,手法应轻柔,对难以取出的骨片,切不可暴力扭转拉出,与骨膜相连的骨片应尽量保留。骨折片陷入超过 2 cm 者,多有硬脑膜破裂,此时可根据颅内有无血肿及脑组织挫裂伤的程度决定是否扩大骨窗,清除血肿及破碎的脑组织,最后缝合修补硬脑膜。硬脑膜未破裂者,除有硬膜下出血外,一般不可轻易切开,以免导致颅内感染。

(三)颅底骨折

原则上采用非手术对症治疗,颅骨骨折本身无特殊处理,为防治感染,需应用抗生素。伴有脑脊液耳鼻漏者,应保持局部清洁,头高位卧床休息,禁止堵塞鼻孔、外耳道,禁行腰穿及用力擤鼻,并应用大剂量抗生素预防感染,大多数瘘口在伤后 1~2 周内愈合,1 月以上不愈者,开颅修补硬脑膜裂孔。伴有脑神经损伤者,可注射维生素 B_1、B_6 及 B_{12} 和激素、血管扩张剂,也可行理疗针灸。视神经受骨片或血肿压迫者,应及时行视神经减压术,但对外伤后即刻失明的患者多无效果。对伤后出现致命性大量鼻出血患者,需立即气管插管,排除气道内积血,使呼吸通畅,随即填塞鼻腔,压迫伤侧颈总动脉并迅速输液、输血必要时手术以抢救患者生命,颅后窝骨折伴延髓有受压损伤患者,应尽早气管切开,呼吸机辅助呼吸,颅骨牵引,必要时进行枕肌下减压术。

第四章 胸心外科疾病

第一节 食管烧伤

食管烧伤并不少见,儿童和成人均可发生,主要是吞服腐蚀剂如强酸或强碱引起的食管损伤及炎症,也称为食管腐蚀伤。在丹麦食管烧伤每年的发生率为 5/10 万,而 5 岁以下的儿童达 10.8%;在美国每年大约 5000 例 5 岁以下儿童误服清洁剂引起食管烧伤。尽管我国食管烧伤的发生率尚无确切的统计,但全国大多数地均有报道。

一、病因

食管烧伤主要是吞服强碱或强酸引起,以吞服碱性腐蚀剂最多见,是吞服酸性腐蚀剂引起食管烧伤的 11 倍。实验证实 2% 的氢氧化钠就可以引起食管的严重损伤,成年人吞服腐蚀剂的原因常是企图自杀,吞服量多,引起食管损伤严重,甚至引起食管广泛坏死及穿孔,导致患者早期死亡,儿童多为误服。欧美国家家用洗涤剂碱性较强,一般家庭放置在餐桌上,虽然 20 世纪 70 年代美国政府立法对家用洗涤剂的浓度及包装进行了严格规定,加强了警示标志,儿童仍然易当作饮料误服,但这种类型所致的食管损伤多不严重。一组 743 例吞服腐蚀剂的儿童中,85% 小于 3 岁,仅 20% 证实有食管烧伤,仅 5% 产生瘢痕狭窄,3% 需要食管扩张治疗。我国不少地区家庭备有烧碱,尤其重庆地区人们喜欢吃火锅,不少食物如毛肚、鱿鱼等食前需用碱水浸泡,常用白酒瓶或饮料瓶盛装,儿童易当饮料饮用,成人易当白酒饮用,这种碱液浓度较高,饮入一口即可造成食管严重损伤。近年来,由于电动玩具广泛使用小型高能电池,儿童可将纽扣电池取出放入口中,误咽下的纽扣电池常停滞在食管腔内,破碎后漏出浓度很高的 KOH 或 NaOH 能够在 1 小时内引起食管的严重损伤。

二、发病机制

食管烧伤的病理改变与吞服腐蚀剂的种类、浓度和性状有关。浓度较高的腐蚀剂,无论酸或碱均可引起食管的严重损伤。液体腐蚀剂可引起食管广泛的损害,而固形腐蚀剂常贴附于食管壁,灼伤较局限但损伤严重,甚至波及食管全层。碱性腐蚀剂对食管造成的损害比酸性腐蚀剂更为严重。强碱可使蛋白溶解,脂肪分化,水分吸收而致组织脱水,并于溶解时产生大量热量也可对组织造成损伤,而强酸则产生蛋白凝固造成坏死,通常较为浅表,但不像碱性腐蚀剂可被胃液中和,因而可引起胃的严重损伤。但如吞服强碱量多,也同样可引起胃的严重损伤。

食管烧伤的病理变化与皮肤烧伤非常类似,轻型病例表现为黏膜充血、水肿,数日即可消退,较严重的病例,表层组织坏死,形成类似白喉样的假膜,食管黏膜可发生剥脱及溃疡形成,如果没有其他因素影响,这类患者可以逐渐愈合。严重的食管烧伤可累及食管全层,并形成深度溃疡,甚至引起穿孔,形成纵隔炎及液气胸,或侵及邻近血管引起致命性的大出血。严重食管烧伤愈合后形成的瘢痕,必然引起不同程度的食管狭窄。

有人采用纤维食管镜对食管烧伤患者进行了动态观察,较严重病例完全愈合需要 4 个月左右。

吞服腐蚀剂后,口腔、咽、食管及胃均可引起损伤,特别严重的病例甚至引起十二指肠的损伤。由于吞咽后的反流,可累及声门。受损伤较严重的部位是食管的三个生理狭窄区,特别是食管胃连接部。由于腐蚀剂在幽门窦部停留时间较久;严重损伤后瘢痕愈合常导致幽门梗阻,因而对需要行胃造口饲食的患者,于胃造口时,应注意探查幽门部。

食管烧伤的程度按 Estrera(1986 年)推荐食管化学性烧伤的临床分级与内镜所见(表 4-1)可以分为 3 度。

表 4-1　食管和胃的腐蚀性烧伤的病理改变及内镜分度

分度	病理改变	内镜所见
Ⅰ度	黏膜受累	黏膜充血水肿(表面黏膜脱落)
Ⅱ度	穿透黏膜下层,深达肌层,食管或胃周围组织未受累	黏膜脱落、出血、渗出、溃疡形成,假膜(伪膜)形成,组织粗糙
Ⅲ度	全层损伤,伴有食管周围器官或胃周围纵隔组织受累	组织脱落伴有深度溃疡。由于严重水肿,食管腔完全闭塞;有碳化或焦痂形成;食管壁变薄、坏死并穿孔

Ⅰ度烧伤食管黏膜和黏膜下层充血、水肿和上皮脱落,未累及肌层,一般不造成瘢痕性食管狭窄。Ⅱ度烧伤穿透黏膜下层而深达肌层、黏膜充血、出现水疱、深度溃疡,因此食管失去弹性和蠕动,大多形成食管瘢痕狭窄。Ⅲ度烧伤累及食管全层和周围组织,甚至食管穿孔,引起纵隔炎,可因大出血、败血症、休克而死亡,幸存者可产生重度狭窄。

Andreoni(1997 年)介绍米兰一医院 20 世纪 90 年代内镜分级法,不仅有形态学,还有功能上的观察,如食管蠕动情况和括约肌的张力等,反映了食管壁坏死的深度(表 4-2)。

表 4-2　米兰 20 世纪 90 年代内镜分级法

分级	损伤程度
0	黏膜正常
1	黏膜充血、水肿
2	黏膜充血、水肿、浅表坏死(黏膜苍白)、腐烂
3	深度坏死、出血、黏膜腐脱、溃疡
4	深度坏死(黏膜变黑)、严重出血、全厚层溃疡(即将穿孔)

蠕动:0=存在,1=消失。贲门:0=正常,1=无张力。

幽门:0=开放,1=痉挛,2=无张力。

根据这种分级法,1 级、2 级患者,或介于 2～3 级之间的患者,可以采取保守治疗方法。3 级、4 级患者应考虑急诊切除坏死食管和胃、颈段食管外置和空腹造瘘。再择期做消化道重建。

三、临床表现

食管烧伤的临床表现与吞服腐蚀剂的浓度、剂量、性状有关。Ⅰ度食管烧伤主要表现为咽部及胸部疼痛,有吞咽痛,进食时尤为明显。大多在数天之后就可恢复经口进食,而Ⅱ度以上者除有明显的胸痛、吞咽痛外,常有吞咽困难,也可发生呕吐,呕吐物带有血性液体。吞服量多而浓度高的病例,可以出现中毒症状,如昏迷、虚脱等。喉部损伤尚可引起呼吸困难,甚至窒息。因食管穿孔引起纵隔炎,一侧或两侧液气胸而出现相应的症状。穿入气管引起食管气管瘘,穿破主动脉引起大出血,这种大出血常发生在伤后 10 天左右。严重的胃烧伤常可引起胃坏死穿孔,出现腹痛、腹肌紧张、压痛及反跳痛等弥漫性胸膜炎表现。

吞咽困难是食管烧伤整个病程中突出的症状。早期由于烧伤后的炎症、水肿引起,大多数病例经治疗后随着炎症、水肿的逐渐消退,约 1 周以后吞咽困难逐渐好转。若损伤不严重,不形成瘢痕狭窄的病例,逐渐恢复正常饮食,但如食管烧伤严重,3~4 周后因纤维结缔组织增生,瘢痕挛缩而致狭窄,再度出现逐渐加重的吞咽苦难,最后甚至流质饮食也不能咽下,引起患者消瘦,营养不良。

四、诊断

(一)病史及体查

(1)应向患者或陪同亲友仔细询问吞服腐蚀剂的剂量、浓度、性质(酸或碱)、性状(液体或固体)及原因(误服或企图自杀),这对诊断、损伤的严重程度及治疗均有帮助。

(2)注意神态、血压、脉搏、呼吸的变化及有无全身中毒的症状及体征。

(3)观察口唇、口腔及咽部有无烧伤,但应注意大约 20%的患者没有口腔的烧伤而有食管的损伤,70%有口腔损伤而无食管损伤。

(4)胸部及腹部检查:有明显胸痛及呼吸困难患者,应检查有无气胸或液气胸的征象,腹痛患者检查腹部有无腹膜刺激症状。

(二)影像学检查

1.胸部 X 线检查

可发现有无反流引起的肺部炎症及食管穿孔的表现。

2.食管造影检查

早期食管吞钡检查,可见钡剂通过缓慢,并可见局部痉挛。如疑有食管穿孔,可用碘油或水溶性碘剂造影,如碘剂溢出食管腔外即可明确诊断。

3.胸部 CT 和超声内镜

对食管烧伤的诊断也有帮助,但临床应用较少。

(三)食管镜检查

对食管烧伤后食管镜检查的时间有争议,认为早期食管壁较脆弱,检查引起的穿孔危险性较大,因而多主张 1 周后进行检查。近年来大多数主张伤后 24~48 小时内施行,认为有经验的内镜专家进行了纤维食管镜检查,引起穿孔的危险性小,对早期明确损伤的严重程度,及时做出比较正确的处理对策很有帮助。

五、治疗

(一)早期处理

吞服腐蚀剂立即来院诊治的患者,应根据吞服腐蚀剂的浓度、剂量及病情严重程度进行处理。吞服量多而病情较严重的患者应禁食,给予静脉输液镇静、止痛,应用广谱抗生素防治感染。有喉部损伤出现呼吸困难者,应立即做气管切开,给患者饮用温开水或牛奶,饮用量不超过15 mL/kg,量过多可诱发呕吐,加重食管损伤。目前多不主张吞服强碱者饮用弱酸性液体或强酸饮用弱碱性液体进行中和,认为中和可产生气体和热量,加重食管损伤。对是否灌洗也有不同意见,虽然有人不主张灌洗,但对吞服量多、浓度高及有毒物质(如农药)等仍以灌洗为好,可反复多次洗胃,每次注入量不宜太多,以免胃有烧伤时引起穿孔。对较重的患者应放置胃管,作为饲食维持营养及给予药物,尚可起到支撑,防止食管前、后壁粘连的作用。

(二)急诊手术

对吞服腐蚀剂量多、浓度高的患者,特别是对企图自杀者,可有上消化道的广泛坏死、穿孔、严重出血,及时诊断及时手术治疗可望挽救部分患者的生命。除切除坏死食管或胃外,尚需行颈段食管外置及空肠造口,后期再行食管或胃重建。Vereezkei 等报道 24 例食管烧伤,10 例急诊手术中,4 例因损伤广泛未做进一步处理,均在 24 小时内死亡,余下 6 例中行食管胃切除或全胃切除及食管外置,3 例第一次手术后生存,择期行食管重建。

(三)食管瘢痕狭窄的预防方法

在食管烧伤的治疗中,应考虑到后期如何减轻和防止瘢痕狭窄的形成。目前研究或已用于临床的方法主要集中在药物和机械两方面。

1.采用药物控制瘢痕形成

类固醇早已用于食管烧伤后瘢痕狭窄的预防,但至目前对其疗效仍有争议,理论上类固醇可抑制炎症反应,减轻食管烧伤后瘢痕狭窄形成。动物实验研究也证实有明显的效果,但一些临床对比研究中,未见到明显的差异,如一组 246 例经食管镜明确诊断的严重碱性腐蚀伤患者,97 例采用甲泼尼龙治疗,167 例作为对照组,结果发现两组狭窄的发生率无明显的差异($P>0.05$)。Uarnak 等的观察也得出了类似的结果。但多数人认为早期应用皮质激素,对中等程度的食管腐蚀伤仍有良好效果,不少人仍认为抗生素、皮质激素和食管扩张仍是目前治疗食管烧伤的基本模式之一。

2.食管扩张治疗

食管扩张在预防和减轻食管烧伤后瘢痕狭窄的疗效已得到公认,对瘢痕组织形成早期行食管扩张的效果较好,但严重、多发及广泛狭窄则效果不佳。目前何时开始施行治疗扩张时仍有不同的看法,一些人认为过早施行扩张对有炎症、糜烂的食管创面会加重损伤,因而主张在食管再度上皮化后,开始进行扩张。有人用狗进行试验,长 10 cm 的食管黏膜剥脱后需要 8 周才能再次上皮化。一般情况多在食管烧伤后10 天开始进行扩张,但近一些年来,不少人主张早期扩张,其效果更为显著,甚至有在烧伤后 24～48 小时开始扩张,扩张时应注意。扩张器探查由细而粗逐步扩大。每次扩张更换探子不得超过 3 条,探子应在狭窄部位停留数分钟后再更换下一型号探子,开始扩张间隔时间每周 1 次,逐步延长至每月 1 次,扩张至直径1.5 cm 而不再缩小才算成功。一般扩张时间需要半年至 1 年,为增强扩张治疗的效果。有作者于扩张时在病灶内注射皮质激素,经临床病例对比观察,可减少扩张的次数,提高治疗的效果。食管扩张的技术操作并不复杂,但要仔细操作,预防食管穿孔的并发症。食管扩张在欧美国家效果甚佳,大多数患者避免了复杂的重建手术,但国内常受多方面原因影响未能按时扩张,因而扩张治疗的效果并不理想。

除采用扩张器进行食管扩张外,也可采用循环扩张法,这种方法是先做胃造口及放入牵拉用的丝线,食管扩张可在表面麻醉下进行,扩张时将口端之丝线缚于橄榄形之金属探头或梭形塑料探子,涂上或吞服少许液状石蜡,探头另一端再缚上丝线,将探子从口腔经狭窄区拉入胃内,再由胃内拉出(图4-1)。扩张后将口端及胃端的丝线妥为固定,以免拖出,待下次扩张时使用。这种方法虽然早已用于临床,但最近国外仍有人采用,认为这种方法较为简单、方便、穿孔危险性较小,效果可靠,特别在我国一些经济不发达地区更为适用。

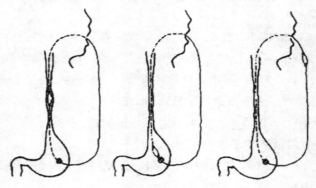

图 4-1   循环扩张法示意图

3.食管腔内置管

Rey 及 Mills 首先报道采用食管腔内置管预防食管烧伤后瘢痕狭窄。方法是在食管腔内置入长约40 cm、内径0.95 cm 的医用硅胶管,下方有一抗反流活瓣,上端缚一小管,经口置入食管后,从鼻部引出,作为固定导管用。一般置管3周后拔出,同时应用抗生素和类固醇治疗,Mils 报道4 例均获成功,但Bremer治疗6 例,3 例仍然发生狭窄,失败原因认为是严重食管烧伤深达肌层及置管时间较短有关。最近 Mutaf 报道长时间的食管腔内置管 69 例,68%治愈,而对照用传统的方法,如食管扩张和激素等治疗172 例,治愈率为 33%,两组治疗效果有非常显著的差异。食管腔内置管组失败的原因主要由患者不能耐受长时间的置管和食管瘢痕形成短食管导致胃食管反流所致。

(四)食管瘢痕狭窄的外科治疗

严重食管烧伤瘢痕愈合后必然引起狭窄。狭窄部位可以在咽部、食管各段甚至全食管,以食管下段最为多见,可能与食物通过食管上段较快,下段较慢,接触腐蚀剂时间长,造成食管损伤也较严重有关。吞服酸性腐蚀剂除引起食管灼伤产生狭窄外,尚可引起胃烧灼伤,产生胃挛缩或幽门梗阻。腐蚀剂在幽门窦部停留时间较长,可无胃体的严重损伤而引起幽门梗阻。除酸性腐蚀剂容易引起胃的烧灼伤外,如吞服浓度高、剂量多的碱性腐蚀剂也可引起胃的烧灼伤。

最近研究表明由于末端食管括约肌受到损伤或食管瘫痪形成造成的短食管而致末端食管

功能不全,可以产生胃食管反流,是加重已产生的狭窄或狭窄经扩张后很快复发的原因。因此,对食管烧伤的患者进行食管功能学检查及 24 小时 pH 监测,对末端食管括约肌了解是有意义的。也有报道伤后 5 天进行食管测压,对损伤严重程度判定也有帮助。

已形成瘢痕狭窄的病例,除部分可采用扩张治愈外,对扩张或其他方法治疗失败的食管狭窄病例,需要行外科手术治疗以解决患者的经口进食。

1.手术适应证

(1)广泛性食管狭窄:广泛而坚硬的瘢痕狭窄,企图扩张治疗是危险而无效的,常因扩张而导致食管穿孔。

(2)短而硬的狭窄:经扩张治疗效果不佳者。

(3)其他部位的狭窄,如幽门梗阻等。

2.手术方法

除个别非常短的食管狭窄可采取纵切横缝的食管成形术外,绝大多数的患者需要行食管重建。胃、结肠、空肠甚至肌皮瓣均可用于食管重建,但以结肠应用最多。除急性期有食管或胃坏死、穿孔、大出血等需要急诊手术外,已进入慢性狭窄期的病例多主张 6 个月后再行重建手术,此时病变已较稳定,便于判定切除和吻合的部位。食管瘢痕狭窄行食管重建是否切除瘢痕狭窄的食管仍有争议,主张切除者认为旷置的瘢痕食管,其食管癌的发生率比普通人群高1 000 倍,并认为切除的危险性不如人们想象的大。多数人认为切除瘢痕狭窄甚为困难,出血较多,也容易损伤邻近的脏器,发生癌变的概率并不很高,多在 13～71 年后,而且恶变病例远处转移较少,预后较通常的食管癌好,因而主张旷置狭窄的病变行旁路手术。也有人对病变波及中上段者行旁路手术,而对中下段者,则行病变食管切除,认为中下段食管解剖位置较松动,切除病变食管较容易,进行食管重建也较方便。

3.常用的食管重建方法(有以下几种)

(1)胃代食管术:食管狭窄位于主动脉弓以下,可经左胸后外侧切口进胸,切开膈肌,游离胃,如旷置瘢痕食管,游离胃时,已将贲门离断者则将胃上提,在狭窄上方行食管胃侧侧吻合。如狭窄位置较低,胃足够大,未离断贲门者,最好在狭窄段食管上端切断,远端缝合关闭,近端与胃行端侧吻合。如切除病变食管,手术方法与食管癌切除的食管胃吻合方法相同。对中上段食管狭窄,如切除瘢痕食管,可经右胸前外侧切口进胸,再经腹将胃游离;将胃经食管床上拉到胸部(或颈部吻合)。虽然用胃重建食管具有操作简便,较安全的优点,但有时胃或幽门均遭受腐蚀损伤,难以用胃重建食管。

(2)倒置胃管或顺行胃管代食管术:切取胃大弯做成长管状代替食管,其优点是胃有丰富的血供,做成的胃管有足够的长度,可以与颈部食管,甚至咽部进行吻合,而且无需恐惧酸性胃液反流。但国内开展这一术式甚少。

(3)结肠代食管术:由于结肠系膜宽长,边缘血管较粗,其血液供应丰富,对酸有一定耐受力,口径与食管相仿,能切取的长度可以满足高位吻合的需要,采用结肠重建能较好地维持正常的胃肠功能。因而在广泛性食管狭窄的病例,只要既往未做过结肠手术,无广泛结肠病变或因炎症或手术造成腹腔广泛粘连,均可采用结肠重建食管。对计划切除瘢痕食管者,可采用右胸前外侧切口进胸,将整个胸段食管游离后,于膈肌上方 2～3 cm 处切断食管,用丝线贯穿缝合后,并通过颈部切口将其拉出。如不切除病变食管行旷置手术则不开胸,上腹正中切口进入腹腔后,必要时可将剑突切除,检查结肠边缘动脉的分布情况。选定使用的结肠段后,用无创伤血管钳阻断预计切断的血管,并用套有胶皮管的肠钳钳夹预计切断结肠段的两端,观察边缘动脉的搏动及肠管的色泽15分钟。如边缘动脉搏动良好,肠管色泽红润,说明血供良好;若无动脉搏动,色泽转为暗紫,说明该段血运不佳,应另选其他肠段或改行其他术式。

若用升结肠和回肠末端移植,则切断结肠右动脉,保留结肠中动脉供血,重建后为顺蠕动。若用横结肠顺蠕动方向移植,则保留结肠左动脉,切断结肠中动脉;若用横结肠逆蠕动方向移植则切断左结肠动脉,以结肠中动脉供血;若用升结肠代食管,则以结肠中动脉供血。上述各段结肠均可用于食管重建,具体应用可结合自己的经验和患者的具体情况,用升结肠和回肠末端重建,为顺蠕动,回盲瓣有一定的抗反流作用,在最近几年报告的文献中采用最多。左半结肠少有血管变异,肠腔口径大,肠壁较厚,容易吻合,在术后早期因逆蠕动部分患者进食可出现少量返吐。

如患者全身情况较差,移植段结肠可不经胸骨后隧道而由前胸皮下提至颈部,分别在颈部切口下缘和腹部切口上缘皮下正中分离,上下贯通,形成宽约 5 cm 的皮下隧道。这种经皮下结肠重建的方法,进食不如胸骨后通畅,而且也不太美观。

结肠代食管术在多个解剖部位施行,创伤较大,并发症较多,除一般常见的并发症外,主要以下几种:①颈部吻合口瘘:发生原因多为移植结肠血供不良,吻合技术欠佳,局部感染和吻合有张力等。多发生在术后4～10天,主要表现为局部红肿,有硬块压痛,此时需要将缝线拆除数针,分开切口,可有泡沫状分泌物流出,口服亚甲蓝可有蓝色液体流出。只要不是移植肠段大块坏死,预后大都良好,经更换敷料很快治愈。②声带麻痹:患者表现有声嘶,进食发呛,特别在流质食物时更为明显,可嘱患者进食较黏稠食物,经过一段时间,大多能代偿而恢复正常饮食。③颈部吻合口狭窄:多发生在术后数周甚至数月,患者有吞咽困难,甚至反吐,严重病例流质饮食也难咽下。吞钡造影可明确狭窄的严重程度及长度,治疗可采用食管扩张,对扩张治疗无明显效果的患者应行手术治疗。对较短的吻合口狭窄,可行纵切横缝的成形手术,也可将狭窄切除重新吻合;对较长的吻合口狭窄,虽然可以将狭窄段切除采用游离空肠间置,但需开腹及颈部手术操作及显微外科技术,尚有吻合血管形成栓塞之虞。有学者采用颈阔肌皮瓣修复结肠重建食管后颈部吻合口狭窄,效果甚佳。④结肠代食管空肠代胃术:少数严重病例,除食管瘢痕狭窄,胃也受到严重烧伤而挛缩。这类病例可按上述方法行结肠代食管,移植结肠下端与距屈氏韧带 10 cm 空肠做端侧吻合,再在吻合口之下方空肠做 5 cm 长之侧侧吻合。这种手术吻合口多,创伤较大,术前应做好肠道准备及营养支持等,严防吻合口瘘的发生。⑤带蒂空肠间置术:空肠受系膜血管弓的影响,有时难以达到足够的长度,而且对胃液反流的耐受较差,因而临床上很少用于食管烧伤后瘢痕狭窄的重建。但对过去曾做过结肠切除手术或结肠本身有较广泛病变的病例,也可采用空肠代食管术。

第二节　食管穿孔

食管穿孔常由于器械或异物损伤引起,近年来,随着内镜的广泛使用,其发生率有所上升,如不及时处理,几乎毫无例外地发生急性纵隔炎、食管胸膜瘘,并可能致死。正确的诊断和及时的治疗有赖于对食管穿孔临床特征的认识及正确选择影像学检查,治疗效果与引发因素、损伤部位、污染程度及穿孔至治疗的时间有关。据报道,食管穿孔的死亡率可达 20%,穿孔 24 小时后接受治疗死亡率甚至可高达 40%。外科手术治疗较其他治疗方法可减少 50%～70% 的死亡率。

一、病因及发病机制

食管可以被多种不同的原因引起穿孔。近年来,随着在食管腔内用仪器进行诊断和治疗的病例迅速增加,医源性食管穿孔在这类疾病中占的比例也不断增大,目前已达 59%;其次依次是食管内异物(12%)、创伤(9%)、手术损伤(2%)、肿瘤(1%)及其他(2%)。

食管由于没有浆膜层而不同于消化道的其他部位,更易受到损伤。食管的颈段后壁黏膜被覆一层很薄的纤维膜,中段仅被右侧胸膜覆盖,下段被左侧胸膜覆盖,周围没有软组织支持,加上正常胸腔内压力低于大气压,这些是食管易于穿孔的解剖因素。食管腔内检查和治疗引起的食管穿孔多位于食管的 3 个解剖狭窄段,最常见的部位是环咽肌和咽括约肌连接处颈部食管的 Killian's 三角,这个三角由咽括约肌和在颈椎 5、6 水平的环咽肌构成,这一区域的食管后侧没有肌层保护。其他易于发生食管穿孔的部位是食管的远端与胃连接处,还有梗阻病变的近段、食管癌延伸的部位以及进行检查活检或扩张的部位。发生食管穿孔的原因也与患者的体质、年龄以及患者是否合作有关。

医源性食管穿孔常见于食管镜检查、硬化治疗、曲张静脉结扎、球囊扩张、探条扩张及激光治疗。纤维食管镜的使用使因硬质食管镜检查导致的食管穿孔由 0.11% 下降至 0.03%,同期行食管扩张则可使食管穿孔的发生率上升 0.09%。内镜下硬化剂治疗食管静脉曲张可使食管黏膜坏死性损伤而导致食管穿孔的发生率为 1%～6%,降低硬化剂的浓度和用量可使食管穿孔发生率下降。球囊扩张治疗贲门失弛缓症的食管穿孔发生率为 1%～5%,球囊压力过高、既往有球囊扩张史患者发生率上升。放置胃管、球囊压迫止血、食管支架放置、气管内插管等操作同样可引起食管穿孔。

手术过程中可因直接损伤或在食管周围的操作导致食管穿孔的发生。常见于肺切除术、迷走神经切断术、膈疝修补术、颈椎骨折手术、食管超声及主动脉手术等。

穿透性食管穿孔主要发生在颈部,其发生率和死亡率与合并伤相关。胸部钝性损伤导致的食管穿孔极少见,常见于车祸和 Heimlich 操作手法。异物和腐蚀性物质的摄入所导致的食管穿孔常发生于咽食管入口、主动脉弓、左主支气管及贲门等解剖狭窄处。自发性食管穿孔常见于剧烈呕吐、咳嗽、举重等原因使食管腔内压力突然升高,常发生于膈上升高左侧壁,呈全层纵行破裂,溢出的液体可进入左侧胸腔或腹膜腔。食管癌及转移性肿瘤、Barrett's 溃疡、食管周围感染、免疫缺陷性疾病等均可导致食管穿孔。

食管穿孔后口腔含有的大量细菌随唾液咽下,酸度很强的胃液、胃内容物在胸腔负压的作用下,较易经过穿孔的部位流入纵隔,导致纵隔的感染和消化液的腐蚀,并可穿破纵隔胸膜进入胸腔,引起胸腔内化脓性炎症。重者引起中毒性休克。

二、临床表现

食管穿孔的临床表现与食管穿孔的原因、穿孔部位以及穿孔后到就诊的时间等因素有关。由于食管穿孔的临床表现常与心肌梗死、溃疡穿孔、胰腺炎、主动脉瘤撕裂、自发性气胸、肺炎等胸腹部疾病相混淆,因而临床诊断较困难。常见的临床表现主要有胸痛、呼吸困难、吞咽困难、皮下气肿、上腹部疼痛、发热、心率增快等。

颈部食管穿孔症状较轻,较之胸部和腹部食管穿孔更易于治疗。颈部食管穿孔后污染物经食管后间隙向纵隔的扩散比较慢,而且食管附着的椎前筋膜可以限制污染向侧方扩散。患者诉颈部疼痛、僵直,呕吐带血性的胃内容物和呼吸困难。颈部触诊可发现颈部僵硬和由于皮下气肿产生的捻发音。95％患者有影像学检查阳性。

胸部食管穿孔后污染物迅速污染纵隔,胸膜完整的患者,胃内容物进入纵隔形成纵隔气肿和纵隔炎,迅速发展为坏死性炎症。如胸膜破裂,可同时污染胸膜腔。由于胸膜腔为负压,胃液及胃内容物经破口反流到纵隔和胸膜腔,引起胸膜腔的污染和积液,形成纵隔和胸膜腔化脓性炎症。中上段食管穿孔常穿破右侧胸膜;下段食管穿孔则常穿破入左侧胸腔。食管穿孔后引起的这种炎症过程和体液的大量积蓄在临床上表现为一侧胸腔剧烈疼痛,同时伴有呼吸时加重。在穿孔部位有明确的吞咽困难,低血容量,体温升高,心率增快。全身感染中毒症状、呼吸困难的程度,根据胸腔污染的严重性、液气胸的量以及是否存在有气道压迫而有轻重不同。体格检查可发现患者有不同程度的中毒症状,不敢用力呼吸,肺底可听到啰音,当屏住呼吸时,可听到随着每次心跳发出的纵隔摩擦音或捻发音。颈根部或前胸壁触及皮下气体,当穿孔破入一侧胸腔胸膜腔时,出现不同程度的液气胸的体征。受累侧胸腔上部叩诊鼓音,下部叩诊为浊音,病侧呼吸音消失。少数病例可发展为伴有气管移位、纵隔受压的张力性气胸,纵隔及胸腔的炎症产生对膈肌的刺激可表现为腹痛、上腹部肌紧张、腹部压痛,应注意与急腹症鉴别。

腹腔食管穿孔较少见,胃的液体进入游离腹腔,引起腹腔污染,临床表现为急性腹膜炎的症状和体征,与胃、十二指肠穿孔很相似。有时污染仅局限在后腹膜,使诊断更加困难,由于腹腔段食管与膈肌相邻近,常有上腹部疼痛和胸骨后钝痛并放射到肩部的较典型的特征,患者常诉背部疼痛,不能平卧。和胸腔内穿孔一样,患者早期即可出现心率增快、呼吸困难、发热并迅速出现败血症和休克。

三、诊断

早期迅速诊断可减少食管穿孔死亡率和并发症发生率。50％患者由于症状不典型导致延误诊断和治疗。对所有行食管内器械操作后出现颈部、胸部或腹部疼痛的患者,均应想到发生食管穿孔的可能性。结合有关病史、症状、体征及必要的辅助检查多可做出及时正确诊断。少数病例早期未能及时诊断,直至后期出现脓胸,甚至在胸穿或胸腔引流液中发现食物方做出诊断。

(一)X线检查

颈部穿孔行侧位 X 线检查可以发现颈椎前筋膜平面含有气体,这一征象早于胸部 X 线和临床症状。胸部食管穿孔时 90％患者胸部正侧位 X 片发现纵隔影增宽,纵隔内有气体或气液平、胸腔内气液平,但与摄片时间有关,软组织影和纵隔气肿一般于穿孔后 1 小时左右出现,而胸腔积液和纵隔增宽则需数小时。腹部食管穿孔时可发现隔下游离气体。

(二)食管造影

食管造影仍然是诊断食管穿孔的主要手段。对于怀疑食管穿孔而考虑行食管造影者首选口服泛影葡胺,其阳性率颈部为 50％、胸部 75％～80％,但一旦吸入肺内,其毒性可引起严重的坏死性肺炎。如泛影葡胺未能发现食管穿孔而临床仍高度怀疑,可使用薄钡进行造影,钡剂造影可显示穿孔瘘口的大小、部位及纵隔的污染程度,阳性率在颈部为 60％,胸部达到 90％。尽管使用造影剂作为常规诊断手段,但仍有 10％的假阴性,因此当造影阴性时也不能完全除外食管穿孔,可在造影后间隔数小时复查或进行 CT、纤维食管镜检查。

(三)纤维食管镜检查

纤维食管镜的食管穿孔诊断率可达到 100％,尤其对于微小穿孔、黏膜下穿孔的诊断。用纤维食管镜可直接看到食管穿孔的情况,并能提供准确的定位,了解污染的情况。但同时应该注意,当怀疑有微小穿孔时,禁忌通过食管镜注入空气。食管镜的结果也有助于治疗的选择。

(四)CT 检查

当今的胸腹部 CT 检查已应用得相当普遍。当临床怀疑有食管损伤而 X 线不能提示确切的诊断依据、食管造影无法进行时,可选择胸部或腹部 CT 检查。CT 影像有以下征象时应考虑食管穿孔的诊断:食管周围的纵隔软组织内有气体;食管壁增厚;充气的食管与一个临近纵隔或纵隔旁充液的腔相通;在纵隔或在胸腔的脓腔紧靠食管;左侧胸腔积液则更进一步提示食管穿孔的可能。经初步治疗患者症状无明显改善的可应用 CT 定位指导胸腔积液的抽取或胸腔引流的定位。

(五)其他检查

食管穿孔患者由于唾液、胃液和大量消化液进入胸腔,在做诊断性胸腔穿刺时,抽得胸腔液体内含有未消化的食物、pH 值低于 6.0,并且淀粉酶的含量升高,是一项简单而有诊断意义的方法。在怀疑有食管损伤的病例口服小量亚甲蓝后和可见引流物或胸腔穿刺液中有蓝色,同样有助于诊断。

四、治疗方法

食管穿孔的治疗选择取决于诱发食管穿孔的原因、部位、穿孔的严重程度以及穿孔至接受治疗的间隔时间。除年龄和患者的全身状态外,应同时考虑食管周围组织的损伤程度、伴随的食管病理及损伤。治疗的目标主要是防止来自穿孔的进一步污染,控制感染,恢复消化道的完整性,建立营养支持通道。因此,清除感染和坏死组织,精确的闭合穿孔,消除食管远端的梗阻,充分引流污染部位是治疗成功的关键。同时,必须应用胃肠外营养、抗生素。

(一)手术治疗

手术治疗包括一期缝合、加固缝合、食管切除、单纯引流、T-管引流食管外置和改道。手术方式及手术径路的选择与以下因素有关:损伤的原因;损伤的部位;是否同时存在其他食管疾病;从穿孔到诊断的时间;食管穿孔后污染的程度;炎症蔓延的情况;是否有邻近脏器损伤;患者年龄及全身情况;医院的医疗条件及医生的技术水平等。较小、污染程度轻的颈部至气管隆嵴的穿孔可经颈部切口行单纯的引流。胸部食管中上段穿孔选择右侧进胸切口,下段则选择左侧胸部进胸切口。上腹部正中切口则是治疗腹段食管穿孔的最好选择。

早期食管穿孔多采用一期缝合手术。术中应进一步切开肌层,充分暴露黏膜层的损伤,彻底清除无活力的组织,在良性病变大多数病例黏膜正常,手术时应将穿孔缘修剪成新鲜创缘,大的穿孔应探查纵隔,仔细找到穿孔的边缘,用 2-0 的可吸收缝线,也可以用不吸收的细线,间断缝合修补,同时灌注和引流污染区域。分层闭合黏膜和肌层是手术修复成功的关键。没有适当的暴露和严密的缝合是术后发生漏、增加死亡率和延长康复时间的主要原因。如果损伤时间较长,组织产生水肿时,可以仅闭合黏膜层,并同时彻底冲洗和清除污染的组织。用较大口径的闭式引流,7～10 天后行食管造影,如没有造影剂外溢,则可恢复经口进食。食管穿孔时间大于 24 小时或局部污染、炎症反应严重、组织有坏死时,应只做局部引流,不修补穿孔。一期缝合最好是在健康的食管组织,当有远端梗阻时,单纯一期缝合是无效的,必须同时解决梗阻,才能达到成功的修复。

由于一期缝合食管损伤有因组织继续坏死而发生裂开和瘘的可能性,因此有必要采用周围组织移植包垫加固缝合的方法闭合食管穿孔。Grillo 等首先报道胸部食管穿孔一期缝合后采用周围较厚、发生炎症反应的胸膜片进行加固。其他可利用的组织还有网膜、膈肌瓣、背阔肌、菱形肌、心包脂肪垫等。对于颈部食管穿孔,可选择胸骨舌骨肌、胸骨甲状肌、胸锁乳突肌等组织材料。膈肌瓣不易坏死,有一定的张力,弹性较好,再生能力强。取全层 12 cm 长、5～7 cm 宽,基底位于食管处,向上翻起,用于食管下段的修复。缺损的膈肌切口可直接缝合。在使用带蒂的肋间肌瓣时,其基底部在内侧、椎旁沟处,并要有足够的长度。不论用哪种组织修复加固,这种组织最好是用在修复的食管壁之中,而不是简单覆盖于修复上。

对部分有严重的食管坏死、食管病理性梗阻的患者可选择食管切除与重建术。除保持胃肠道的完整性外,食管切除术可消除造成污染的食管穿孔,治疗造成食管穿孔的基础食管病变。Orringer 等建议使用颈部胃食管吻合,该方法使吻合口远离污染处,即使发生吻合口漏,其治疗较胸腔内吻合更为简单。

因延误诊断造成严重污染和炎症的食管穿孔患者禁忌一期缝合。颈部穿孔可单纯行引流。而胸腹部食管穿孔由于污染物的继续污染使胸腹部感染持续存在,因而不能单纯行引流手术,可行 T 管引流,控制食管胃内容物继续污染胸腹部。

食管外置或旷置的手术方式有多种报道,其基本方法是关闭穿孔、广泛引流污染组织,同时行颈部食管外置造瘘术或胃造瘘减压术。但该方法近年来已很少使用,仅仅适应于营养状况极度不良的患者及无法用常规手术方法治疗的病例或手术失败的病例。

近年来有报道胸腔镜辅助治疗食管穿孔,疗效有待于进一步观察。

食管有梗阻性病变如食管狭窄、贲门失弛缓症或严重的胃肠道反流等病变的食管穿孔必须在手术治疗食管穿孔的同时加以处理。食管狭窄、贲门失弛缓症可采用食管扩张,Moghissi 等报道显示,仅修补穿孔而未同期处理远端梗阻的食管穿孔患者死亡率达 100%,而同时处理食管穿孔和梗阻性病变的死亡率为 29%。胃肠道反流可采用临床常规应用的抗反流手术。食管穿孔合并食管恶性肿瘤患者必须行食管肿瘤切除术,广泛转移者可行食管内支架放置。

（二）保守治疗

食管穿孔患者行保守治疗必须经过严格的选择。1965 年，Mengold 等首先报道应用保守治疗成功治愈食管穿孔患者，18 例因腔内损伤且 24 小时内诊断明确的患者经保守治疗仅死亡 1 例。1975 年，Larrieu 报道成功治愈自发性食管穿孔。

经过多年临床经验的积累，Altorjay 等总结食管穿孔接受保守治疗的指征为：①器械引起的颈部食管穿孔。②早期诊断小的局限的穿孔。③食管狭窄行食管扩张或硬化剂治疗食管静脉曲张。④食管穿孔延误诊断但临床症状轻微。⑤食管穿孔后食管周围有纤维化形成，能限制纵隔的污染。⑥穿孔引起的污染限于纵隔或纵隔与壁层胸膜之间，没有造影剂溢入附近体腔。⑦穿孔的位置不在肿瘤部位、不在腹腔、不在梗阻的近端。⑧症状轻微，无全身感染迹象。

具体方法如下。①禁食：禁食 48～72 小时，如患者临床症状改善，可口服无渣流质。②应用广谱抗生素 7～14 天。③完全胃肠外营养。④经 CT 引导下行穿刺或置管引流纵隔或胸腔积液。⑤食管镜引导下行食管灌洗。⑥胃肠减压：应该有选择性地应用胃肠减压，目前有学者认为放入胃肠减压管使食管下段括约肌不能完全关闭，加重胃反流，导致纵隔污染加重。⑦穿过癌症或非癌症部位在食管腔内置管或置入支架。

五、预后及治疗效果

Clayton 等总结 1990—2003 年文献报道的 726 例食管穿孔患者治疗效果显示食管穿孔患者死亡率为 18％。死亡率与导致食管穿孔的原因、穿孔部位、诊断是否及时、食管的原发病变及治疗方法相关。

病因影响食管穿孔患者的预后。自发性食管穿孔的死亡率为 36％，医源性食管穿孔为 19％，创伤性食管穿孔为 7％。自发性食管穿孔死亡率较高的原因在于临床症状常常与其他疾病相混淆而延误诊断，污染广泛并迅速发展至败血症。医源性食管穿孔多发生于食管腔内操作过程中，易于诊断和治疗。创伤性食管穿孔多发生于颈部，污染较局限，多死于其他脏器的损伤。

食管穿孔部位同样影响患者的转归。颈部食管穿孔患者死亡率 6％，胸部食管穿孔为 27％，腹部穿孔为 21％。造成差异的原因在于颈部污染物污染区域由于颈部筋膜的限制而局限，而胸部、腹部食管穿孔可造成胸腹部的二次污染，如延误诊断可迅速导致败血症。

尽管目前临床抗生素应用及临床监护的进步，24 小时后诊断的食管穿孔患者死亡率仍明显高于 24 小时内诊断的患者。White 等报道二者的死亡率分别为 31％和 13％。在一组 390 例食管穿孔患者治疗报道中，死亡率分别为 27％和 14％。

手术方式的选择对食管穿孔患者的死亡率有明显影响。一期缝合和加固缝合的死亡率为 0～31％，平均 12％。适当的暴露和严密的黏膜缝合、消除食管穿孔远端梗阻是降低死亡率的关键。24 小时后食管穿孔患者是否采取一期缝合或加固缝合目前尚有不同的观点，Wright 等报道一组食管穿孔采用一期缝合或加固缝合的患者中有 46％为 24 小时后诊断明确。因而一期缝合或加固缝合适合没有恶性肿瘤、纵隔无弥漫性坏死、穿孔远端无梗阻患者。食管切除的死亡率为 17％，对于污染严重、合并肿瘤、穿孔远端狭窄患者行食管切除是合理的选择。食管外置或旷置患者死亡率为 24％，单纯行引流患者死亡率为 37％，死亡率较高的原因可能与纵隔污染严重、患者全身情况差等因素相关。

在一组 154 例接受保守治疗患者的报道显示,保守治疗患者死亡率为 18％,甚至有报道接受保守治疗患者生存率达 100％。这一结果与严格控制保守治疗指征相关。但有报道约 20％接受保守治疗的患者由于患者病情进展于 24 小时内改为手术治疗。

第三节　肋骨骨折

肋骨是构成骨性胸廓最主要的成分,肋骨富有弹性,由后上向前下走行,同一根肋骨前后水平距离几乎相差 4 根肋骨宽度,正因为这种结构,使肋骨不仅保护着胸腔和腹上区脏器,而且参与呼吸运动。吸气时,胸廓向前上、外上抬举,使前后径和左右径同时扩大,胸腔负压也加大、双肺随之膨胀;呼气时,由于肺的弹性回缩作用,使肺又恢复到自然状态,从而保证了氧气和二氧化碳的交换。

肋骨骨折是平时和战时最常见的胸部损伤,尤其是钝性挤压伤的发生率更高。根据报道,在平时住院的胸部伤员中有 60％～80％可见肋骨骨折。

一、病因

(一)直接暴力

骨折多在暴力作用部位,骨折端多向内刺,容易损伤肋间血管、胸廓内血管、胸膜、肺组织及邻近脏器。

(二)间接暴力

骨折多由于胸廓受到挤压,暴力沿前后肋骨传导引起肋骨成角处折断,一般多在胸廓外侧,如腋中线、腋后线或腋前线处骨折,骨折断端多向外侧,内脏损伤机会减少。如暴力过大,除传导骨折外,暴力点处也可发生直接骨折,此时也应注意暴力局部内脏损伤的可能性。

二、好发部位

由于胸廓后上背部有肩胛骨和前上胸部有锁骨及厚实的肌群保护,第 9、第 10 肋连接于更富于弹性的肋弓,第 11、12 肋为游离肋骨,所以以上肋骨不易发生骨折,一般骨折的好发部位多在第 3～8 肋骨。骨折与年龄也有明显关系,其发生率与年龄成正比,少儿、幼儿肋骨富于弹性,一般不易骨折,即使骨折也常为青枝骨折,而成年人,尤其老年人,骨质弹性减弱和骨质疏松,容易发生骨折,且比较严重。同样暴力,年轻人发生的肋骨骨折较少、较轻,而老年人更易发生多根多处骨折,甚至 1 根肋骨有 3 或 4 处折断者也有所见。有时老年人在剧烈咳嗽、打喷嚏时就可引起骨折,而 Trinkle 报道 80 岁以上老年人肋骨骨折病死率达 20％。

三、合并内脏损伤

一般骨折部位尤其是直接暴力导致的肋骨骨折,易造成骨折断端下的内脏损伤,应特别引起警惕。例如:低位肋骨骨折,不仅可伤及膈肌,还可刺破脾脏、肝脏;近脊柱旁低位肋骨骨折,由于骨折两断端各向后内、外着力而致后腹膜内肾脏和十二指肠降、横部刺破和牵拉破裂;左前近心包部肋软骨骨折有致心包、心脏、大血管损伤;锁骨和第 1、第 2 肋骨骨折应警惕锁骨下动静脉损伤。Albers 等报道第 1～2 肋骨折病死率约为 5％,这与暴力大、常有严重血管合并伤有关。

四、分类

患者仅发生 1 根肋骨骨折者称为单根骨折。发生 1 根肋骨 2 处或 2 处以上骨折者称单根 2 处或多处骨折。发生 2 根或 2 根以上骨折者称为多根骨折。多根相邻的肋骨如发生骨折并有多处骨折称多根多处系列骨折。

五、临床表现

单纯肋骨骨折都有明显疼痛，甚至平静呼吸时也如此，在咳嗽、深呼吸和身体转动时加剧，这不仅给伤员带来痛苦，也可使伤员胸壁肌肉产生反射性痉挛，导致呼吸表浅，不敢咳痰而导致胸部伤后可能产生的呼吸道分泌物或血痰不易咳出，常出现轻度呼吸困难和低氧血症，有时伤员在短期内可并发肺不张、肺炎，尤其老年人发生的概率明显增高。体格检查可以发现骨折部位肿胀、皮肤淤斑、压痛，有时可以触到骨擦感和听到骨擦音。

六、辅助检查

(一)X 线检查

1.常规胸部平片上肋骨骨折直接征象

(1)由于断端重叠形成线形或带状密度增高影。

(2)骨折处外形改变，断端分离、移位、骨折片存在。

(3)骨痂生成，骨折线模糊或消失。

2.可疑骨折表现的间接征象

(1)与对侧肋骨及邻近序列肋骨比较，肋骨走行及肋间隙有改变，骨折处软组织改变。

(2)心影后及膈下肋骨与心影及膈面重叠而掩盖，腋段肋骨由于近矢状面走行较陡，肋骨重叠及此处胸壁软组织厚度增加显示较差。

(3)有一部分肋骨骨折在 X 线片中不易被发现，因而误、漏诊的可能性较大。透视下能多角度地观察患处，使本来重叠的影像分离开来，把最佳角度观察到的肋骨骨折情况拍摄下来，准确地显示肋骨骨折的部位、骨折的数目、骨折的类型及移位情况，有时需要行高电压肋骨像检查。

(二)CT 检查

普通 CT 受扫描速度慢、重建质量差等因素限制，观察肋骨骨折效果不佳，而应用多层螺旋 CT 容积再现技术(volume rendering technique，VRT)和三维重建诊断肋骨骨折，通过曲面重建像可有效观察骨折的部位、数量、形态和移位方向以及是否有骨痂形成。对不全骨折、前肋骨折，特别是靠近肋软骨和胸椎、无明显移位的骨折，多层螺旋 CT 三维重建具有明显优势。

(三)超声波检查

高频超声具有 X 线胸片所不具备的优点。

(1)高频超声检查不受患者骨折部位的影响，可从多方位探测，而 X 线胸片受摄片体位影响较明显。

(2)高频超声对肋骨、肋软骨具有很高的分辨率，(5～10)MHz 的频率能清晰地分辨出骨膜和软骨组织，能较为清晰地显示骨皮质的连续性，对不完全骨折或移位微小的骨折能做出诊断。

(3)高频超声能动态地显示图像，可以在患者呼吸过程中或体位改变过程中发现骨折。此外高频超声还能鉴别骨折所致局部肿胀是血肿还是软组织水肿,可以弥补 X 线胸片的某些不足。

七、诊断要点

根据胸部受伤病史、局部体征以及 X 线表现一般诊断并不困难。由于常规胸片经济、快速,目前仍是肋骨骨折的主要检查手段,但它同时也存在一些缺点,如在合并有腹部脏器损伤时,平片便很难发挥作用。因此,在临床工作中,根据具体情况配合 CT 等进一步检查或可加摄特殊体位,常采用电透下多体位观察点片,以避免肋骨相互间重叠及其他器官的影响,提高肋骨骨折检出率。

诊断重点是把影响伤员预后的浮动胸壁(连枷胸)、胸部和腹上区脏器继发性损伤和可能发生的并发症、肺挫伤、急性呼吸窘迫综合征(ARDS)、肺不张、肺炎等诊断出来。

八、治疗

(一)单纯肋骨骨折的治疗原则

治疗原则是止痛、固定和预防肺部感染。可口服或肌内注射止痛剂。肋间神经阻滞或痛点封闭有较好的止痛效果,且能改善呼吸和咳嗽功能。肋间神经阻滞可用 0.5% 或 1% 普鲁卡因 5 mL 注射于脊柱旁 5 cm 处的骨折肋骨下缘,注射范围包括骨折肋骨上、下各 1 根肋骨。痛点封闭是将普鲁卡因直接注射于肋骨骨折处,每处 10 mL,必要时阻滞或封闭重复一次。半环式胶布固定具有稳定骨折和缓解疼痛的功效,方法是用 5~7 cm 宽的胶布数条,在呼气状态下自后而前、自下而上作叠瓦式粘贴胸壁,相互重叠 2~3 cm,两端需超过前后正中线 3 cm,范围包括骨折肋骨上、下各 1 根肋骨。但因其止痛效果并不理想、限制呼吸且有皮肤过敏等并发症,所以除在转送伤员时才考虑应用外,一般不常规应用。临床上应用多头胸带或弹力束胸带,效果很好。预防肺部并发症主要在于鼓励患者咳嗽、经常坐起和辅助排痰,必要时行气管内吸痰术。适量给予抗生素和祛痰剂。

(二)对于连枷胸的处理

除了上述原则以外,尤其注意尽快消除反常呼吸运动、保持呼吸道通畅和充分供氧、纠正呼吸与循环功能紊乱和防治休克。当胸壁软化范围小或位于背部时,反常呼吸运动可不明显或不严重,可采用局部夹垫加压包扎。但是,当浮动幅度达到 3 cm 以上时可引起严重的呼吸与循环功能紊乱,当浮动幅度超过 5 cm 或为双侧连枷胸(软胸综合征)时,必须进行紧急处理。首先暂时予以夹垫加压包扎,然后进行肋骨牵引固定。以往多用布巾钳重力牵引,方法是在浮动胸壁的中央选择 1~2 根能负重的肋骨,局麻后分别在其上、下缘用尖刀刺一小口,用布巾钳将肋骨钳住,注意勿损伤肋间血管和胸膜,用牵引绳系于钳尾部,通过滑车用 2~3 kg 质量块牵引 2 周左右。目前,已由类似原理设计出多种牵引器,采用特制的钩代替布巾钳,用胸壁外固定牵引架代替滑车重力牵引,方法简便,患者能够起床活动且便于转送。对于需做开胸手术的患者,可同时对肋骨骨折进行不锈钢丝捆扎和缝扎固定或用克氏针作骨髓内固定。目前已不主张对连枷胸患者一律应用控制性机械通气来消除反常呼吸运动(呼吸内固定法),但对于伴有严重肺挫伤且并发急性呼吸衰竭的患者,及时进行气管内插管或气管切开后应用呼吸器治疗,仍具有重要作用。

(三)肋骨骨折转归

肋骨骨折多可在 2～4 周内稳定并能够自行愈合,治疗中也不像对四肢骨折那样强调对合断端。单纯性肋骨骨折本身并不致命,治疗的重点在于对连枷胸、各种合并伤的处理以及防治并发症,尤其是呼吸衰竭和休克。

第四节　胸骨骨折

胸骨骨折在胸部创伤中较少见,多为严重胸外伤所致,可合并心脏大血管、胸壁血管及气管损伤而引起胸腔积血、气胸和胸廓反常呼吸运动等严重并发症,伤情复杂,易导致严重后果。

一、病因及发病机制

胸骨骨折既往罕见,但随着高速交通工具的迅速发展,发生率也有所增加,国外统计占胸部伤的1.5%～5%。多因直接暴力撞击挤压,如牛顶、马踢,特别是汽车紧急减速时,驾驶员前胸撞击方向盘造成所谓“方向盘骨折”或称“方向盘综合征”,也有间接暴力引起者。胸骨各处均可发生骨折,但最多见部位是胸骨柄、体交界处及胸骨体部。多为横形骨折,骨折上断端有锁骨和肩胛骨的支撑和缓冲作用,且第 1 或第 2 肋骨骨折机会较少,故移位的机会很少,而下部骨折端如伴双侧肋软骨或肋骨骨折,可向后上方移位,如果胸骨体下部同时骨折,即胸骨双骨折与其相连接的两侧肋骨或肋软骨均发生骨折,可引起反常呼吸运动,这种损伤多是在强大直接暴力下造成的,其中半数以上可发生纵隔血肿、心脏压塞、心包裂伤、心肌挫伤、瓣膜损伤、冠脉挫伤或急性外伤性心肌梗死、心脏或胸主动脉破裂以及支气管断裂等继发性损伤,病死率可高达 30%～47%。

二、临床表现

单纯胸骨骨折可仅表现为局部肿胀、疼痛、压痛及皮肤软组织挫伤,如有移位可见畸形,如合并内脏损伤,根据受伤脏器的不同可有不同的临床症状及体征,如肺挫伤临床表现为进行性呼吸困难、咳血痰或泡沫样痰、缺氧表现、低氧血症、气胸等,心脏挫伤可以出现心率加快、心律失常、气短等。X 线及 CT 检查表现为胸骨骨折以及合并伤的表现。

三、诊断

典型的胸骨骨折诊断并不困难,有明确的外伤史,体检中有明显的胸前区压痛,胸部触诊可触及骨折摩擦感,骨折断端重叠,严重者可形成胸骨畸形,此时摄胸骨的侧位或斜位 X 线片多能做出诊断。诊断中要注意有否胸腹脏器的损伤,这些合并伤的存在是死亡的主要原因,B超及 CT 扫描是重要的诊断手段。胸骨骨折是由强大的外力直接作用于胸骨区或挤压所致,常引起胸腔器官损伤或多发性肋骨骨折、连枷胸和心脏压塞等,出现呼吸、循环功能障碍时病死率较高,应引起临床医师的高度警惕。

四、治疗

(一)胸骨骨折无移位的处理

胸骨骨折无移位采取非手术治疗,取半卧位卧床休息,应用胸带固定,防止胸骨骨折移位,给予镇痛、吸氧、抗生素预防肺部感染及对症处理,同时应注意迟发性血气胸及肺不张的发生。

(二)单纯胸骨骨折有移位的处理

此类患者的治疗应根据移位的程度、患者体质、一般状况等因素综合考虑,选择非手术或手术治疗。一般可在局麻镇痛的基础上手法复位,成功后则按单纯胸骨骨折无移位处理。

采用闭式复位方法时患者取仰卧位,背部中间垫一枕头,助手立于床头,两手按压患者两肩部前方使患者处于挺胸位,视骨折移位情况而选用不同的复位手法和处理措施;骨折上断端向内移位时,术者两掌根相叠按压在胸骨骨折下端凸起处,逐渐用力向下按压,同时令患者屏气鼓胸用力咳嗽数次;胸骨骨折下端向内移位时,术者左手掌根按压在胸骨骨折上端凸起处,右手掌根按压在胸骨剑突部,两手逐渐用力向下按压,同时令患者屏气鼓胸咳嗽数次。此时术者可闻及或感觉到骨折复位时滑移声响,检查骨折端移位畸形是否消失,如骨折端已平正即告成功。胸前加垫,以胸部固定带或肋骨固定带固定。定期调整,2周后便可下地行走,做深呼吸锻炼。损伤10日以内的新鲜骨折固定6周,10日以上者固定4~5周。复位时应注意操作适当,以免造成胸骨后心包和心脏的损伤及胸廓内动脉撕裂出血。闭式复位不成功则需手术治疗。

(三)合并有胸腹脏器损伤的胸骨骨折的处理

对此类患者应实施急诊剖胸剖腹探查术,手术应以处理脏器损伤和恢复胸廓的完整性为目的。术中先处理脏器损伤,对于不同的脏器伤给予相应处理:心包挫伤、心包积血者应电灼止血并清除积血;多发肋骨骨折形成连枷胸者可用钢丝内固定;支气管破裂者实行支气管成形术,应用 5 mm×15 mm 双头针带垫片无创线间断缝合,针距 2~3 mm;心脏挫裂伤者应用 3-0 无创线带垫片间断褥式缝合;肝脏损伤者可根据情况行修补或部分切除;脾脏损伤者可行修补或摘除。最后处理胸骨骨折,首先以咬骨钳咬除骨刺,使骨折断端基本平整,然后应用 2~3 根钢丝"8"字形固定胸骨。术后应用抗生素预防感染,必要时用呼吸机辅助呼吸。胸骨骨折常合并肺挫伤,对肺挫伤的处理应慎重。急救处理包括保持呼吸道通畅、给氧、纠正软化胸壁及反常呼吸。需动态观察血气分析,以对肺挫伤的程度进行判断,如呼吸频率大于 40 次/分、$PO_2 < 8.0$ kPa(60 mmHg)、$PCO_2 > 6.7$ kPa(50 mmHg)即为呼吸机应用指征,同时予以止痛、利尿,合理应用抗生素,积极抗休克治疗,限制液体量,慎用晶体液。

第五节 创伤性血胸

胸部损伤后致胸膜腔积血者称创伤性血胸,常见于胸部穿透伤或严重钝性挤压伤,其发生率在钝性胸部伤中的占 25%~75%,在穿透伤中占 60%~80%。

一、病因

(一)肺循环出血

钝性伤造成的血胸多由于肋骨骨折断端骨膜及骨髓腔出血难以自行收缩闭合,形成血肿及血凝块时出血可自行停止,但骨折端刺破胸膜,在胸腔负压的作用下很容易被吸入胸腔。如直接暴力较大,骨折断端向内刺入胸膜腔内,可刺破占据胸腔最大体积的肺组织导致损伤出血,这是最常见的出血来源(图 4-2)。但由于肺循环的压力低(仅及体循环压力的 1/6~1/5),

损伤的肺组织因弹性回缩及局部血气的压缩，出血速度较慢，甚至全肺广泛挫裂伤出血多可自行停止吸收和愈合。单纯肺挫裂伤引起的出血，多可经胸穿（少量）和胸腔闭式引流而治愈，真正需行开胸手术探查者仅为5％左右。

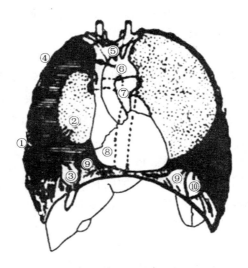

图 4-2　胸腔积血的来源

①肋骨骨折；②肺实质；③肝脏；④肋间动脉或胸廓内动脉；⑤主动脉
分支；⑥肺血管；⑦主动脉峡间；⑧心脏；⑨膈肌；⑩脾脏

(二)体循环出血

体循环出血主要指心脏大血管、主动脉及其属支肋间血管、胸廓内血管、锁骨下动静脉、腔静脉无名动、静脉破裂及肺动静脉出血，一般出血量大，速度快，休克和死亡发生率高。

二、分类

临床上常根据出血量的多少，把血胸分成少量、中等量、大量血胸三类。单纯根据出血量分类是不够全面的，因为伤员胸腔有大有小、出血速度有快有慢、胸膜渗出有多有少。分类的目的应对判明伤情、分清轻重缓急，确定治疗原则有指导作用，据此根据液平面在 X 线立位胸片上的位置，估计引出的血量、症状和治疗原则分类见表4-3。

表 4-3　创伤性血胸分类

项目	小量	中等量	大量
X线立位胸片液面位置	平膈肌	达前第 4 肋间	超过第 2 前肋骨
出血量/mL	300～500	500～1500	>1500
症状	无或轻	可有休克	重度休克
治疗原则	可行胸穿	胸腔闭式引流	闭引，必要时开胸

临床上出血量对伤员的影响固然很大，但出血速度对伤员影响更大。短时间内有中等量或以上出血，可致伤员严重休克，甚至可致呼吸心搏骤停，而缓慢大量血胸不一定发生休克。

三、发病机制

(一)急性呼吸循环功能障碍

当胸腔积血在短时间内超过中等量以上时,使有效循环血量减少,不仅可发生创伤和失血性休克,而且因为心肺大血管尤其是心房及腔静脉受压、推移萎陷和扭曲,使呼吸面积骤减,纵隔移位回心血量减少,导致急性呼吸、循环功能障碍。

(二)凝固性血胸

少数伤员出血速度快,或使用大量止血药,当心、肺、膈肌尚未能去除或未完全去除纤维蛋白时,已经形成或部分形成了血凝块,称为凝固性血胸。血凝块占据了胸腔的部分空间,影响了肺膨胀。临床上经胸腔穿刺或闭式引流均不能引出,需在伤后 2～3 周内用胸腔镜或小切口行廓清术取出或吸出。

(三)创伤性胸腔积液

有时少量或中等量血胸没有及时处理,血细胞自行分解所产生的代谢产物,刺激胸膜,渗出明显增加,可形成大量胸腔积液,使血胸稀释,此称为外伤后反应性或渗出性胸膜炎。当放置引流时,可见上为橘黄色渗出液,中为橘红色液体,下为酱油色和絮块状沉淀物。

(四)包裹性血胸

因纤维素在胸膜肺表面或叶间沉着分隔,形成包裹性血胸,使引流困难。此时,必须在 B 超定位引导下作胸穿或留置引流。

(五)血胸感染

平时创伤性血胸,由于在无菌操作下及时引流及拔管,同时应用抗生素预防感染,脓胸的发生率已大为减少。战时穿透伤多,有些引流不及时,无菌操作不严格,脓胸发生率高达3.8%～20%。

(六)纤维胸

如果凝固性血胸或合并感染后未及时处理,由于纤维素的沉积,血管内皮细胞、成纤维细胞的侵入,使胸膜肥厚形成纤维板。脏层纤维板将影响肺的膨胀;壁层纤维板收缩,既影响胸壁的活动,又使肋间变窄胸腔变小。脏、壁层纤维互相粘连称为纤维胸,可损害正常呼吸功能。

四、诊断要点

根据受伤史、内出血症状、胸腔积血体征,结合胸腔穿刺、B 超和摄 X 线立位后前位、伤侧位全胸片,诊断创伤性血胸一般并不困难。但还应明确血胸的定位、定量和定性诊断及鉴别诊断,以便尽快确定抢救和治疗原则。特别要重视对进行性出血的诊断。

(一)出血量的诊断

(1)摄立位 X 线全胸片是少量、中等量及大量胸血分类的最重要根据。但有些伤员因休克或脊柱、下肢骨折而难以站立者,在卧位下摄胸片时除看到伤侧透光度稍有减低外是很难分清出血量多少的。可摄坐、立位或健侧卧位后前位全胸片,再结合仰卧位对伤侧胸壁进行叩诊,分清浊音界的位置,并与健侧比较,凡浊音界在腋后线以下为少量,腋中线者为中量,达腋前线者为大量。

(2)根据引流量和胸血血红蛋白量测定计数丢失的循环血量,作为补充血容量的参考。因为血液进入胸腔后对胸膜多有刺激,引起胸膜反应性渗出,使胸血多有稀释。因此丢失的循环血量可按下述公式计算。

已丢失的循环血量/mL＝胸出血量/mL×测出胸血血红蛋白量/mL×8.4/100

注：8.4 为常数，正常血红蛋白含量为 120 g/L，即 1 g 血红蛋白含在 8.4 mL 血浆内。

(二)定位诊断

为了准确定位可摄侧位胸片或胸部 CT 片，或在 X 线透视下找出最近胸壁积血位置，也可行超声定位，对了解液体的位置、多少、深度，估计出血量，分析有无血凝块、胸壁的厚薄，找出距胸壁最近距离，确定进针方向和深度，避开邻近脏器均有实际意义。处理时应按超声检查时的体位，并在超声引导下进行胸腔穿刺。如仍不能抽出，则可能因针头细，致血液抽出很慢或针头被纤维蛋白或血凝块堵塞难以抽出。

(三)定性诊断

1.进行性血胸(胸内活动性出血)

对创伤性血胸，不仅要诊断有无胸血、胸血量和出血部位，更重要的是要判断胸内出血有无停止、出血量在减少或仍在继续。如确诊胸内进行性出血，经短暂抗休克仍不能逆转，应立即开胸止血。

凡有以下征象者应诊断为胸内进行性出血。

(1)出血症状、体征明显，休克逐渐加深，每小时血红蛋白进行性下降者。

(2)经快速补液、输血扩容后休克未能改善或改善后又复加重或补液、输血速度减缓时休克又见恶化者。

(3)胸血经胸穿或闭式引流，液面下降后又复上升者。

(4)引出的胸血迅速凝固但阴影逐渐扩大者。

(5)在留置胸腔闭式引流放净胸血后，每小时仍有 200 mL 持续 2~3 小时或 15~20 分钟内又突然出血在 500~1 000 mL 以上者。

2.迟发性血胸

自 20 世纪 80 年代起，国内对迟发性血胸也开始有多组报道，其发生率占血气胸的11.2%~25%。其诊断标准为：①胸部创伤入院时摄胸片无血胸，但 24 小时后出现者。②入院后确诊为血胸或血气胸，已行彻底引流摄片证明无血气胸而后又出现者。

迟发性血胸有以下特点：①出血量偏大，一般达中等量或中等量以上。②休克发生率高达25%~65%。③确诊时间不一，短则 2 日，长则 18 日。

因此对严重胸部创伤的观察随访不得少于 2 周。迟发类型可分突发型和隐匿型实发型约占 1/3，多在活动后突然发生，如咳嗽、翻身活动时，多因为血凝块脱落、骨折断端又刺破血肿或血液流入胸腔或异物感染继发性出血等。临床表现有面色苍白、出冷汗，甚至有脉快、血压降低等休克症状隐匿型约占 2/3，为缓慢出血或血凝块破坏代谢产物刺激胸膜反应渗出增加，多在不知不觉中出现中等量或大量血胸。症状较前者平缓，也有当代偿失调时而突然出现气促、呼吸困难。迟发性血胸多在入院时无明显血胸表现而未被医护人员重视，在恢复期中突然或不知不觉中发生，容易漏、误诊而造成严重后果，应予警惕。

3.血胸感染

血胸感染多发生于开放伤、反复胸腔穿刺和长期留置引流管的患者。由于抗生素早期应用和彻底引流,近 20 年来血胸感染发生率已明显减少。但在基层医院,血胸引流不彻底、无菌操作不严格,血胸感染仍有发生。对典型病例诊断多不困难,如有明确的胸外伤病史及急性脓胸的感染症状和体征,胸穿或闭式引流有混浊、黄色脓液,即可确诊。但早期上述症状和体征并不明显,为尽早明确诊断,可借助以下方法确诊。

(1)涂片法:取胸腔引出的血性液体行常规的胸液检查,特别作胸血染色对红细胞和白细胞进行计数。正常红细胞和白细胞为 500∶1(即红细胞 $5.0×10^{12}/L$,白细胞为 $10×10^9/L$ 以下),如红细胞和白细胞比例小于 100∶1,应考虑有感染。

(2)试管法(彼得罗夫试验):取胸血 1 mL,加蒸馏水 5 mL,充分混合及离心沉淀,3 分钟后观察。正常液体为红色、清澈透明,异常(感染)液体为混浊或见有絮状物。

(3)细菌培养法:细菌培养(需氧菌及厌氧菌)+药物敏感试验,可见致病菌生长。

(四)鉴别诊断

1.进行性血胸伴休克与腹内实质性脏器伤伴内出血的鉴别

有以下三种情况:胸内、腹内均有出血;出血以胸内或以腹内为主;腹内出血伴膈肌损伤,胸内不出血,但由于胸腔负压的抽吸使腹内积血被吸入胸腔,结果腹内积血很少,胸内有大量积血。这三种情况有一个共同的特点,即均有内出血并伴休克、均需抗休克抢救。如果需要手术止血,因其出血的来源不同、手术切口的部位不同,术前必须明确出血的来源。在抗休克同时,分析以下情况有助于鉴别诊断。

(1)从创伤部位分析,如较大的直接暴力作用部位在第 6 肋以上或纵隔位置,首先考虑内出血来自胸部可能性大,而在第 7 肋以下肋骨骨折,首先应考虑上腹实质性脏器伤可能性大因为上胸部邻近胸壁的血管较多,而下胸部除近纵隔处外,血管相对较少。

(2)从胸、腹腔穿刺或加腹部灌洗,应考虑积血最多的腔隙出血来源的可能性较大些。

(3)用 B 超探查胸腹积血多少,并确定脾、肝、肾或胸腔脏器或膈肌损伤的部位。

(4)以胸腔或腹腔镜检查膈肌及胸、腹腔脏器损伤的可能性。

(5)如果仍不能确定出血来源时,可以先放置胸腔闭式引流,引出胸血量尚不能解释休克的严重程度,而腹内出血又不能除外可先行上腹径路剖腹探查。

2.进行性血胸与一侧肺叶、双叶或全肺不张的鉴别

气管、支气管或肺损伤时,因血块、分泌物堵塞致肺不张,而不张肺气体吸收后,肺体积明显缩小,见肺密度增加,胸片显示也见大片致密阴影,容易和血胸混淆。鉴别方法是肺不张时气管或纵隔向患侧移位,膈肌抬高、肋间变窄,而血胸时气管纵隔向健侧推移,膈肌下降、肋间增宽。

3.进行性血胸与一侧膈肌损伤伴创伤性膈疝的鉴别

当膈肌损伤并有腹内脏器被吸入胸腔时,可见膈肌上大片密度增高阴影,也可推移局部纵隔向健侧移位,有时也难与血胸鉴别。此时可在透视下改变体位,血胸或血气胸阴影始终为抛物线或液气平面并占据肋膈角和侧胸壁,而膈疝在站立位下阴影可部分回纳腹腔或仅局限在膈肌损伤部位。如作吞钡检查可见钡剂在膈上(和对侧比)显影。必要时行 B 超或胸、腹腔镜检查可以区分。当难以与创伤性膈疝鉴别时,不主张放置胸腔闭式引流,因为把疝入胸腔的胃泡误认为是血气胸的液平面而放置引流管后,会造成胃液外漏胸腔,发生组织腐蚀、自身消化,

可引起严重胸腔感染,甚至造成中毒性休克。

五、治疗

(一)急救措施

急救措施强调边诊断边治疗,尤其张力性、开放性、进行性血气胸需紧急处理。在保持呼吸道通畅的同时,迅速封闭伤口,以防纵隔摆动。血气胸有张力者即行胸腔闭式引流术。循环不稳定者迅速建立有效输液通道,积极抗休克治疗。心脏压塞者立即手术。心包穿刺仅作为辅助诊断与术前准备的临时措施,不能作为有效的治疗手段。剖胸手术指征是:①胸膜腔活动性出血。②心脏投影区损伤伴有大出血、休克,或锐器伤伤道通过心脏、大血管区疑及心脏大血管损伤。③胸部开放伤口直径大于 6 cm,在原伤口清创,扩大探查。④胸腹联合伤。

(二)胸腔闭式引流术

胸腔闭式引流术是创伤性血胸简单、有效的治疗方法。中量以上血胸、血气胸均应及早行胸腔闭式引流术。创伤性血胸引流术上应注意以下几点。

(1)引流管应置于腋中线和腋后线之间的第 6～8 肋间,其内径应大于 0.8 cm。置管后应定期挤压,伤后初期每 30～60 分钟挤压一次,以防堵塞。当刚放置引流管后应逐渐或间断开放式引流,以防胸腔积液积气快速引出致胸腔压力迅速降低,肺膨胀太快引起肺水肿及纵隔摆动。

(2)中量以上血气胸宜置上、下胸腔引流管。

(3)在引流管无液体及气体流出 2 日后,如复查胸片无胸腔积液或积气,即可拔管。

(三)及时处理合并伤及并发症

胸腹联合伤应果断施行手术。首先确定威胁生命的器官伤,优先处理大出血。下列情况优先剖胸:①心脏、大血管损伤和心脏压塞。②胸腔内持续大出血。③气管、支气管和食管损伤。无剖胸指征优先剖腹。胸腹同时活动性出血者最好由两组医生经一个胸腹联合切口同时手术。创伤性血胸常伴肺挫裂伤,具备发生 ARDS 的病理基础,加上抗休克时输入大量晶体,容易诱发 ARDS。ARDS 多发生在受伤后48 小时。创伤性血胸尤其是肺挫裂伤严重者,均应想到发生 ARDS 的可能。休克基本纠正后严格控制输液量,尤其是晶体液,适当补充血浆和清蛋白,定时行血气监测,及时发现 ARDS 倾向,一旦发生,及早使用 PEEP 机械通气及激素治疗。

第六节　创伤性气胸

凡因创伤造成气体进入胸腔者称为创伤性气胸。创伤性气胸发生率在钝性胸部伤中占 15%～50%,在穿透性胸部伤中占 30%～87.6%。

一、气胸的来源

气胸中积气的主要来源(图 4-3)分为如下几种。

(一)肺挫裂伤

肺挫裂伤是最常见的原因,多因钝性伤致肋骨骨折,骨折断端刺破胸膜及肺组织,或因刃器火器性穿透伤。偶有医源性损伤,如胸穿、臂丛麻醉、锁骨下静脉插管、针灸等引起,当针头进入胸腔即被胸壁固定,而肺组织每次因呼吸移动,在动与不动时很容易被划破成裂口。在肺大疱、肺气肿、肺结核、肺炎、肺脓肿及胸膜粘连时可因咳嗽、活动时撕裂漏气,此称自发性气胸。

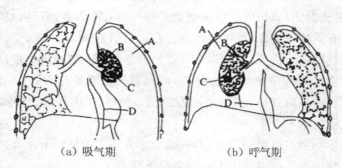

(a) 吸气期　　　　　　　　(b) 呼气期

图 4-3　气胸中积气的来源

A.胸壁穿透伤;B.气管、支气管伤;C.肺挫裂伤;D.食管伤

(二)胸壁穿透损伤

胸壁穿透损伤即使时间短暂,在胸腔负压抽吸下气体也可迅速进入胸腔。

(三)气管、支气管损伤

气管、支气管损伤多因暴力挤压、牵拉或气管压力骤然升高致气管破裂和膜部穿孔。

(四)食管、胸胃(膈疝时)破裂

食管、胸胃破裂多因异物刺破食管或因剧烈呕吐,食管内压骤然升高而产生自发性破裂。

二、气胸的分类

临床上根据病理生理变化把气胸分为闭合性、张力性和开放性气胸三类。

(一)闭合性气胸

闭合性气胸指气体进入胸腔后与外界已无交通。为了确定治疗原则,根据肺被压缩的多少和临床症状、体征分为少量气胸、中等量气胸和大量气胸三类(表 4-4)。

表 4-4　闭合性气胸分类及治疗原则

项目	小量气胸	中等量气胸	大量气胸
肺压缩	30%～50%	50%～70%	70%～90%
症状	无或轻	气促、胸闷	呼吸困难
体征	与对侧比呼吸音减弱	可气管移位,叩鼓音,呼吸音明显减弱	对侧代偿性增强,气管明显移位,叩鼓音明显,呼吸音消失
治疗原则	可不予处理或胸穿	胸穿减压	胸穿或闭式引流

在诊断时,只要伤情允许,必须摄立位后前位全胸片,以了解肺被压缩和纵隔移位情况。如果胸膜无粘连,当胸腔积气时,肺即有压缩,胸片上可见有压缩的弧形线,弧形线外无肺纹理。由于肺组织在胸腔内呈扇形分布,越近外带(远离肺门)肺组织占据体积越大。一般肺组织外带如压缩 30%则实际已占肺体积的 50%以上,如压缩 50%(相当于中带中点)则实际已占肺体积的 70%以上。肺组织压缩的多少和临床症状成正比,但和肺的质量、代偿能力、产生

气胸的速度有直接关系。肺功能低下、慢性支气管炎弥漫性肺气肿患者即使出现少量气胸,有时也会出现明显呼吸困难和发绀,处理时应采取积极态度,尽快给氧和穿刺减压引流,但对青壮年完全可以不予处理。应该说明的是,气胸越少胸穿时越易划伤肺组织,造成更严重气胸,尤其对有肺气肿及肺大疱者,要谨慎行事。有时胸片显示大量气胸,由于缓慢发生,发生后又经代偿适应,伤员呼吸困难不太严重,因此在诊断和处理闭合性气胸时,应根据每个伤员的不同情况具体对待。

(二)张力性气胸

1.病因和发病机制

张力性气胸又称压力性气胸、活瓣性气胸,因伤口为单向活瓣,造成只进不出或多进少出,胸腔内气体持续增加,而致胸膜腔内压力明显增高呈进行性呼吸困难者。有学者报道:约占闭合性气胸的14%,由于伤侧肺组织被高度压缩,并将纵隔推向健侧,致健侧肺也被部分压缩,使有效呼吸面积骤然减少,肺循环血未经气体交换即由右向左分流,心脏、右心房以及上、下腔静脉受压、推移及扭曲,回心血量减少,颈静脉怒张,临床出现进行性呼吸困难、呼吸窘迫和发绀以及严重的低氧血症,如不能紧急减压,可迅速发生呼吸、循环障碍,可在短时间内发生呼吸、心搏骤停。

由于气胸压力过大,气体可穿破纵隔和壁层胸膜裂口,进入纵隔、胸壁肌肉间隙,在损伤的局部胸壁、颈部、锁骨上窝及胸骨切迹处出现皮下气肿,并可很快波及至胸、腹、面、头颈部,甚至四肢及阴囊皮下,有时可见到双眼睑皮下气肿,致不能睁眼视物和阴囊肿大似充气的足球等广泛性皮下气肿。

2.临床表现和诊断要点

对张力性气胸伤员,必须从现场、运输途中或急诊科内迅速做出诊断和抢救处理,不宜作过多检查而延误救治时间。一般都有典型的临床过程,即:进行性呼吸困难、呼吸窘迫和发绀以及因严重缺氧而造成伤员双眼神的恐惧感,吸气时出现鼻翼翕动及三凹征(锁骨上窝、肋间隙、胸骨上窝),体瘦者和儿童尤其明显;颈静脉怒张、气管移向健侧、伤侧胸部叩呈鼓音、听诊呼吸音消失等。早期呼吸快、深,脉快,血压升高,继而呼吸转慢而不规则,血压下降,至呼吸动作难以察觉,此过程常常非常迅速可在数分钟内发生,如不紧急处置,很快就会呼吸停止、心脏停搏。

3.急救要领

(1)根据创伤史及典型症状和体征,立即行胸腔穿刺减压,紧急情况下应立即在锁骨中线第2肋间插入粗针头减压,并将针头与输血器管和水封瓶连接,可见大量气泡由水封瓶的导管下泛起,如同煮沸的开水气泡一般,并随着呼气动作总有水泡泛起,说明仍有持续漏气。此时应以直血管钳夹持露于胸壁皮肤外的针管,使针头斜面保持在刚进壁层胸膜的位置,加以固定使针头既不向内伸入,又不会向外滑出。

(2)"针头+指套"法特别适用于现场急救无输血器及水封瓶时。具体做法是在锁骨中线第2肋间插入粗针头,针柄处捆扎一只乳胶指套,末端剪一小裂口,当吸气时,气体由破口处排出,呼气时胸膜腔内压变小,指套萎陷,造成气体只出不进的单相活瓣。此法优点为简便、快捷是最应急的办法,缺点是易堵塞、易滑落、易损伤肺组织。

4.治疗

在上述紧急处置后,可以从容地行常规的胸腔闭式引流。在有条件时,最好选用已消毒包装的较粗的(28F 或 26F)带气囊导尿管,在锁中线第 2 肋间切开小于管径的皮肤及皮下切口,以钝性分离插入胸腔,如用气囊导尿管则向气囊注水 10 mL 再向外轻轻拔出,如遇阻力蘑菇头或气囊即位于壁层胸膜内。连接相应粗细、长短的胶管,远心段置于 500 mL 水封瓶内。其最大优点是不易堵塞、不易滑脱,也不影响肺的膨胀,更不会因膨胀造成肺刺伤,是气胸及婴幼儿行闭式引流减压的最佳选择。观察水封瓶气泡和负压水柱情况,如安放胸腔引流管 5～7 日后,仍有大量气体溢出,同时,X 线胸片示肺复张不良者,说明破口较大,需手术治疗。但对于引流管内气流极多,而氧分压不能改善者也应行急诊开胸手术。

(三)开放性气胸

战时由于高速枪弹、剧烈爆炸的弹片、锐性兵器致胸壁缺损或形成隧道损伤,平时由于交通事故、高处坠落、异物及刀刃刺伤等造成胸壁破损,使胸膜腔与大气相通,空气随呼吸自由进出胸膜腔,造成一系列病理生理变化及严重呼吸、循环功能障碍。如不及时救治,将导致早期死亡。

1.发病机制

(1)呼吸面积骤减:气体一旦进入胸腔,使伤侧肺迅速压缩萎陷并推移纵隔向健侧移位,有效呼吸面积骤减,严重影响呼吸功能。

(2)纵隔摆动:在呼吸时,由于两侧胸膜腔存在较大的压力差,致纵隔器官来回摆动,吸气时移向健侧,呼气时又返回伤侧,不仅影响静脉回流,导致循环功能紊乱;纵隔及肺门神经受到刺激,可产生胸膜肺休克(图 4-4)。

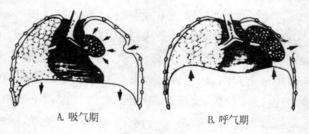

A. 吸气期   B. 呼气期

图 4-4　开放性气胸的病理生理

(3)残气对流:当吸气时胸廓扩大,胸腔负压增加,健肺扩张,而伤侧进入大量气体,使伤侧肺受到挤压,留在伤侧的残气流向健肺。呼气时健肺回缩,内压增高,伤侧肺可因扩张内压无变化,致健侧肺内气体不仅排出体外,更容易"走近路"排入伤侧肺内,这样含有二氧化碳高的残气,在两侧呼吸道内往反流动,称为"残气对流"或"钟摆呼吸",结果加重了残气和二氧化碳的蓄积。

(4)静脉分流:由于伤侧肺受压、萎陷,肺泡失去气体交换功能,伤侧肺循环的血液未经氧化或氧化不完全即回左心而进入体循环,造成动脉血氧含量降低,又加重了伤员的缺氧和发绀。

2.临床表现和诊断要点

开放性气胸伤员都有明确的外伤史和严重的呼吸困难,多在早期即出现发绀和休克,表现为呼吸急促、脉搏细数、躁动不安,检查受伤的胸壁可发现胸壁创口即可确诊,小的创口多有出血和气体进出伤口时溅起的软组织颤动和细小的血滴,并可听到"嘶嘶"的响声。一经确诊,应立即置带单向活瓣的急救包加压包扎,变开放伤口为闭合创口,不应作过多检查。值得注意的是已经现场包扎处理过的伤员,在急诊科内也应检查包扎是否确切。常由于包扎厚度、密封不够,或敷料已有移动,其呼吸困难继续加重,迅速导致呼吸骤停。

3.治疗

(1)急救处理:必须立即封闭创口,变开放性气胸为闭合性单向活瓣引流,应在现场或运输途中、急诊科内或一线救护所内进行,超过创口边缘约5 cm者,要求将单向活瓣妥善固定防止滑脱。简易方法有两种:①可将一只橡胶手套罩在胸壁缺损处,指套周围应密封,同时在任一手指尖端剪一裂口。②可将一块超过伤口的塑料薄膜,三面粘贴在缺损伤口周围,一面不贴,当吸气时可紧贴胸壁,呼气时又可打开。这两种方法都是形成一个使气体可出不可进的单向活瓣。

(2)确定性治疗:包括抗休克、防治感染、另作切口开胸探查,处理继发性胸内脏器伤,同时清创修补、封闭胸膜和胸壁创口,并置胸腔闭式引流。

第七节　创伤性窒息

创伤性窒息是突发钝性闭合性胸部或上腹挤压致心肺压力骤增所造成的上腔静脉末梢损伤的综合征,其发生率占胸部损伤的 $2\%\sim8\%$ 。

一、发病机制

当坑道、房屋倒塌等造成的胸部或腹上区突然遭受强力钝性挤压的瞬间,不仅胸膜腔内压剧增,伤员还反射性的将声门紧闭,气管和肺内空气不能排出,胸内及肺循环压力骤然升高,致使右心腔血液逆流至腔静脉系统。由于下腔静脉系统静脉瓣完整,而上腔静脉系统缺乏静脉瓣,淤滞在右心及腔静脉系统的血液,突然受到挤压,逆流而上使上腔静脉系统压力过大,导致末梢毛细血管破裂,可出现点状出血,甚至小静脉破裂出血,从而引起一系列病理生理变化。

二、临床表现

创伤性窒息多见于胸廓弹性较好的青少年和儿童,多数不伴胸壁骨折,但在年长者或暴力过大时也可伴肋骨、胸骨骨折及内脏损伤,应予注意。患者均有不同程度的呼吸困难、视物模糊等,可有烦躁不安等精神症状。表现在头、面、颈、上胸部及上肢范围的皮肤、皮下、口腔黏膜及结膜,特别是巩膜出现紫红色出血斑点和淤斑,甚至由于结膜水肿,眼球深部组织出血可致眼球向外凸出,25%患者可有视网膜出血、视盘水肿,故有人称此现象为"外伤性发绀""挤压伤性发绀综合征"。如颅内静脉末梢出血、水肿,可表现为头昏、头胀、躁动不安、兴奋多语和一过性意识障碍;如颅内血肿增大,可引起偏瘫和昏迷。患者可合并喉头水肿;急诊胸片可以提示有肋骨骨折、血气胸、创伤性湿肺;头颅 CT 提示脑水肿;心肌酶谱示 CK-MB 和 CK 升高。

三、诊断要点

根据胸部或腹上区有突然挤压伤病史,结合上腔静脉系统末梢皮肤或黏膜有点状出血,尤其是眼结膜水肿巩膜出血诊断都不困难,但首先应排除颅内出血、合并胸腹脏器伤,以便首先处理危及伤员生命的损伤。

四、治疗

创伤性窒息可引起脑、心、肺、肾脏等各种组织和器官损害。因此在治疗上应从全局、整体考虑,围绕其血流动力学改变早期处理,同时处理合并伤,综合治疗。治疗创伤性窒息首先应保持呼吸道通畅,必要时行气管插管或气管切开,同时建立静脉通道。对于此类患者,因头颈部多有损伤,一般行股静脉置管,便于补液及中心静脉压(CVP)的监测,并适量抬高上半身,利于血液回流。对危重者,及时纠正休克、缺氧至关重要。要及时处理合并伤,解除气管痉挛,适量应用氨茶碱、激素及清蛋白。对于气管插管或气管切开者常规行痰培养、血培养及药物敏感试验,有的放矢地选用抗生素,减少不良反应。此外,还应维持水、电解质平衡,控制液体入量,减少炎性渗出,防止肺水肿及 ARDS,必要时行机械通气。该病常为突然发生,患者除生理上受到伤害外,更多的是心理上的恐慌,因此良好的镇痛及必要的镇静必不可少。因该病多有合并伤,必须重视每一个可能受累的器官,防止呼吸、循环衰竭及肾功能受损。另外,在积极治疗的同时,应注意机体营养的补充,对于卧床时间较长者更应注意。

总之,创伤性窒息一般病情较重、发生突然,早期诊断及治疗很关键。在具体治疗时应视机体为一整体,保护重要脏器,结合患者具体情况综合治疗。

第八节　气管、支气管异物

气管、支气管异物是一种常见的危急重症,多发生于小儿。当呼吸道吸入异物后,可以并发急性喉炎、哮喘、肺炎、肺脓肿、支气管扩张症、肺气肿、自发性气胸甚至脓胸。体积较大的异物,突然阻塞声门、气管或主支气管会引起呼吸困难,严重者会引起窒息死亡。本病一旦发生,多数病例需在支气管镜下将异物取出。对于一些异物形状特殊者,表面光滑、异物嵌入支气管腔内过深者,经气管镜难以取出,往往需要施行剖胸手术,切开支气管摘除异物,如阻塞远端肺组织已感染实质病变,需行肺叶或全肺切除术。

一、病因

吸入的异物按性质可分为三类:①金属类如缝针、大头针、安全别针、发夹、注射针头、鱼钩、硬币或钢珠等。②动植物类如花生米、黄豆、蚕豆、玉蜀黍、瓜子、核桃、骨片等。③塑料和玻璃类如塑料圆珠笔帽、瓶塞、玻璃串珠、纽扣等。

二、发病机制

(1)由于异物的大小、形状、性质以及阻塞部位不同,对患者产生的影响也不相同。小而光滑的金属性异物吸入支气管腔内,仅产生轻微的黏膜反应,不会引起呼吸道的阻塞,随着时间的推移,金属会氧化生锈,有时还会穿透支气管壁进入肺实质。但动、植物类异物可产生支气管部分性或完全性梗阻,并引起异物周围严重的局限性炎症。大的异物可以早期引起完全性的气管、支气管阻塞,产生呼吸困难、急性肺不张、纵隔移位,进一步发展为阻塞性肺炎、支气管扩张症及肺脓肿。值得注意的是,小儿气管、支气管异物绝大多数为食物壳仁或塑料玻璃类玩具,因此,小儿应避免玩这类物品,以免发生意外。

(2)异物存留的部位,可能在喉部、气管隆嵴处,但以进入左、右主支气管及其远端多见。右侧支气管异物的发生率较左侧高,这是由于右侧主支气管比左侧粗、短、直,偏斜度较小,而左侧主支气管较细、长、斜,加之隆突位于中线偏左,因此,异物容易落入右侧。异物停留的部位,多在主支气管和下叶支气管,落入上叶及中叶的机会极少。

(3)异物落入支气管,可以产生部分性或完全性阻塞,两者均可导致不同程度肺通气功能减退。部分性阻塞时,异物的阻塞或刺激产生的局部炎症反应肿胀导致形成活瓣机制,空气可以吸入气道远端,但无法呼出,引起阻塞性肺气肿,受累的肺组织过度膨胀,产生纵隔移位、呼吸困难,肺内压力增高甚至可以产生自发性气胸。完全性阻塞时,由于异物的嵌入,加之黏膜肿胀、炎症、腔内分泌物潴留,最终使支气管腔完全阻塞,导致阻塞性肺炎、肺不张、支气管扩张症及肺脓肿。

三、诊断

由于吸入异物种类、大小、形状不同,症状也不同,从无任何呼吸困难症状到严重缺氧、窒息而致死亡均有。本病发生可有明确的吸入异物病史,并出现相关临床症状,表现为呛咳、咳嗽、咳痰、呼吸困难、咯血、发热,严重者可很短时间内窒息死亡。作者曾遇一例 6 岁患儿,因口含黄瓜蒂玩耍造成误吸死亡的病例。但无明确病史的患儿甚至成年患者也不少见。

(一)临床分期

根据异物停留时间的长短,临床上分为三期。

1.急性期(24 小时)

有黏膜刺激症状和呼吸困难,并伴有胸痛,少数患者出现发绀及发音困难。

2.亚急性期(2～4 周)

由于异物产生呼吸道局部炎症反应,伴随有支气管黏膜刺激症状,出现黏膜溃疡、软骨坏死及蜂窝组织炎等。

3.慢性期(1 个月以上)

此时异物反应轻的患者可无症状,如出现较大支气管的完全性或不完全性阻塞,则可出现与局限性肺气肿、肺不张或肺化脓症及脓胸相应的症状。

(二)临床症状

在临床工作中如果发现小儿在进食或口含物品玩耍时发生呛咳、哮喘甚至呼吸困难、发绀等,要考虑有吸入性异物的可能。对于儿童不明原因的肺炎、肺不张等与常见肺炎临床症状不符时应考虑支气管异物的可能性。

(三)放射诊断

气管、支气管异物最基本的检查方法是胸部正侧位平片,对于金属和不透 X 线的异物可以确定异物位置,对 X 线不能显示者可以发现异物堵塞区肺炎、肺不张等间接征象。对高度怀疑的患者应行纤维支气管镜检查以明确诊断并能给予及时治疗,少数病例尚需支气管造影、断层扫描、CT 检查等,均可显示支气管管腔充盈缺损。

四、治疗

(一)误吸异物家庭自救的方法

(1)立即以示指或拇指突然按压颈段(环状软骨以下至胸骨切迹处)气管,刺激患者咳嗽反射,将异物咳出。

(2)可立即抓住婴幼儿双踝部使倒立位,并行原地转圈,迅速加快,由于离心力作用即可使异物排出。

(二)经支气管镜检查和异物摘除

气管、支气管异物能自动咳出的占 1%～2%,因此应积极治疗,以免延误病情,发生并发症。气管、支气管吸入异物后,多数均可通过镜检顺利取出,但也有少数病例取出困难,或者出现窒息等并发症。特殊类型气管异物由于形状特殊、体积较大,一般应选择全身麻醉。全身麻醉可使患儿减少躁动、气管内平滑肌松弛,利于异物的取出。但全身麻醉应达到一定的深度,既保留患儿的自主呼吸,又尽量在置入气管镜和异物出声门时达到肌肉松弛、分泌物少和止痛的要求。

(三)剖胸手术适应证

剖胸手术仅适用于下列情况:①经支气管镜摘除困难或估计摘除过程中有很大危险。②异物已引起肺部明显化脓性感染。

(四)手术

应注意做好术前准备,确定异物形态、性质及停留部位,手术当天应复查胸片,以防止异物移位。对于球形、光滑的支气管异物,为预防由于体位变动或操作时异物滑入对侧支气管,可采用双腔管或单侧支气管插管。

手术方式有以下两种。

(1)行支气管膜部切开术时,切开胸膜,显露支气管膜部,在该处扪及异物,纵向切开膜部,取出异物,然后间断缝合膜部切口,并以胸膜覆盖。

(2)肺叶或全肺切除术适用于由于异物停留时间长,已引起严重的肺部不可逆感染或化脓,患部肺功能难以恢复者。

第九节　气管、支气管损伤

气管、支气管损伤是指环状软骨以下到肺段支气管分叉之前气道损伤,临床比较少见。国内报道占胸部伤的 1%左右,国外报道则为 3%～6%,但伤情较重,多合并有严重创伤,发生率有增多趋势。Chesteman 等收集闭合性气管、支气管伤 200 例文献报道中,病死率 30%,其中 50%死于伤后 1 小时,65%发生于 30 岁以下的青少年。低氧血症是造成伤员死亡最常见的原因。多数学者认为要降低病死率和预防并发症,必须早期诊断,并立即手术。

一、病因

根据气管所处的部位,其损伤的原因也有所不同。

（一）颈段气管

颈段气管比较表浅，多为遭受直接暴力切割、刎颈损伤所致，例如乘坐摩托车、跑马等高速载体，颈部突然撞击电线、绳索而致伤。

（二）胸段气管

胸段气管多在交通车辆突然减速，乘客颈、胸部撞击扶手或方向盘时损伤，常合并颈胸部血管、食管或脊柱椎体等毗邻组织器官损伤，重者或因气管、支气管断裂、出血、错位、缩短、软组织嵌塞窒息立即死亡，轻者胸段气管撕裂，膜部破裂。如果轴线改变不大，除急性出血堵塞或压迫气管有危险外，一般预后较好。

二、发病机制

（一）颈段气管的损伤机制

颈段气管位置表浅，其前方仅有软组织覆盖，后方是颈椎，左右活动度较大。因此颈前锐器伤容易伤及气管，而颈前的突发钝性伤由于气管活动度小可造成气管裂伤。

（二）胸段气管、支气管损伤机制

（1）胸廓突然遭受严重撞击挤压，使胸腔压力剧增，同时伤员常作保护性反射，使声门紧闭、气管内压急剧增高，同时腹肌也反射性收缩和屏气，使腹内压和膈肌同时升高，气管、支气管在这种内、外双重压力作用下，可导致破裂。

（2）胸廓受挤压时，前后径明显缩短，而左右径突然增大，双肺向两侧后分离，使一侧或另一侧主支气管向外侧过度分开，而气管分叉处（指隆突）较多固定，在这种动与不动剪切力的作用下，容易使一侧主支气管裂伤或横断。80％～86％发生在主支气管离隆突约 2.5 cm 处。右主支气管损伤较左侧的多见。

三、临床表现

患者有突然受撞击伤或挤压伤史，如汽车撞伤、坠落伤以及颈部刀刃刺伤病史。气管、支气管损伤的早期症状及体征取决于损伤的部位、程度、纵隔胸膜是否完整和血胸程度等因素。伤后早期出现呼吸困难，颈、胸部大量皮下积气，有张力性气胸者可见口唇发绀、端坐呼吸、极度呼吸困难，可以伴有多发性肋骨骨折及血气胸。陈旧伤者由于支气管断裂收缩、血凝块堵塞支气管断端，造成断裂支气管所属肺不张。胸部 X 线检查显示气胸、血气胸，纵隔、颈、胸部皮下气肿及肺不张，部分病例可出现典型的"肺坠落征"，螺旋 CT 加三维重建和 MRI 可显示支气管断裂。纤维支气管镜检查见气管及支气管大小不等的裂口和裂伤，可伴有出血以及支气管腔内肉芽瘢痕组织堵塞管腔。

四、诊断要点

颈段开放性气管损伤的诊断并不困难。如听到气体进出破口的嘶嘶声或以导尿管试插进入气管后，可立即吸出血痰或出现咳嗽反射，即可确诊。而闭合性气管损伤，由于损伤程度和病理变化的差异，症状、体征、X 线表现又无特异性，又多有严重合并伤的掩盖，导致闭合性颈胸段气管、支气管损伤的诊断则多较困难。有作者统计：伤后 24 小时内确诊不到 1/3，1 周内确诊率仅增加 15％～25％，1 个月内确诊率约 50％，6 个月以上尚有 10％难以确诊，甚至有伤后 15 年在手术探查时才确诊的。

对于胸部外伤史如车祸、从高处跌下等病史者，应警惕胸内气管、支气管断裂的可能性。

如表现为气胸经胸腔闭式引流有持续大量气体溢出而肺膨胀不良或 X 线检查表现为"肺坠落征",应考虑气管、支气管断裂可能。部分病例可以行 CT 或 MRI 诊断,必要时可以行支气管镜检查,如发现支气管裂口即可诊断。螺旋 CT 加三维重建对气管、支气管断裂的早期诊断价值非常大,因为均为无创检查,风险较小,特别适合于一般情况差的患者。陈旧伤者由于支气管断裂收缩、血凝块堵塞支气管断端,造成断裂支气管所属肺不张,纤维支气管镜检查可见断端支气管狭窄阻塞机化。

五、治疗

根据伤员就诊的早晚,临床诊断时常把气管、支气管损伤分为急性期(早期)和慢性期(晚期)损伤。

(一)急性期(早期)诊断和手术探查指征

(1)有严重颈、胸部外伤史和张力性气胸表现,经第 1 或第 2 肋间胸腔闭式引流,仍有持续大量漏气及低氧血症难以改善,或加负压吸引时,因对侧气道的有限气体也被吸出而呼吸困难加重,甚至发生窒息,断裂破口越大越易发生,应立即停止负压吸引,或经引流管注入亚甲蓝由气道咳出者,均应即作双腔健侧气管插管,行伤侧或正中切口急诊手术探查。

(2)早期纤维支气管镜检查,是诊断气管、支气管损伤最有效的方法。该方法既可了解损伤的部位、程度和管腔阻塞情况,决定术式 切口径路,又可提供止血、吸痰、排除健侧气管阻塞内容物,还可在内镜外套上气管插管,并在内镜引导下进行健侧麻醉插管,保证气道通畅,减少因头、颈过度后伸加重脊髓损伤的危险,了解声带功能,避免因盲目插管推移气管下断端扩大损伤。但纤维支气管镜检查有一定风险,最好在手术室中进行,以便随时作气管切开和紧急开胸手术。

(3)放射学检查是提示和补充诊断气管、支气管损伤的重要参考和依据。胸片、断层片可见有以下直接、间接征象:①颈深部、椎旁、纵隔气肿,单侧或双侧气胸,经闭式引流后难以消失。②气管、支气管壁影的延续突然中断或有含气或血凝块阴影。③伤侧肺萎陷、肺不张、咳嗽、深吸气,也不能复张,并下垂于肺门以下,又程"肺坠落征",是诊断气管、支气管完全断裂的重要依据。结合有受伤史、难治性气胸,应当确诊和手术。尚难确定时,宜尽早作纤维支气管镜检查和手术探查。

严重胸部损伤中气管、支气管断裂,多合并胸部其他脏器和其他部位器官损伤,如不能及时明确诊断、早期手术治疗,常危及生命。外伤性支气管断裂早期行重建术在操作上无多大困难,因支气管断面新鲜、解剖结构清晰,清除周围血肿后,断端稍加修整即可吻合。早期接受支气管重建术患者有较好的远期治疗效果。

(二)慢性期(晚期)诊断及手术适应证

1.陈旧性气管、支气管损伤

多为急性期误诊所致,一般指受伤后 7 日以上,原因是伤后断端收缩移位,断裂口被软组织、血块或分泌物完全或部分堵塞,早期经胸腔闭式引流术症状明显改善,支气管断裂处为增生肉芽组织填充。

2.气管、支气管损伤的晚期手术适应证

(1)气管、支气管外伤后有吸气性呼吸困难或喘鸣,气管镜和 CT 断层片发现有肉芽、瘢痕或软组织狭窄，影响正常呼吸者。

（2）支气管外伤后，断端远端堵塞并发肺叶或全肺不张或感染实变完全失去肺功能者。前者即使时间久远，只要在直视下插入导尿管反复灌洗，彻底清创，绝大多数均可复张。将断端清创吻接，预后多较良好。对于感染严重者可行肺切除手术。

（3）胸外伤后出现进食尤其饮水呛咳，或口服亚甲蓝即有气管咳出蓝色痰液，又排除喉返神经损伤，应以内镜和造影确诊内瘘部位、方向、大小，一经确诊，必须考虑外伤性食管、气管、支气管瘘，行手术切除和食管、气管修补手术或行食管覆膜支架置入。

（三）手术时机选择

陈旧性气管、支气管断裂患者，手术目的是争取切除狭窄部分，重建气道，使肺复张。通常应在伤后6个月内手术为宜。也有支气管断裂后阻塞15年，术后肺功能尚可恢复的报道。作者曾诊治一例因砖窑倒塌致左侧支气管断裂后6个月来就诊，手术发现左主支气管根部断裂并肺实变合并感染者，行支气管吻合后肺复张的病例。这种情况少见，对严重肺部感染者应作切除。但一般而言，距外伤时间越近，肺复张的概率越高，肺功能恢复越好，故在病情允许的情况下应尽早手术。

（四）手术方式和技巧

陈旧性气管、支气管断裂的患者，由于胸腔粘连，两断端回缩，加之瘢痕组织形成，寻找断端困难。手术有以下要领。

（1）分离胸内粘连，剥除肺表面的纤维膜至肺门处。

（2）解剖暴露出肺动脉干，在其分支处找到支气管远端，切除狭窄部分及瘢痕组织。判定肺功能恢复与否依下述方法进行：把远端支气管游离后切开支气管，吸去管腔内胶冻状黏液，吸净后用生理盐水反复冲洗干净，用麻醉机气囊加压充气，若肺膨胀良好，说明肺功能可全部或部分恢复，重建气道后仍具有通气和换气功能。完全断裂的主支气管管口立即回缩入纵隔并被血块等堵塞，远侧端的肺完全萎缩，但很少发生感染。

（3）最后，沿肺动脉干找到近端支气管，切除瘢痕及狭窄，与远端吻合。寻找断端和肺功能的鉴定是手术难点及关键。

（五）吻合注意事项

对于陈旧性气管、支气管断裂，一般游离范围应距上下支气管断端0.15 cm以上。对于形成瘢痕狭窄的切除范围应超出瘢痕0.12～0.14 cm，吻合时两端修剪整齐，口径大小接近，膜部稍长，以便吻合时调整，用3-0 prolene线缝合，吻合口处再缝1～2针减张丝线，同时游离下肺韧带，降低吻合口张力，经张肺试验吻合部位无明显漏气后，用附近带蒂胸膜覆盖吻合口。

由于伤员就诊较晚或急性期损伤较轻，裂口小于1 cm或横断周径不超过1/3，或气管远端、支气管两断端被血凝块、分泌物或周围组织封堵，远端为肺不张、肺炎、感染实变，断端局部瘢痕、狭窄，甚至支气管横断，两断端收缩，其间形成软组织隧道通气，也可在短时间内维持平静的呼吸，一旦活动量大，即可出现吸气性呼吸困难和喘鸣。

第五章 普外科疾病

第一节 单纯性甲状腺肿

单纯性甲状腺肿是以缺碘为主的代偿性甲状腺呈弥漫性或结节性肿大但不伴有功能异常者。常见于离海较远的高原山区,因此也称"地方性甲状腺肿"。我国多山的各省,尤其在云贵高原和陕西、山西、宁夏等地区的居民,患此病的较多。

一、病因

单纯性甲状腺肿的病因可分为三类。

(一)合成甲状腺激素原料(碘)的缺乏

合成甲状腺激素原料(碘)的缺乏是引起单纯性甲状腺肿的主要原因,在我国离海较远的山区,如云贵高原和陕西、山西、宁夏等地,由于山区中土壤碘盐被冲洗流失,以致食物及饮水中含碘不足,故患此病者较多,又称为"地方性甲状腺肿"。在缺乏原料"碘"而甲状腺功能仍需维持正常需要的情况下,腺垂体促甲状腺激素的分泌则增加,因而促使甲状腺发生代偿性肿大。

(二)甲状腺激素的需要量增加

在青春期、妊娠期、哺乳期和绝经期,身体的代谢旺盛,甲状腺激素的需要量增加,引起长期的促甲状腺激素的过多分泌,也能促使甲状腺肿大。这种肿大是一种生理现象,常在成人或妊娠哺乳期后自行缩小。

(三)甲状腺激素生物合成和分泌的障碍

部分单纯性甲状腺肿的发生是由于甲状腺激素生物合成和分泌过程中某一环节的障碍,如致甲状腺肿物质中的过氯酸盐、硫氰酸盐、硝酸盐等可妨碍甲状腺摄取无机碘化物,如磺胺类药物、硫脲类药物以及含有硫脲类的蔬菜(萝卜、白菜)能阻止甲状腺激素的合成。由此而引起血中甲状腺激素的减少。因此,也就增强了腺垂体促甲状腺激素的分泌,促使甲状腺肿大。同样,隐性遗传的先天缺陷如过氧化酶或蛋白水解酶等的缺乏,也能造成甲状腺激素生物合成或分泌障碍,而引起甲状腺肿。

二、病理

单纯性甲状腺肿最显著的病理改变是滤泡的高度扩张,充满大量胶体,而滤泡壁细胞变为扁平,这是甲状腺功能不足的现象。虽然镜下可看到局部的增生状态,表现为由柱状细胞所组成的、突入滤泡腔的乳头状体,但此种增生状态仅为代偿性的。

在形态方面,单纯性甲状腺肿可分为弥漫性和结节性两种。弥散性多见于青春期,扩张的滤泡平均地散在于腺体的各部。而结节性多见于流行区,扩张的滤泡集成一个或数个大小不等的结节,结节周围被有不完整的纤维包膜。

结节性甲状腺肿经一段时期后,由于血液循环不良,在结节内常发生退行性变,引起囊肿形成(往往并发囊内出血)和局部的纤维化和钙化等。巨大结节长期压迫结节间组织,可使有功能的组织萎缩退化,临床上表现为甲状腺功能低下。结节发展的另一结果是发生某种程度的自主性,即甲状腺结节分泌甲状腺激素的功能,不再依赖于促甲状腺激素,也不再受服用甲状腺激素的抑制,此时,如用大剂量碘剂治疗,很容易发生继发性甲亢。另外,结节性甲状腺肿还有发生恶变的可能。

三、临床表现

(一)单纯性甲状腺肿

单纯性甲状腺肿一般不呈功能上的改变,故一般无全身症状,基础代谢率正常。早期双侧甲状腺呈弥漫性肿大,质软,表面光滑无结节,可随吞咽动作上下移动。逐渐在肿大腺体一侧,也可在两侧,扪及多个或单个结节;囊肿样变的结节,可并发囊内出血,结节可在短期内迅速增大。

(二)较大的结节性甲状腺肿

较大的结节性甲状腺肿可以压迫邻近器官而引起各种症状。

1.压迫气管

比较常见。自一侧压迫,气管向对侧移位或变弯曲;自两侧压迫,气管变为扁平。由于气管内腔变窄,呼吸发生困难,尤其胸骨后甲状腺肿更为严重。气管壁长期受压,可以软化,引起窒息。

2.压迫食管

少见,仅胸骨后甲状腺肿可能压迫食管,引起吞咽时不适感,但不会引起梗阻症状。

3.压迫颈深部大静脉

可引起头颈部血液回流障碍,此种情况多见于位于胸廓上口大的甲状腺肿,特别是胸骨后甲状腺肿。临床出现面部青紫、肿胀,颈部和胸前表浅静脉的明显扩张。

4.压迫喉返神经

可引起声带麻痹,发生声音嘶哑。压迫颈部交感神经节链,可引起霍纳(Horner)综合征。

四、诊断

(1)多见于地方性甲状腺肿流行区,病程长,可数年或数十年。

(2)开始有双侧甲状腺弥漫性肿大,而后在甲状腺内(一侧或两侧)出现单个或多个大小不等的结节。

(3)结节质韧或较软,光滑,随吞咽动作上下移动。生长缓慢,一般很少发生压迫症状。胸骨后甲状腺肿可有头颈部静脉回流障碍症状。结节发生囊性变,短期内迅速增大,出现疼痛。

(4)甲状腺功能一般正常。

(5)部分患者合并甲状腺功能亢进症,少数可发生癌变,表现为近期肿块迅速增长,并出现恶性变体征。

五、治疗

结节性甲状腺肿,可继发甲状腺功能亢进,也可发生恶变。因此,应积极进行治疗。

（一）保守治疗

（1）青春发育期或妊娠期的生理性甲状腺肿，可以不给药物治疗，应多食含碘丰富的海带、紫菜等。

（2）20 岁以前年轻人弥漫性单纯性甲状腺肿者，可给以少量甲状腺素，以抑制腺垂体促甲状腺激素的分泌。常用剂量为 15～30 mg，2 次/日，口服，3～6 个月为 1 个疗程。

（二）手术治疗

如有以下情况者，应及时行手术治疗，施行甲状腺大部切除术。

（1）已发展成结节性甲状腺肿者。

（2）压迫气管、食管、喉返神经或交感神经节而引起临床症状者。

（3）胸骨后甲状腺肿。

（4）巨大甲状腺肿，影响工作生活者。

（5）结节性甲状腺肿继发育功能亢进者。

（6）结节性甲状腺肿疑有恶变者。

第二节　结节性甲状腺肿

一、概述

由于甲状腺非炎性和肿瘤性原因阻碍甲状腺激素合成，而导致垂体前叶分泌多量促甲状腺激素，使甲状腺代偿性肿大，称为单纯性甲状腺肿。甲状腺可呈对称性或多结节性肿大，女性多见。也可呈地方性分布，常因缺碘所致，又称地方性甲状腺肿。当病灶持续存在或反复恶化及缓解时，甲状腺不规则增生或再生，逐渐形成结节，则称为结节性甲状腺肿，为甲状腺外科的常见疾病。

二、临床表现

（1）甲状腺肿大，开始呈弥漫性、对称性，后出现单个或多个大小不等、质地不一的结节，呈不对称性。

（2）甲状腺结节可发生囊性变、坏死、出血、纤维化或钙化，囊内出血或囊性变可在短期内迅速增大，出现疼痛。

（3）结节生长缓慢，可随吞咽上下移动。随腺体增大和结节增多，可出现压迫症状。①气管压迫：出现堵塞感，呼吸不畅，甚至呼吸困难。气管可狭窄、弯曲移位或软化。②食管压迫：巨大甲状腺肿可伸入气管和食管之间，造成吞咽困难。③喉返神经压迫：出现声音嘶哑。④颈交感神经压迫：可出现 Horner 综合征（眼球下陷，瞳孔变小，眼睑下垂）。⑤上腔静脉压迫：上腔静脉综合征（单侧面部、颈部或上肢水肿），往往由于胸骨后甲状腺肿压迫所致。

（4）部分患者可合并甲亢（毒性多结节性甲状腺肿），可出现甲亢症状，但比 Graves 病症状轻。

（5）部分病例的结节可恶变，出现质硬结节，甚至颈部淋巴结肿大。

三、诊断要点

(1)多见于地方性甲状腺肿流行区,病程长,可数年或十数年。多见于成年女性。

(2)甲状腺内可扪及单个或多个大小不等、质地不一的结节,甲状腺肿结节巨大者可伴有压迫症状,如气管压迫、声嘶、Horner 综合征等。

(3)少数可发生癌变,表现为近期肿块迅速增长,并出现恶性变体征。

(4)合并甲亢病例可表现为甲亢症状。

(5)甲状腺功能基本正常,合并甲亢病例可出现 T_3、T_4 增高,吸 ^{131}I率增高。

(6)尿碘排泄减少,一般低于 100 ng/L,血浆蛋白结合碘(PBI)降低。

(7)甲状腺球蛋白(Tg)升高,为衡量碘缺乏的敏感指针。

(8)B 超检查可确定甲状腺的结节大小,证实甲状腺内囊性、实性或混合性多发结节的存在。B 超引导下细针穿刺细胞学检查,诊断准确性更高。

(9)放射性核素扫描可评估甲状腺功能状态,多数结节性甲状腺肿表现为温和凉结节。如出现热结节,表示该结节有自主功能。如发生冷结节,则应警惕恶性结节的存在。

(10)CT、MRI 有利于胸骨后甲状腺肿或纵隔甲状腺肿的诊断。

四、治疗方案及原则

(1)青春发育期或妊娠期的生理性甲状腺肿,可以不给药物治疗,也不需手术治疗。应多食含碘丰富食物。

(2)25 岁以前年轻人弥漫性单纯性甲状腺肿者,可给以少量甲状腺素,以抑制垂体前叶促甲状腺激素的分泌。常用剂量为左甲状腺素 50~100 μg/d 或甲状腺素片 60~120 mg/d,连服3~6个月。

(3)手术指征:①结节性甲状腺肿并有坏死、囊性变、出血,钙化者。②腺叶过于肿大,压迫气管、食管、喉返神经或交感神经节而引起临床症状者。③胸骨后甲状腺肿。④巨大甲状腺肿,影响工作生活者。⑤结节性甲状腺肿继发甲状腺功能亢进者,应按甲亢术前严格准备后再行手术。⑥结节性甲状腺肿疑有恶变者。⑦为美观要求,患者迫切要求手术。

手术方式应根据结节多少、大小、分布而决定。一般可行甲状腺叶次全切除术或全切除术,也可行近全甲状腺切除术。如术中对可疑结节行冰冻切片检查证实为恶性,应行全甲状腺切除。

第三节　甲状腺腺瘤

一、概述

甲状腺腺瘤起源于甲状腺滤泡组织,是最常见的甲状腺良性肿瘤。此病在全国散发性存在,病理上可分为滤泡状、乳头状和 Hurthle 细胞三种类型,后二者少见。乳头状瘤难与乳头状囊腺瘤区别;有人又称为乳头状囊腺瘤。滤泡状瘤最为多见,可分为巨滤泡性(或胶质性)、胎儿性、胚胎性及单纯性腺瘤。

二、临床表现

(1)多见于 40 岁以下女性。

(2)甲状腺无痛性肿块,早期无症状,个别有吞咽不适或梗死感。

(3)甲状腺内可触及单个圆形或椭圆形结节,个别为多发。表面光滑,界限清楚,与皮肤无粘连,随吞咽上下移动。质地不一,实性者软,囊性者则硬。

(4)部分患者因肿瘤出血而突然增大,出现局部胀痛和压痛,肿瘤增大后可引起邻近器官组织压迫症状。

(5)部分病例为自主功能性腺瘤,可出现甲亢症状。

(6)少数病例可发生腺瘤恶变。肿瘤质硬、固定或出现颈部淋巴结肿大。

三、诊断要点

(1)40 岁以下女性,颈前出现无痛性肿块,无自觉症状,部分可因囊内出血而表现为肿物短期内增大,并出现局部胀痛。

(2)局限于一侧叶甲状腺体内的单发结节,呈圆形或卵圆形,质地稍硬,表面光滑,边界清楚,无压痛,生长缓慢。

(3)甲状腺功能一般正常,少数合并甲亢者 T_3、T_4 可增高,称高功能或毒性腺瘤。

(4)放射性核素扫描可为"温结节",囊性者可表现为"冷结节"。高自主功能性腺瘤可表现为"热结节"。如肿物为实性且核素扫描为"冷结节",应注意腺瘤癌变可能。

(5)甲状腺吸收 ^{131}I功能正常。

(6)B 超检查可辨别腺瘤实性或囊性。

四、治疗方案及原则

临床上甲状腺腺瘤有癌变和引起甲亢的可能,原则上应早期手术,可行腺瘤摘除术。但切除腺瘤时应将腺瘤连同其包膜周围 1 cm 范围的正常甲状腺组织整块切除,必要时应作腺叶大部分切除或腺叶次全切除,也可将腺叶全切除。切除标本应即送冰冻切片检查以判定有无恶变,已恶变者则需按甲状腺癌处理。

第四节　甲状腺癌

甲状腺癌大多为原发性,根据起源于滤泡细胞或滤泡旁细胞,可将原发性甲状腺癌分为滤泡上皮癌和髓样癌两大类。而滤泡上皮癌又可分为乳头状癌、滤泡状癌及未分化癌。

一、原发性甲状腺癌分类

(一)乳头状癌

乳头状癌好发于 40 岁以下的年青女性及 15 岁以下的少年儿童。乳头状癌占甲状腺癌的 $60\%\sim80\%$。癌肿多为单个结节,少数为多发或双侧结节,质地较硬,边界不规则,活动度差。肿块生长缓慢,多无明显的不适感,故就诊时,平均病程已达 5 年左右,甚至达 10 年以上。癌肿的大小变异很大,小的癌肿直径可小于 1 cm,坚硬,有时不能触及,常因转移至颈淋巴结而就诊,甚至在尸检时病理切片才得以证实为甲状腺癌。

(二)滤泡状癌

滤泡状癌是指有滤泡分化而无乳头状结构特点的甲状腺癌,其恶性程度高于乳头状癌,约占甲状腺癌的 20%,仅次于乳头状癌而居第 2 位。主要见于中老年人,特别是 40 岁以上的女性。一般病程长,生长缓慢,多为单发,少数也可为多发或双侧结节。质实而硬韧,边界不清,常缺乏明显局部恶性表现。

(三)未分化癌

未分化癌恶性程度高,常见于 60~70 岁的老年人,约占甲状腺癌的 5%。发病前可有甲状腺肿或甲状腺结节,但短期内肿块迅速增大,并迅速发生广泛的局部浸润,形成双侧弥漫性甲状腺肿块。肿块局部皮肤温度增高,肿块大而硬,边界不清,并与周围组织粘连固定,伴有压痛,常转移至局部淋巴结而致淋巴结肿大。

(四)髓样癌

髓样癌起源于甲状腺滤泡旁细胞,不常见,约占甲状腺癌的 5%,可见于各种年龄,但好发于中年患者,女性多于男性,属于中等恶性程度的肿瘤。甲状腺髓样癌一般可分为散发型和家族型两大类。散发型约占 80%,家族型约占 20%。癌肿易侵蚀甲状腺内淋巴管,经淋巴结转移,常转移的部位是颈部淋巴结、气管旁软组织、食管旁或纵隔淋巴结,可产生压迫症状及转移性肿块。也可经血行转移至肺、骨骼或肝脏。

二、临床表现

(一)症状

甲状腺肿块多数在无意中或普查时发现,增长速度较快,有的患者出现声音嘶哑或呼吸、吞咽困难,也有甲状腺肿块不明显而首先发现颈淋巴结肿大者。

(二)体征

甲状腺癌多为单个结节,结节可为圆形或椭圆形,有些结节形态不规则,质硬而无明显压痛,常与周围组织粘连而致活动受限或固定。若发生淋巴结转移,常伴有颈中下部、胸锁乳突肌旁肿大的淋巴结。一般来说,甲状腺单个结节比多个结节、小的实质性结节比囊性结节、男性比女性发生甲状腺癌的可能性大,但多发性结节、囊性结节均不能排除甲状腺癌的可能。家族型甲状腺髓样癌常为双侧肿块,并可有压痛。

甲状腺癌较大时可压迫和侵袭周围组织与器官,常有呼吸困难、吞咽困难及声音嘶哑。远处转移时,可出现相应的临床表现。甲状腺髓样癌可有肠鸣音亢进、气促、面颈部阵发性皮肤潮红、血压下降及心力衰竭等类癌综合征体征。

三、辅助检查

(一)实验室检查

1.甲状腺功能测定

一般应测定血清 TT_4、FT_4、TT_3、FT_4、$sTSH(uTSH)$。必要时还应检测抗甲状腺球蛋白抗体和 TPOAb 或 TSAb 等。如均正常,一般不考虑有甲状腺功能异常。如 $sTSH < 0.5\ mU/L$,FT_4(或 FT_3)正常或稍升高,即应考虑有亚临床型甲亢可能。甲状腺癌患者的甲状腺功能一般正常,少数可因肿瘤细胞能合成和分泌 T_3、T_4 而出现甲亢症状,较轻者可仅有 TSH 下降和 FT_3、FT_4 的升高。肿瘤出血、坏死时,有时也可出现一过性甲亢。

2.血清甲状腺球蛋白测定

血清 Tg 测定主要用于分化良好的甲状腺癌的复发判断。

当血 TSH 很低时,一般测不到 Tg,使用重组的人 TSH(rhTSH)后,Tg 分泌增多,血 Tg 一般升高10 倍以上;分化程度差的肿瘤患者升高不足 3 倍。但分化较好的甲状腺癌患者(约 20%)血清中存在 Tg 自身抗体,用免疫化学和 RIA 法测定 Tg 时可使 Tg 呈假性升高或降低。分析结果时必须引起注意。接受 L-T$_4$ 治疗的甲状腺癌患者,如血清 Tg 正常或测不出,提示复发的可能性小,5 年存活率高;如血清 Tg 高于正常,提示肿瘤已复发。

3.血清 CT 测定及五肽促胃液素兴奋试验

血清 CT 升高是甲状腺髓样癌的较特异性标志。髓样癌患者在滴注钙剂后,血 CT 进一步升高,而正常人无此反应。因此,血清 CT 测定及钙滴注兴奋试验可作为本病的诊断依据,同时可作为家族型甲状腺髓样癌患者家族成员的筛选与追踪方法之一。血清 CT 测定还可用于筛选非家族型甲状腺髓样癌和甲状腺 C 细胞增生症病例。

因此,在甲状腺肿瘤的术前诊断中,事实上血 CT 测定和五肽促胃液素兴奋试验已经成为继细针活检、B 超、放射核素扫描等的另一项诊断方法。

(二)影像学诊断

1.超声波检查

高分辨率 B 超在甲状腺疾病中主要有以下用途。

(1)了解甲状腺容量和血流情况。B 超较单光子发射计算机断层扫描(SPECT)、CT、MRI 等均有其独到的优越性,尤其在了解血流情况方面其优点突出。

(2)了解甲状腺结节的大小、位置,可发现"意外结节",明确甲状腺后部的结节位置以及与附近组织的关系。

(3)作为结节穿刺、活检的引导,甲状腺 B 超检查已成为甲状腺肿瘤术前诊断和术后追踪的重要方法。在高分辨率 B 超系统中,加入立体定位系统(3D 扫描 B 超),可进一步提高其敏感性和诊断效率。

2.甲状腺核素扫描

采用^{131}I或^{99m}Tc作为示踪剂对甲状腺进行扫描,可显示甲状腺肿块的大小、位置、形态、数目及功能状态,有助于甲状腺肿块的性质及异位甲状腺肿块的鉴别与定位。热结节和温结节多为良性甲状腺腺瘤(但也有例外),而凉结节和冷结节提示为无功能甲状腺腺癌、甲状腺囊肿伴有出血坏死或甲状腺癌肿。特别是男性患者,出现边界不清的单个冷结节时,应高度怀疑甲状腺癌的可能。

临床上应用核素扫描显像检查的另一目的是确定甲状腺结节(包括肿瘤)的功能性(摄取碘、合成和分泌 TH 等)。与^{131}I或^{123}I 比较,^{99m}Tc 或(^{99m}TcO$^-$)的特异性和敏感性更高,而且不会导致碘甲亢。甲状腺恶性病变行甲状腺全切后,可用诊断性^{131}I检查来判断是否有病灶复发。如血清 Tg 水平大于 10 ng/mL,可应用^{131}I(剂量为 3.7 GBq,即 100 mCi)行甲状腺扫描,以确定是否有复发或甲状腺外转移。

3.甲状腺 CT 和 MRI 检查

(1)甲状腺区 CT 扫描:可用于肿瘤的分级。注意在 CT 片上发现任何多发性淋巴结存在钙化、血供增多、增大、出血、形态不规则，或在 MRI 图像上发现结节呈低至中等 T_1 和 T_2 信号强度（提示含多量 Tg），不论甲状腺内有无病灶，都应考虑甲状腺癌转移灶的可能。

（2）甲状腺区 MRI 检查：当重点了解病变与毗邻组织的关系时，可首选 MRI 检查。MRI 能清楚地显示甲状腺位置、大小、肿块与腺体及周围组织的关系。甲状腺良性肿瘤常为边界清楚、局限性长 T_1 与长 T_2 信号肿块。甲状腺癌常表现长 T_1 及不均匀长 T_2 异常肿块。肿块可向上下蔓延，左右浸润，常伴有颈部淋巴结肿大。

（三）细胞学检查

临床上凡有甲状腺结节（尤其是迅速增大的单个的甲状腺结节）患者都应想到甲状腺癌可能。细针（或粗针）抽吸甲状腺组织，进行细胞学检查是鉴别甲状腺肿块病变性质的简单、易行而且较可靠的方法。

其具体方法为选用 22～27 号针头套在 10 mL 或 25 mL 针筒上，颈部常规消毒后，将针头刺入甲状腺肿块抽吸，也可将针头转换几个不同的角度进行抽吸，抽吸的标本涂片做细胞学检查。目前认为该技术对区别甲状腺肿块性质其敏感性大于 80%，特异性大于 70%。但限于技术因素和组织细胞类型不同等问题，仍有 16%～20% 的病例难以做出诊断。如区别滤泡细胞癌的良、恶性可能需要血管、包膜浸润的证据，因此，没有病理组织学的发现是难以诊断的，同时也可出现假阳性或假阴性。但细针穿刺仍然是大多数病例首选的诊断方法。如果细针穿刺失败，或所得结果不能确诊，换用粗针抽吸活检可提高诊断率，筛选手术病例。穿刺获得的细胞也可作细胞遗传学和分子生物学（如癌基因与抑癌基因突变等）分析协助诊断。

四、诊断

甲状腺癌的诊断应综合病史、临床表现和必要的辅助检查结果。

（1）甲状腺癌患者的主诉常常为"颈部肿块"或"颈部结节"。在病史询问中，要特别注意肿块或结节发生的部位、时间、生长速度，是否短期内迅速增大；是否伴有吞咽困难、声音嘶哑或呼吸困难；是否伴有面容潮红、心动过速及顽固性腹泻等表现；是否因患其他疾病进行过头颈部、上纵隔放射治疗及有无 RAI 治疗史等；是否暴露于核辐射污染的环境史；从事的职业是否有重要放射源以及个人的防护情况等。髓样癌有家族遗传倾向性，家族中有类似患者，可提供诊断线索。

（2）检查时肿块边界欠清，表面高低不平，质硬，活动度小或完全固定，颈部常可扪及肿大淋巴结。髓样癌约有 15% 病例呈家族性倾向，可伴发肾上腺嗜铬细胞瘤和甲状旁腺瘤等内分泌系统新生物。

（3）既往有头颈部的 X 线照射史。现已确诊 85% 的儿童甲状腺癌的患者都有头颈部放射史。

（4）B 超有助于诊断。放射性核素扫描，大多数甲状腺癌表现为冷结节。

（5）血清降钙素测定对早期诊断甲状腺髓样癌有十分重要的价值，用放射免疫法测定。

（6）有多发性内分泌腺瘤病的家族史者，常提示甲状腺髓样癌。

（7）孤立性甲状腺结节质硬、固定，或合并压迫症状。

（8）存在多年的甲状腺结节，突然生长迅速。

（9）有侵犯、浸润邻近组织的证据；或扪到分散的肿大而坚实的淋巴结。

（10）借助[131]I甲状腺扫描、细胞学检查、颈部X线平片、间接喉镜等检查,可明确诊断。

（11）确诊应依靠冰冻切片或石蜡切片检查。

五、鉴别诊断

甲状腺癌应与甲状腺瘤或囊肿、慢性甲状腺炎等相鉴别。

（一）甲状腺瘤或囊肿

甲状腺瘤或囊肿为甲状腺一侧或双侧单发性或多发性结节,表面平滑,质地较软,无压痛,吞咽时移动度大。囊肿张力大,也可表现质硬。甲状腺放射性核素扫描,B型超声波检查等可帮助诊断。仍鉴别困难时,可穿刺行细胞学检查。

（二）慢性甲状腺炎

慢性甲状腺炎以慢性淋巴性甲状腺炎和慢性纤维性甲状腺炎为主。慢性淋巴性甲状腺炎,起病缓慢,甲状腺弥漫性肿大,质地坚韧有弹性,如象皮样,表面光滑,与周围正常组织无粘连,可随吞咽运动活动,局部不红不痛无发热,可并发轻度甲状腺功能减退,晚期压迫症状明显,实验室检查可示血沉加快,肝功能絮状反应阳性,血清蛋白电泳分析示γ球蛋白增高,甲状腺扫描常示摄[131]I率低且分布不匀。慢性侵袭性纤维性甲状腺炎,甲状腺逐渐肿大,质地异常坚硬,如岩石样。其特点为侵袭甲状腺周围组织,甲状腺被固定,不能随吞咽活动,其也可压迫气管、食管,引起轻度呼吸困难或吞咽困难,但一般不压迫喉返神经或颈交感神经节。晚期多合并有甲状腺功能减退。鉴别困难时,可行穿刺细胞学检查。

六、治疗

（一）手术治疗

甲状腺癌一经诊断或高度怀疑甲状腺癌患者,一般均需尽早手术治疗。

1.术前准备

手术前(特别是手术因故推迟时)服用L-T$_4$进行抑制性治疗,可使手术操作更容易,同时也可抑制癌细胞的扩散。手术时应常规行病理检查,以进一步明确病变性质及决定手术方式。

2.甲状腺癌的手术方式和范围

根据布达佩斯国家肿瘤研究所和医学院的建议以及美欧的普遍意见和经验,一般标准术式是甲状腺近全切,仅遗留2～4 g上叶组织,并清扫全部可疑淋巴结。术中应仔细探查颈部淋巴结,如颈部淋巴结受累,应行颈部淋巴结清除术。术后4周可根据甲状腺癌的组织类型、是否转移与浸润来进行术后的残留或复发组织的放射碘扫描及放射碘治疗。放射碘全身扫描可确定颈部残留的甲状腺组织及癌组织,同时也可确定远处的转移灶。

（二）术后治疗

1.术后放化疗的原则

对肿瘤直径小于1 cm的低危复发患者,术后不必行局部放疗,但对肿瘤直径大于1 cm的低危复发患者和所有高危复发患者,在术后必须进行放疗,或给予治疗量的放射性碘。如肿瘤的摄碘能力很差,应行外放射治疗。

甲状腺癌术后应常规用L-T$_4$替代治疗,以维持甲状腺功能,如肿瘤摘除后仍保留有足够的甲状腺组织,一般也主张加用L-T$_4$(或干甲状腺片),其目的是抑制TSH分泌,防止肿瘤复发。不论是何种甲状腺癌,均应在术后(至少5年内)应用L-T$_4$,抑制血TSH水平在0.1 mU/

L 以下(sTSH 或 uTSH 法),5 年后可用 L-T$_4$ 维持在 0.1～0.3 mU/L 范围内。

2.术后患者的病情变化

可能有三种主要类型。

(1)局部复发或远处转移。

(2)临床上有或无症状体征;用 T$_4$ 治疗时,血 Tg 正常或稍高,停用 T$_4$ 后 Tg 升高。

(3)无复发的临床表现和影像学依据,用 T$_4$ 治疗时或停用 T$_4$ 后 Tg 均正常,后两类患者均应积极使用 T$_4$ 抑制 TSH 分泌,一旦确诊为复发,应再次手术或采取放射性碘治疗。

3.术后追踪的主要生化指标

是血清 TSH 和 Tg,一般每 3～6 个月复查 1 次。必要时可定期行 B 超或 CT(MRI)检查,也可考虑作全身放射碘扫描追踪(至少相隔 2 年)。如临床上高度怀疑有复发,而上述影像检查阴性,可考虑做^{201}Tl,或^{99m}Tc(^{99m}Tc-sesta-M1B1)扫描,或^{18}F-脱氧葡萄糖-PET,或^{11}C-蛋氨酸-PET 扫描,以确定复发病灶的部位和程度。

4.放射性碘治疗

^{131}I扫描能显示手术后的残余癌组织或远处转移灶。如果患者首先使用 L-T$_4$(50～70 μg)进行替代治疗,当停用 3 周后,患者 TSH 水平升高。再经 2～3 周,当血清 TSH 上升到 50 mU/L时,可服用^{131}I 5～10 mCi,72 小时后行全身扫描。近来,人们已改用重组的人 TSH(rhTSH)先刺激甲状腺(包括含 TSH 受体的癌细胞)及 PET 扫描来对转移灶进行定位与追踪,方法可靠,灵敏度高。如果发现残留的甲状腺癌组织或转移灶,通常可施以^{131}I 50～60 mCi,如果是有功能的转移癌则剂量加倍。一般^{131}I总量为 100～150 mCi。1～2 天后可继以 TH 抑制治疗,将血清 TSH 抑制到小于 0.1 mU/L 或对 TRH 全无反应为止。一般 T$_4$ 的用量为 300 μg。定期的^{131}I扫描要根据患者的情况而定,以每 6 个月 1 次为宜。如果前次扫描已发现有转移病灶,则需要再次行^{131}I全身扫描。而对甲状腺球蛋白不高,前次^{131}I扫描证明无转移的患者,则不需再次扫描,但可在手术 1 年后重复扫描。扫描显示复发,则再次使用^{131}I治疗,并且剂量较前次要大,但^{131}I的总治疗量不超过 500 mCi。扫描显示无复发,则继续使用 T$_4$ 治疗。TH 治疗的目的一方面是替代,维持甲状腺的正常功能,另一方面是反馈抑制 TSH 分泌。

(三)放射治疗

未分化癌具有一定的放射敏感性,可采用放射线治疗。乳头状、滤泡状及髓样癌一般不采用放疗。但当乳头状、滤泡状癌组织无摄碘功能或髓样癌术后有高 CT 状态及难以切除的复发癌、残余癌和骨转移癌,也可用外放射治疗。

(四)化疗

甲状腺癌对化疗不敏感,可用于甲状腺癌综合性姑息治疗。对晚期甲状腺癌或未分化癌可试用环磷酰胺、阿霉素等治疗。

手霉素为法尼基-蛋白转移酶抑制剂,常单独或与其他药物联合用于治疗未分化性甲状腺癌。

近年来开始试用的单克隆抗体靶向治疗可能是治疗甲状腺癌(主要是髓样癌)的一种新途径(如抗 CEA 放射标记的抗体)。近年来试用生长抑素类似物和干扰素治疗甲状腺髓样癌,有一定疗效,化疗药物与免疫调节剂合用,可提高机体免疫力,加强抗癌效果。

(五)经皮酒精注射治疗

经皮酒精注射治疗主要用于实性小至中等结节的治疗。对拒绝行[131]I治疗或手术治疗的良性结节也可考虑用此法治疗。注射酒精最好在 B 超引导下进行,在结节内找到血管最丰富的区域后,用 21～22 号针头注入酒精。治疗前和治疗后应追踪 TSH、FT_4、FT_3 和 Tg。此法可有 60% 左右的治愈率。

酒精注射主要用于治疗无功能性甲状腺结节、高功能结节和甲状腺腺瘤。对甲状腺癌患者,尤其是有转移和局部压迫症状者,不能首选酒精注射治疗。

(六)对症治疗

甲状腺癌术后出现甲状旁腺功能减退时,可补充钙剂和维生素 D。甲状腺髓样癌伴类癌综合征时,可服用赛庚啶缓解症状。

七、预后

(一)甲状腺癌的预后依肿瘤性质和治疗方法而异

一般可用 Mayo 医院的 MACIS 计分系统进行评判。在这一评判体系中,用 Cox 模型分析和逐步回归分析(n=1779)得到五个影响预后的独立变量 MACIS:转移(M)、年龄(A)、完全切除程度(C)、侵犯情况(I)和肿瘤大小(S)。即:MACIS=3.1[(年龄不超过 39 岁)或(年龄大于或等于 40 岁)]+0.3[肿瘤大小,单位(cm)]+1(完全切除时)+1(不完全切除时)+1(有局部侵犯)+3(有远处转移)。用这一公式得到的 20 年存活率与相应 MACIS 计分值分别为:MACIS<6者,20 年存活率为 99%;MACIS 为6～6.99 者,20 年存活率为 89%;MACIS 为 7～7.99 者,20 年存活率为 56%;MACIS≥8 者,20 年存活率为 24%。经多年验证,MACIS 预后评判已被绝大多数人所接受和应用。

(二)甲状腺癌的预后与肿瘤的组织类型有关

未分化癌恶性程度高,其治疗往往是姑息性的。乳头状癌预后好,常通过近全部甲状腺切除、长期的 TH 的抑制治疗及[131]I治疗具有摄碘功能的转移灶,可降低甲状腺癌的复发率,延长生存时间,其术后生存期常在 10～20 年以上。滤泡状癌常因转移至肺和骨,较乳头状癌恶性程度高、侵袭力大,预后较差。因此,对其治疗措施应比乳头状癌更有力。除监测血清甲状腺球蛋白外,定期的 X 线追踪检查是必要的。甲状腺髓样癌的恶性程度仅次于未分化癌,2/3 患者的生存期为 10 年左右,对于得到早期诊断、早期治疗的患者有望获得痊愈。

第五节 胃十二指肠溃疡急性并发症

胃十二指肠局限性圆形或椭圆形全层黏膜缺损,称为胃十二指肠溃疡,因溃疡形成与胃酸-蛋白酶的消化作用有关,也称为消化性溃疡。大部分消化性溃疡可用药物治愈,药物治疗无效的溃疡患者可导致急性穿孔、出血、幽门梗阻,是胃十二指肠溃疡的主要并发症,也是临床常见的急腹症,通常需要急诊手术处理。手术方式主要有单纯修补术和胃大部切除术。迷走神经切断曾作为治疗消化性溃疡的一种重要式式,近年来已逐渐弃用。对于幽门梗阻不能切除原发病灶的患者还可行胃-空肠短路手术。

自 1880 年 Mikulicz 实施首例溃疡病穿孔缝合以来,大网膜缝合修补至今仍是最普遍使用的方法。因单纯修补术后溃疡复发率很高,到 20 世纪中期较强调行确定性胃大部切除手术。其后由于幽门螺杆菌(HP)感染与溃疡病关系的确定,又回到提倡行单纯缝合修补,术后用药物根治 HP,并使用抑酸药物治疗溃疡。

消化性溃疡穿孔后应行单纯缝合还是即时行确定性手术(胃大部切除),目前仍存争论。支持行确定性手术者认为,确定性手术后的溃疡复发率、再手术率均明显低于单纯缝合组,主张穿孔至手术≤6 小时、腹腔污染不重、无危险因素存在时应行确定性手术。反对者认为单纯缝合后用抑酸加抗 HP 药物治疗,可获得溃疡痊愈,且不带来胃大部切除术后诸多近远期并发症,若药物治疗无效可再行确定性手术。随着损伤控制外科概念和快速康复外科概念的普及,后一观点渐成主流。

对溃疡病穿孔采用腹腔镜手术治疗是近 20 多年来的趋势,1990 年由 Mouret 首次报道,其后有较多报道均取得较好结果。腹腔镜治疗的优点包括可明确诊断;便于冲洗腹腔,减少感染;无开腹术的长切口,创伤小;术后止痛药用量少,恢复快等。目前我国已有较多医院开展腹腔镜手术,并在加速普及中,开腹单纯修补仅在不具备条件的基层医院仍是首选方式,但可预期腹腔镜穿孔修补术将成为消化性溃疡穿孔的普遍首选术式。本章节将重点介绍腹腔镜胃十二指肠溃疡穿孔修补术、腹腔镜远端胃大部切除术和腹腔镜胃-空肠吻合术。

一、病因

胃十二指肠溃疡发病是多因素综合作用的结果,其中最为重要的是胃酸分泌异常、HP 感染和黏膜防御机制破坏。

(1)溃疡只发生在与胃酸相接触的黏膜,十二指肠溃疡患者的胃酸分泌高于健康人,除与迷走神经张力及兴奋性过度增高有关外,与壁细胞数量的增加也有关,此外壁细胞对胃泌素、组胺、迷走神经刺激的敏感性也增高。

(2)HP 感染与消化性溃疡密切相关,95% 以上的十二指肠溃疡与近 80% 的胃溃疡患者中检出 HP 感染。清除 HP 感染可以明显降低溃疡病复发率。

(3)非甾体类抗炎药、肾上腺皮质激素、胆汁酸盐、酒精等可破坏胃黏膜屏障,造成 H^+ 逆流入黏膜上皮细胞,引起胃黏膜水肿、出血、糜烂,甚至溃疡。正常情况下,酸性胃液对胃黏膜的侵蚀作用和胃黏膜防御机制处于相对平衡状态,如平衡受到破坏,侵害因子作用增强,胃黏膜屏障等防御因子作用削弱,胃酸、胃蛋白酶分泌增加,最终将导致溃疡。

二、病理生理

(一)穿孔

90% 的十二指肠溃疡穿孔发生在球部前壁,而胃溃疡穿孔 60% 发生在胃小弯,40% 分布于胃窦及其他各部位。急性穿孔后,有强烈刺激性的胃酸、胆汁、胰液等消化液和食物溢入腹腔,引起化学性腹膜炎,导致剧烈腹痛和大量腹腔渗出液。6~8 小时后细菌开始繁殖,并逐渐转变为化脓性腹膜炎,病原菌以大肠埃希菌、链球菌为多见。由于强烈化学刺激、细胞外液丢失和细菌毒素吸收等因素,患者可出现休克。胃十二指肠后壁溃疡,可穿透全层并与周围组织包裹,形成慢性穿透性溃疡,也可引起广泛的腹膜后感染。

(二)出血

溃疡基底的血管壁被侵蚀而破裂出血,大多数为动脉出血,溃疡基底部血管破裂出血不易自行停止,可引发致命的动脉性出血。引起大出血的十二指肠溃疡通常位于球部后壁,可侵蚀胃十二指肠动脉或胰十二指肠上动脉及其分支。胃溃疡大出血多数发生在胃小弯,出血源自胃左、右动脉及其分支。大出血后血容量减少,血压降低,血流变缓,可在血管破裂处形成血凝块而暂时止血。由于胃肠蠕动和胃十二指肠内容物与溃疡病灶的接触,暂时停止的出血可能再次活动出血,应予高度重视。

(三)幽门梗阻

溃疡引起幽门梗阻有痉挛、炎症水肿和瘢痕三种,前两种情况是暂时、可逆性的,在炎症消退、痉挛缓解后幽门恢复通畅,而瘢痕造成的梗阻是永久性的,需要手术方能解除。瘢痕性幽门梗阻是由于溃疡愈合过程中瘢痕收缩所致,最初为部分性梗阻,由于同时存在痉挛或水肿,使部分性梗阻渐趋完全性。初期,为克服幽门狭窄,胃蠕动增强,胃壁肌层肥厚,胃轻度扩大。后期,胃代偿功能减退,失去张力,胃高度扩大,蠕动消失。胃内容物滞留使胃泌素分泌增加,胃酸分泌亢进,胃黏膜呈现糜烂、充血、水肿和溃疡。幽门梗阻病程较长者可出现营养不良和贫血。呕吐引起的水电解质丢失可导致脱水、低钾低氯性碱中毒等。

三、临床表现

(一)穿孔

多数患者有既往溃疡病史,穿孔前数日症状加重,情绪波动、过度疲劳、刺激性饮食或服用皮质激素药物等常为诱发因素。穿孔多在夜间空腹或饱食后突然发生,表现为骤起上腹部刀割样剧痛,迅速波及全腹,患者疼痛难忍,可有面色苍白、出冷汗、脉搏细速、血压下降等表现,常伴恶心、呕吐。疼痛可放射至肩部,当漏出的胃内容物沿右结肠旁沟向下流注时,可出现右下腹痛。当腹腔有大量渗出液稀释漏出的消化液时,腹痛可略有减轻。由于继发细菌感染,出现化脓性腹膜炎,腹痛可再次加重。多数患者在病程初期发热可不明显,但随病情进展体温可逐渐升高。偶尔可见溃疡穿孔和溃疡出血同时发生。溃疡穿孔后病情的严重程度与患者的年龄、全身情况、穿孔部位、穿孔大小和时间以及是否空腹穿孔密切有关。体检时患者表情痛苦,多采取仰卧微屈膝体位,不愿移动,腹式呼吸减弱或消失;全腹压痛、反跳痛,腹肌紧张呈"板样"强直,尤以右上腹最明显;叩诊肝浊音界缩小或消失,可有移动性浊音;听诊肠鸣音消失或明显减弱。

(二)出血

胃十二指肠溃疡大出血的临床表现取决于出血量和速度,主要症状是呕血和解柏油样黑便,多数患者只有黑便而无呕血,迅猛的出血则为大量呕血与紫黑血便。呕血前常有恶心,便血前后可有心悸、眼前发黑、乏力、全身疲软,甚至出现晕厥。患者过去多有典型溃疡病史,近期可有服用阿司匹林等情况。如出血速度缓慢则血压、脉搏改变不明显,短期内失血量超过800 mL可出现休克症状,表现为焦虑不安、四肢湿冷、脉搏细速、呼吸急促、血压下降。如血细胞比容在30%以下,出血量已超过1 000 mL,患者可呈贫血貌,面色苍白,脉搏增快。腹部体征不明显,腹部可稍胀,上腹部可有轻度压痛,肠鸣音亢进。腹痛严重的患者应注意有无伴发溃疡穿孔。大量出血早期,由于血液浓缩,血象变化不大,以后红细胞计数、血红蛋白值和血细胞比容均呈进行性下降。

(三)幽门梗阻

主要症状为腹痛与反复发作的呕吐。患者最初有上腹膨胀不适并出现阵发性胃收缩痛，伴嗳气、恶心与呕吐。呕吐多发生在下午或晚间，呕吐量大，一次可达 1 000～2 000 mL，呕吐物含大量宿食，有腐败酸臭味，但不含胆汁。呕吐后自觉胃部饱胀改善，故患者常自行诱发呕吐以期缓解症状。常有少尿、便秘、贫血等慢性消耗表现。体检常见营养不良，消瘦，皮肤干燥、弹性消失，上腹隆起，可见胃型，有时有自左向右的胃蠕动波，晃动上腹部可听到振水音。

四、辅助检查

(一)穿孔

实验室检查示白细胞计数增加，血清淀粉酶轻度升高。站立位 X 线检查在 80% 的患者可见膈下新月状游离气体影。CT 检查可提供的直接征象包括胃肠壁连续性中断，局部管壁不规则，境界欠清；间接征象包括腹腔内游离气体，邻近脂肪间隙内有小气泡影，腹腔积液，以及肠系膜、网膜、腹膜密度增高，结构模糊等腹腔炎表现。

(二)出血

大出血时不宜行上消化道钡餐检查，急诊纤维胃镜检查可迅速明确出血部位和病因，出血24 小时内胃镜检查阳性率可达 70%～80%，超过 48 小时则阳性率下降。选择性腹腔动脉或肠系膜上动脉造影也可用于血流动力学稳定的活动性出血患者，可明确病因与出血部位，并可同时进行栓塞、注药等介入治疗。

(三)幽门梗阻

清晨空腹置胃管，可抽出大量酸臭胃液和食物残渣。X 线钡餐检查可见胃腔扩大，胃壁张力减低，钡剂入胃后有下沉现象。正常人胃内钡剂 4 小时即排空，如 6 小时尚有 1/4 钡剂存留者，提示有胃潴留，24 小时后仍有钡剂存留者提示有瘢痕性幽门梗阻。纤维胃镜检查可确定梗阻，并明确梗阻原因。

五、诊断

(一)穿孔

既往有溃疡病史，突发上腹部剧烈疼痛并迅速扩展为全腹疼痛，伴腹膜刺激征等，为上消化道穿孔的特征性表现，结合 X 线检查发现膈下游离气体，诊断性腹腔穿刺抽出液含胆汁或食物残渣，不难做出正确诊断。在既往无典型溃疡病史，十二指肠及幽门后壁溃疡小穿孔，胃后壁溃疡向小网膜腔内穿孔，老年体弱患者反应差，空腹小穿孔等情况下，症状、体征不典型，较难诊断。需与急性胆囊炎、急性胰腺炎、急性阑尾炎等急腹症鉴别诊断。

(二)出血

有溃疡病史，出现呕血与黑便时诊断并不困难。无溃疡病史时，应与应激性溃疡出血、胃癌出血、食管胃底曲张静脉破裂出血、食管炎、贲门黏膜撕裂综合征和胆道出血鉴别。

(三)幽门梗阻

根据长期溃疡病史，特征性呕吐和体征，即可诊断幽门梗阻，但应与下列情况鉴别：①痉挛水肿性幽门梗阻，由活动性溃疡所致，有溃疡疼痛症状，梗阻为间歇性，经胃肠减压和应用解痉制酸药，症状可缓解。②十二指肠球部以下的梗阻病变，如十二指肠肿瘤、胰头癌、十二指肠淤滞症等也可以引起上消化道梗阻,根据呕吐物含胆汁,以及 X 线、胃镜、钡餐检查可助鉴别。③胃窦部与幽门的癌肿可引起梗阻,但病程较短,胃扩张程度轻,钡餐与胃镜活检可明确诊断。

六、保守治疗

(一)穿孔

保守治疗适用于一般情况好,症状体征较轻的空腹穿孔;穿孔超过 24 小时,腹膜炎已局限的情况;或用水溶性造影剂行胃十二指肠造影,证实穿孔业已封闭的患者。不适用于伴有出血、幽门梗阻、疑有癌变等情况。治疗措施主要包括:①持续胃肠减压,减少胃肠内容物继续外漏。②输液以维持水、电解质平衡,并给予肠外营养支持。③应用抗生素控制感染。④经静脉给予 H$_2$ 受体阻断剂或质子泵拮抗剂等制酸药物。非手术治疗 6～8 小时后病情仍继续加重应尽快转手术治疗。非手术治疗后少数患者可出现膈下或腹腔脓肿。痊愈的患者应行胃镜检查排除胃癌,根治 HP 感染并继续口服制酸剂治疗。

(二)出血

治疗原则是补充血容量,防治失血性休克,尽快明确出血部位,并采取有效止血措施。主要措施包括:①建立可靠畅通的静脉通道,快速滴注平衡盐溶液,同时紧急配血备血,严密观察血压、脉搏、CVP、尿量和周围循环状况,判断失血量以指导补液和输血量。输入液体中晶体与胶体之比以 3∶1 为宜。出血量较大时可输注浓缩红细胞,并维持血细胞比容不低于 30%。②留置鼻胃管,用生理盐水冲洗胃腔,清除血凝块,持续低负压吸引,动态观察出血情况。可经胃管注入 200 mL 含 8 mg 去甲肾上腺素的生理盐水溶液,促进血管收缩以利于止血,可每 4～6 小时重复一次。③急诊纤维胃镜检查可明确出血病灶,还可同时施行内镜下电凝、激光灼凝、注射或喷洒药物等局部止血措施。检查前必须纠正患者的低血容量状态。④应用抑酸(H$_2$ 受体阻断剂或质子泵拮抗剂)、生长抑素等药物,经静脉或肌肉注射蛇毒巴曲酶等止血药物。

(三)幽门梗阻

可先行盐水负荷试验,即空腹情况下置胃管,注入生理盐水 700 mL,30 分钟后经胃管回吸,回收液体超过 350 mL 提示幽门梗阻。经过 1 周包括胃肠减压、全肠外营养支持以及静脉给予制酸药物治疗后,重复盐水负荷试验,如幽门痉挛水肿明显改善,可以继续保守治疗,如无改善则应考虑手术治疗。术前需要充分准备,包括禁食,留置鼻胃管用温生理盐水洗胃,直至洗出液澄清;纠正贫血与低蛋白血症,改善营养状况;维持水、电解质平衡等。

七、手术治疗

胃十二指肠溃疡穿孔、出血、幽门梗阻的手术方式主要有单纯修补术、远端胃大部切除术、胃-空肠短路术、迷走神经切断术。迷走神经切断术曾作为消化性溃疡治疗的一种重要术式,近年来已逐渐弃用,尤其急诊手术时由于腹腔污染、组织水肿,更不适宜行此手术。手术途径有开腹手术和腹腔镜手术两种。

(一)单纯穿孔修补缝合术

优点是操作简便,手术时间短,安全性高。适应证为,穿孔时间超出 8 小时,腹腔内感染及炎症水肿严重,有大量脓性渗出液;以往无溃疡病史,或有溃疡病史但未经正规内科治疗,无出血、梗阻并发症,特别是十二指肠溃疡患者;有其他系统器质性疾病,不能耐受急诊彻底性溃疡手术;穿孔边缘出血。

1.开腹单纯穿孔修补术

采用全身麻醉,平卧位,上腹部正中切口。入腹后吸除腹腔内积液及食物残渣。穿孔多发生在十二指肠球部或胃前壁、小弯侧,将胃向左下方牵拉多可发现穿孔部位。若在前壁未发现穿孔,则应考虑后壁穿孔的可能,需切开胃结肠韧带,将胃向上翻转,检查胃后壁。发现穿孔后,如系胃溃疡疑有恶变时,应先做活组织病理检查。沿胃或十二指肠纵轴,在距穿孔边缘约0.5 cm处用丝线作全层间断缝合。取附近网膜覆盖穿孔处,用修补缝线扎住,结扎缝线时不宜过紧,以免阻断大网膜血液循环而发生坏死。吸尽腹腔积液,若污染严重可用温水冲洗,吸尽后放置腹腔引流管,关腹术毕。

2.腹腔镜下穿孔修补术

患者全麻后取平卧位,双下肢外展。术者立于患者左侧,助手立于患者右侧,扶镜手立于患者两腿间(图5-1)。于脐下缘作1 cm切口,向腹腔刺入气腹针,充气并维持气腹压力在12 mmHg,再经此切口置入10 mm套管,插入腹腔镜。在腹腔镜直视下分别于左中腹、左上腹和右中腹置入3个5 mm套管(图5-2)。

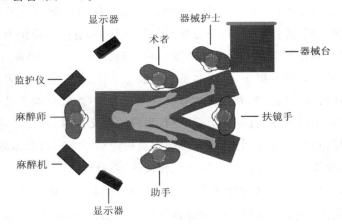

图 5-1　腹腔镜下穿孔修补术手术室布局

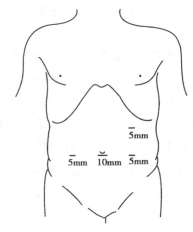

图 5-2　腹腔镜下穿孔修补术套管位置

吸除腹腔内积液及食物残渣,探查腹腔,寻找穿孔部位。穿孔多发生在十二指肠球部或胃的前壁、小弯侧,将胃向左下方牵拉便可发现穿孔部位。若肝脏遮盖术野,可用粗缝线将肝左叶暂时悬吊(缝线在脂肪处缝扎一针固定并穿出腹壁)。

十二指肠穿孔可用 2-0 带针缝线沿十二指肠的纵轴,距穿孔边缘约 0.5 cm 作全层间断缝合。取附近网膜覆盖穿孔处,用修补缝线扎住。如系胃溃疡疑有恶性变时,应先做活组织病理检查,明确诊断。穿孔边缘的陈旧瘢痕组织可用超声刀适当修整后再间断缝合。吸净腹腔积液,大量生理盐水冲洗腹腔直至吸出液澄清。仔细检查无活动性出血后,在盆腔及右肝下各置引流管一根。放尽气腹,逐层缝合脐部套管口,术毕。

(二)远端胃大部切除术

该术式优点是一次手术可同时解决穿孔和溃疡两个问题,手术适应证包括:患者一般情况良好,穿孔在 8 小时内,虽超过 8 小时但腹腔污染尚不严重;慢性溃疡病特别是胃溃疡患者,曾行内科治疗,或治疗期间穿孔;十二指肠溃疡穿孔修补术后再穿孔;有幽门梗阻或出血史者。

1.开腹远端胃大部切除术

全麻成功后患者取平卧位,取上腹部正中切口入腹。探查见幽门梗阻。助手将横结肠向足侧牵拉,将胃牵向头侧,并向上提拉,充分展开胃结肠韧带,造成一定张力。沿距大弯侧胃壁 3 cm 的无血管区切开胃结肠韧带,进入网膜囊。向右侧分离胃结肠韧带直至十二指肠下方。寻找横结肠系膜前后叶间的分离平面,沿此平面向胰腺下缘分离,在胰头表面幽门下寻找胃网膜右静脉,予以结扎离断。向胃窦方向继续寻找胃网膜右动脉,根部双重结扎并离断。沿胃大弯向左侧继续分离胃结肠韧带,直至脾下极,寻找胃网膜左动静脉,根部双重结扎并离断。

评估切除范围与吻合张力等因素,可选择保留胃短血管或离断胃短血管 1~2 支。游离出大弯侧胃壁以供离断胃和吻合之用。将胃向足侧牵拉,将肝脏牵向头侧,充分显露胃小弯。离断幽门上血管,从幽门上缘切开肝胃韧带,完成十二指肠的游离。用直线切割闭合器离断十二指肠,十二指肠残端作 3~4 针浆肌层间断缝合加固。将胃向头侧牵拉并向上提起,充分暴露胃胰襞,游离胃胰襞寻找胃左动静脉,分别结扎、离断。将胃向足侧牵拉,游离胃小弯以备离断胃和吻合之用。沿预定切离线用直线闭合器钉合后,切除远端胃,胃断端闭合线可酌情加强缝合。

提起空肠起始部,在距 Treitz 韧带 15 cm 处肠壁缝牵引线。利用牵引线将残胃大弯与近端空肠靠近并列,吻合方向通常"空肠近端对胃大弯,远端对胃小弯"。在距胃断端 2 cm 处近大弯侧开一小口,在近端空肠对系膜缘开一小口,将直线切割闭合器的两支分别插入小口中(闭合前注意有无进入胃肠壁层次间,有无夹入肠系膜),确定方向后击发,完成胃肠吻合。最后缝闭残留开口前可经胃腔将胃管下拉,置入吻合口远侧空肠。双层缝合残留开口,完成 B-Ⅱ式吻合。冲洗腹腔,检查无活动性出血后在右肝下置引流管,从右侧腹引出、固定,缝合腹壁切口,术毕。检视切除标本,可见幽门管壁形成瘢痕,增厚明显。

2.腹腔镜远端胃大部切除术

(1)体位与套管位置:全麻成功后患者取平卧位,两腿分开。术者立于患者左侧,助手立于患者右侧,扶镜手立于患者两腿之间。监视器需用两台,分置于患者头端两侧。经脐孔穿刺并建立气腹,维持气腹压 12 mmHg。套管孔分布采用"弧形五孔法",脐部放置 10 mm 套管为观察孔,左侧腋前线肋缘下放置12 mm 套管为主操作孔,脐左侧 5 cm 偏上放置 5 mm 套管为辅助操作孔,右侧腋前线肋缘下放置 5 mm 套管、右锁骨中线脐水平偏上放置 10 mm 套管为助手操作孔。

(2)探查:探查腹腔污染情况,寻找穿孔部位,明确胃病灶大小、部位、胃壁炎症程度,评估吻合条件。探查腹腔有无其他异常,边探查边用吸引器吸净腹腔污染物。

(3)远端胃切除术:用粗缝线悬吊肝脏,以充分显露胃小弯侧。根据穿孔大小,可选择用钛夹夹闭或丝线缝合穿孔处,控制污染物继续溢出,并可控制溃疡出血。助手用肠钳将胃大弯向头侧牵拉,并向上提拉,术者以左手分离钳牵拉胃结肠韧带,造成一定张力,沿距大弯侧胃壁 3 cm 的无血管区用电钩或超声刀打开胃结肠韧带,进入网膜囊。向右侧分离胃结肠韧带直至十二指肠下方,寻找横结肠系膜前后叶间的分离平面,沿此平面向胰腺下缘分离并寻找胃网膜右静脉,血管夹夹闭并离断。向胃窦方向继续寻找胃网膜右动脉,血管夹夹闭并离断。转而沿胃大弯向左侧继续分离胃结肠韧带,直至脾下极,寻找胃网膜左动静脉,结扎并离断。游离出大弯侧胃壁以供离断胃和吻合之用。术者左手钳将胃向足侧牵拉,助手提拉肝胃韧带,于肝十二指肠韧带左侧寻找胃右血管并离断。游离并离断幽门上血管,完成十二指肠的游离。充分暴露胃胰襞,超声刀游离胃胰襞寻找胃左静脉、动脉,分别夹闭并离断。游离胃小弯 4～5 cm 以备离断胃和吻合之用。有学者认为腹腔镜下 B-Ⅰ式吻合操作较复杂,可靠性逊于 B-Ⅱ式吻合,故推荐选择后者。用直线切割闭合器离断十二指肠。用 2 把抓钳固定钳夹胃窦断端和距 Treitz 韧带 15 cm 处空肠对系膜缘处定位,以备开腹后操作。上腹正中开 5 cm 纵向切口入腹,将胃提出腹腔外,沿预定切离线用直线切割闭合器离断切除远端胃。于残胃大弯远端缝牵引线。提出空肠,在钳夹肠管远端肠壁缝牵引线。利用牵引线将残胃大弯与近端空肠靠近并列,吻合方向通常按"空肠近端对胃大弯,远端对胃小弯"。在距胃断端2 cm大弯侧开一小口,于钳夹空肠处开一小口,将直线切割闭合器的两支分别插入小口中,调整方向后击发完成胃肠吻合。可经胃腔将胃管下拉置入吻合口远端空肠后,双层缝合残留开口,完成 B-Ⅱ式吻合。关闭上腹切口,重新建立气腹,冲洗腹腔,检查无活动性出血后,在右肝下置引流管。放尽气腹,关闭腹壁各套管口,术毕。

(三)胃-空肠短路吻合术

幽门狭窄梗阻,又无法切除,或者虽可勉强切除,但患者全身情况差,无法耐受者,按照损伤控制外科理念,可行胃-空肠短路吻合术。

1.开腹胃-空肠短路吻合术

患者全麻,取平卧位。作上腹正中切口约 10 cm 逐层入腹。探查病变部位,梗阻程度,腹腔有无其他异常。选择吻合部位后切开胃结肠韧带,进入网膜囊。向两侧分离胃结肠韧带,游离出大弯侧胃壁以供吻合之用。提起空肠,在距 Treitz 韧带 15 cm 处对系膜缘缝牵引线。在胃大弯侧开一小口,近端空肠对系膜缘开一小口,将直线切割闭合器的两支分别插入,闭合击发后完成胃-空肠吻合，双层缝合残留开口。可距胃-肠吻合口 10 cm 处加做布朗吻合（图 5-3），以缓解胆汁反流。

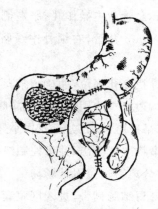

图 5-3　布朗吻合

2.腹腔镜胃-空肠短路吻合术

手术人员站位和套管孔位置同前述腹腔镜远端胃大部切除术。

探查腹腔，寻找病变部位，明确病灶大小、部位、胃壁炎症程度，评估吻合条件。探查腹腔有无其他异常。沿距大弯侧胃壁 3 cm 的无血管区用电钩或超声刀切开胃结肠韧带，进入网膜囊。向两侧分离胃结肠韧带，游离出大弯侧胃壁以供吻合之用。助手将胃体向上翻起，术者将距 Treitz 韧带 20 cm 处空肠自结肠前拉向胃体后壁。在胃后壁近大弯侧及距 Treitz 韧带 20 cm 处空肠对系膜缘缝牵引线。在牵引线处胃后壁近大弯侧及空肠对系膜缘各开一约 0.5 cm 小孔，分别置入直线切割闭合器的两支（注意勿进入胃肠壁的层次间），牵拉牵引线使胃壁、空肠壁对齐，注意勿夹入肠系膜，闭合击发行胃空肠侧侧吻合（结肠前吻合，空肠输入袢对胃大弯）。在腹腔镜下用 3-0 可吸收缝线连续或间断缝合关闭侧侧吻合后残留的小开口。间断或连续缝合关闭空肠系膜与横结肠系膜之间间隙，以防发生内疝。放尽气腹，关闭腹壁各切口，术毕。

十二指肠后壁溃疡向腹膜后穿孔引起广泛腹膜后感染者，应按十二指肠损伤处理，此类情况临床少见，病情隐匿，且病情重，死亡率高。

八、术后处理

监测生命体征，持续胃肠减压，应用抗生素预防感染，应用抑酸药物，肠外营养支持。鼓励患者早期活动，以助胃肠道功能恢复，并预防深静脉血栓形成。肛门排气后可酌情拔除胃管，渐次恢复流质饮食。使用药物或物理方法协助排痰。保持引流管畅通，每日记录引流量，观察引流液性状，以及时发现吻合口漏、出血等情况，术后 48 小时引流量减少后可拔除。恢复饮食后可改为口服抑酸药治疗，手术 6 周后复查胃镜。

第六节 应激性溃疡

应激性溃疡(stress ulcer,SU)又称急性胃黏膜病变(acute gastric mucosa lesion,AGML)或急性应激性黏膜病(acute stress mucosal lesion,ASML),是指机体在各类严重创伤或疾病等应激状态下发生的食管、胃或十二指肠等部位黏膜的急性糜烂或溃疡。Curling 最早在1842 年观察到严重烧伤患者易发急性胃十二指肠溃疡出血,1932 年 Cushing 报告颅脑损伤患者易伴发 SU。现已证实,SU 在重症患者中很常见,75%~100%的重症患者在进入 ICU 24小时内发生 SU。0.6%~6%的 SU 并发消化道大出血,而一旦并发大出血,会导致约 50%患者死亡。SU 病灶通常较浅,很少侵及黏膜肌层以下,穿孔少见。

一、病因

诱发 SU 的病因较多,常见病因包括严重创伤及大手术后、全身严重感染、多脏器功能障碍综合征和(或)多脏器功能衰竭、休克及心肺脑复苏后、心脑血管意外、严重心理应激等。其中由严重烧伤导致者又称 Curling 溃疡,继发于重型颅脑外伤的又称 Cushing 溃疡。

二、病理生理

目前认为 SU 的发生是由于胃运动、分泌、血流、胃肠激素等多种因素的综合作用,使损伤因素增强,胃黏膜防御作用减弱,不足以抵御胃酸和胃蛋白酶的侵袭,最终导致胃黏膜损害和溃疡形成(图 5-4)。

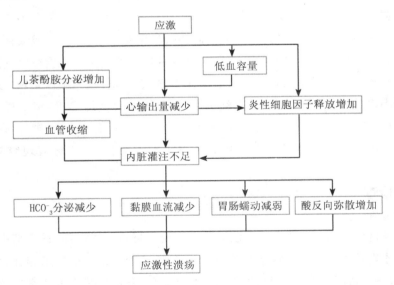

图 5-4 SU 病理生理

正常生理状态下,胃十二指肠黏膜具有一系列防御和修复机制,以抵御各种侵袭因素的损害,维持黏膜的完整性。这些防御因素主要包括上皮前的黏液和碳酸氢盐屏障、上皮细胞及上皮后的微循环。

(1)黏液和碳酸氢盐屏障：胃黏液是由黏膜上皮细胞分泌的一种黏稠、不溶性的冻胶状物，其主要成分为糖蛋白，覆盖在胃黏膜表面形成黏液层，此层将胃腔与黏膜上皮细胞顶面隔开，并与来自血流或细胞内代谢产生的 HCO_3^- 一起构成黏液和碳酸氢盐屏障。黏液层是不流动层，H^+ 在其中扩散极慢，其中的 HCO_3^- 可充分与 H^+ 中和，并造成黏液层的胃腔侧与黏膜侧之间存在 pH 梯度，从而减轻胃酸对黏膜上皮细胞的损伤。

(2)胃黏膜屏障：胃黏膜上皮细胞层是保护胃黏膜的重要组成部分，胃腔面的细胞膜由脂蛋白构成，可阻碍胃腔内 H^+ 顺浓度梯度进入细胞内，避免了细胞内 pH 降低。同时上皮细胞能在黏膜受损后进行快速迁移和增生，加快黏膜修复。

(3)黏膜血流：可为黏膜提供氧、营养物质及胃肠肽类激素等以维持其正常功能，还可及时有效清除代谢产物和逆向弥散至黏膜内的 H^+，维持局部微环境稳定。此外，胃黏膜内存在许多具有细胞保护作用的物质，如胃泌素、前列腺素、生长抑素、表皮生长因子等，有保护细胞，抑制胃酸分泌，促进上皮再生的作用。

在创伤、休克等严重应激情况下，黏膜上皮细胞功能障碍，不能产生足够的 HCO_3^- 和黏液，黏液和碳酸氢盐屏障受损；同时交感神经兴奋，使胃的运动功能减弱，幽门功能紊乱，十二指肠内容物返流入胃，加重对胃黏膜屏障的破坏；应激状态下胃黏膜缺血坏死，微循环障碍使黏膜上皮细胞更新减慢；应激时前列腺素（PGs）水平降低，儿茶酚胺大量释放，可激活并产生大量活性氧，其中的超氧离子可使细胞膜脂质过氧化，破坏细胞完整性，并减少核酸合成，使上皮细胞更新速度减慢，加重胃黏膜损伤。活性氧还可与血小板活化因子（PAF）、白三烯（LTC）、血栓素（TXB_2）等相互作用，参与多种原因所致的 SU 发病过程。

三、临床表现

消化道出血是 SU 的主要表现，可出现呕血和（或）黑便，或仅有胃液或大便潜血阳性。出血的显著特点是具有间歇性，可间隔多天，这种间歇特性可能是由于原有黏膜病灶愈合同时又有新病灶形成所致。消化道出血量大时常有血压下降，心率增快，体位性晕厥，皮肤湿冷，尿少等外周循环衰竭表现，连续出血可导致血红蛋白下降，血尿素氮增多，甚至出现重要脏器功能衰竭。除出血外，SU 可出现上腹痛、腹胀、恶心、呕吐、反酸等消化道症状，但较一般胃、十二指肠溃疡病轻。由于 SU 常并发于严重疾病或多个器官损伤，其临床表现容易被原有疾病掩盖。

四、辅助检查

(一)胃镜检查

胃镜检查是目前诊断 SU 的主要方法。病变多见于胃体及胃底部，胃窦部少见，仅在病情发展或恶化时才累及胃窦部。胃镜下可见胃黏膜充血、水肿、点片状糜烂、出血，以及大小不一的多发性溃疡，溃疡边缘整齐，可有新鲜出血或血斑。Curling 溃疡多发生在胃和食管，表现为黏膜局灶性糜烂，糜烂局部可有点片状或条索状出血，或呈现大小不等的瘀点及瘀斑，溃疡常为多发，形态不规则，境界清楚，周围黏膜水肿不明显，直径多在 0.5～1 cm。Curling 溃疡内镜下表现与其他类型 SU 相似，但病变形态多样，分布较广，病程后期胃黏膜病变处因细菌感染可见脓苔。

（二）介入血管造影

行选择性胃十二指肠动脉造影，当病灶活动性出血量大于 0.5 mL/min 时，可于出血部位见到造影剂外溢、积聚，有助于出血定位。但阴性结果并不能排除 SU。

（三）其他

X 线钡剂造影不适用于危重患者，诊断价值较小，现已很少应用。

五、诊断

SU 的诊断主要靠病史和临床表现。中枢神经系统病变（颅内肿瘤、外伤、颅内大手术等）、严重烧伤、外科大手术、创伤和休克、脓毒血症和尿毒症等患者出现上腹部疼痛或消化道出血时，要考虑到 SU 可能，确诊有赖于胃镜检查。

六、治疗

（一）抑酸治疗

目标是使胃内 pH>4，并延长 pH>4 的持续时间，从而降低 SU 的严重程度，治疗和预防 SU 并发的出血。目前常用的抑酸药物主要有 H_2 受体阻滞剂和质子泵抑制剂。H_2 受体阻滞剂可拮抗胃壁细胞膜上的 H_2 受体，抑制基础胃酸分泌，也抑制组胺、胰岛素、胃泌素、咖啡因等引起的胃酸分泌，降低胃酸，保护胃黏膜，并通过干扰组胺作用，间接影响垂体激素的分泌和释放，从而达到控制 SU 出血的作用。常用药物有雷尼替丁（100 mg 静滴，2～4 次/天），法莫替丁（20 mg 静滴，2 次/天）。质子泵抑制剂能特异性作用于胃黏膜壁细胞中的 H^+-K^+-ATP 酶，使其不可逆性失活，从而减少基础胃酸分泌和各种刺激引起的胃酸分泌，保护胃黏膜，缓解胃肠血管痉挛状态，增加因应激而减少的胃黏膜血流，显著降低出血率和再次出血的发生率。但质子泵抑制剂减少胃酸同时也降低胃肠道的防御功能，利于革兰阴性杆菌生长，不利于对肺部感染及肠道菌群的控制，长期应用还可引起萎缩性胃炎等，并可能与社区获得性肺炎或医院获得性肺炎相关。常用药物如奥美拉唑和潘妥拉唑，40 mg 静滴，2 次/天。

（二）保护胃黏膜

前列腺素 E_2 可增加胃十二指肠黏膜的黏液和碳酸氢盐分泌，改善黏膜血流，增强胃黏膜防护作用，同时可抑制胃酸分泌。硫糖铝、氢氧化铝凝胶等可黏附于胃壁起到保护胃黏膜的作用，并可以降低胃内酸度。用法可从胃管反复灌注药物。

（三）其他药物

近年研究认为氧自由基的大量释放是 SU 的重要始动因子之一，别嘌呤醇、维生素 E 及中药复方丹参、小红参等具有拮抗氧自由基的作用，但临床实际效果还需循证医学方法证实。

（四）SU 并发出血的处理

一般先采用非手术疗法，包括输血，留置胃管持续胃肠负压吸引，使用抑酸药物，冰盐水洗胃等。有条件时可行介入治疗，行选择性动脉插管（胃左动脉）后灌注血管加压素。另外，如果患者情况可以耐受，可行内镜下止血，如钛夹止血、套扎止血、局部应用组织粘附剂和药物止血、黏膜内或血管内注射止血剂、高频电和氩离子凝固止血等。若非手术治疗无效，对持续出血或短时间内反复大量出血，范围广泛的严重病变，需及时手术治疗，原则是根据患者全身情况、病变部位、范围大小及合并症等选择最简单有效的术式。病变范围不大或十二指肠出血为主者，多主张行胃大部切除或胃大部切除加选择性迷走神经切断术。若病变范围广泛，弥漫性大量出血,特别是病变波及胃底者,可视情况保留10％左右的胃底,或行全胃切除术,但全胃切除创伤大,应谨慎用于SU患者。

七、预防

预防SU的基本原则是积极治疗原发病,纠正休克和抑制胃酸。具体措施包括:积极治疗原发病和防治并发症;维护心肺等重要器官正常功能;及时纠正休克,维持有效循环容量;控制感染;维持水、电解质及酸碱平衡;预防性应用抑酸药物;避免应用激素及阿司匹林、吲哚美辛等非甾体类抗炎药;对有腹胀及呕吐者留置胃管减压,以降低胃内张力,减轻胃黏膜缺血和十二指肠反流液对胃黏膜的损害。

第七节　急性胃扩张

急性胃扩张是指短期内由于大量气体和液体积聚,胃和十二指肠上段高度扩张而致的一种综合征。通常为某些内外科疾病或麻醉手术的严重并发症,临床并不常见。

一、病因与发病机制

器质性疾病和功能性因素均可导致急性胃扩张,常见者归纳为四类。

(一)饮食过量或饮食不当

尤其是狂饮暴食,是引起急性胃扩张的最常见病因。短时间内大量进食使胃突然过度充盈,胃壁肌肉受到过度牵拉而发生反射性麻痹,食物积聚于胃内,胃持续扩大。

(二)麻醉和手术

尤其是腹盆腔手术及迷走神经切断术,均可直接刺激躯体或内脏神经,引起胃自主神经功能失调,胃壁反射性抑制,胃平滑肌弛缓,进而形成扩张。麻醉时气管插管,术后给氧和胃管鼻饲,也可使大量气体进入胃内,形成扩张。

(三)疾病状态

胃扭转、嵌顿性食管裂孔疝、各种原因所致的十二指肠淤滞、十二指肠肿瘤、异物等均可引起胃潴留和急性胃扩张。幽门附近的病变,如脊柱畸形、环状胰腺、胰腺癌等偶可压迫胃的输出道引起急性胃扩张。躯体上石膏套后1～2天发生急性胃扩张,即"石膏管型综合征",可能是脊柱伸展过度,十二指肠受肠系膜上动脉压迫的结果。情绪紧张、精神抑郁、营养不良均可引起自主神经紊乱,使胃的张力减低和排空延迟,在有诱发因素时发生急性胃扩张。糖尿病神经血管病变,使用抗胆碱能药物,水、电解质平衡紊乱,严重感染均可影响胃的张力和排空,导致急性胃扩张。

(四)创伤应激

尤其是上腹部挫伤或严重复合伤,可引起胃的急性扩张。其发生与腹腔神经丛受强烈刺激有关。

发生急性胃扩张时,由于胃黏膜的表面积剧增,胃壁受压,血液循环受阻,加之食物发酵刺激胃黏膜发生炎症,使胃黏膜有大量液体渗出。同时,胃窦扩张和胃内容物刺激使胃窦分泌胃泌素增多,刺激胃液分泌。小肠受扩张胃的推移而使肠系膜受到牵拉,一方面影响腹腔神经丛而加重胃的麻痹,另一方面使十二指肠水平部受肠系膜上动脉压迫,空肠上部也受到牵拉而出现梗阻。幽门松弛等因素使十二指肠液反流增多。胃扩张后与食管角度发生改变,使胃内容物难以经食管排出。这些因素互为因果,形成恶性循环,终使胃急性进行性扩大,形成急性胃扩张。如病情继续发展,胃壁血液循环状况将进一步恶化,胃、十二指肠腔可出现血性渗出,最终发生胃壁坏死穿孔。

二、临床表现

(一)症状和体征

术后患者常于术后开始进流质饮食后 2～3 天发病。初期仅进食后持续上腹饱胀和隐痛,可有阵发性加剧,少有剧烈腹痛。随后出现频繁呕吐,初为小口,以后量逐渐增加,呕吐物为混浊棕绿色或咖啡色液体,无粪臭味。呕吐为溢出性,不费力,吐后腹痛腹胀不缓解。腹部呈不对称性膨隆(以上腹为重),可见无蠕动的胃轮廓,局部有压痛,并可查见振水音。也可呈全腹膨隆。脐右侧偏上可出现局限性包块,外观隆起,触之光滑而有弹性,轻压痛,此为极度扩张的胃窦,称“巨胃窦征”,是急性胃扩张的特有体征。腹软,可有位置不定的轻压痛,肠鸣音减弱。随病情进展患者全身情况进行性恶化,严重者可出现脱水、酸中毒或碱中毒,并表现为烦躁不安、呼吸急促、手足抽搐、血压下降和休克。晚期可突然出现剧烈腹痛和腹膜炎体征,提示胃穿孔。救治不及时将导致死亡。

(二)辅助检查

1.实验室检查

常规血液尿液实验室检查可发现血液浓缩,低钾、低钠、低氯血症和碱中毒,脱水严重致肾衰竭者,可出现血肌酐、尿素氮升高。白细胞多不升高。呕吐物隐血试验为强阳性。

2.X 线检查

立位腹部平片可见左上腹巨大液平面和充满腹腔的特大胃影,左膈肌抬高。

3.B 超检查

胃肠道气体含量较多,一般不适合 B 超检查,但对于一些暴饮暴食导致的急性胃扩张,B超是一项直接、简便的检查,可见胃内大量食物残留及无回声暗区。

4.CT

CT 可见极度扩大的胃腔及大量胃内容物,胃壁变薄。

三、诊断和鉴别诊断

根据病史、体征,结合实验室检查和影像学检查,诊断一般不难。手术患者进食后初期或过分饱食后,如出现多次溢出性呕吐,并发现上腹部膨隆,振水音,即应怀疑为急性胃扩张。置入胃管后如吸出大量混浊棕绿色或咖啡色液体,诊断即可成立,不应等到大量呕吐和虚脱症状出现后,才考虑本病可能。在严重创伤和感染的危重患者,如出现以上征象也应想到本病可能。

鉴别诊断主要包括幽门梗阻,肠梗阻和肠麻痹,胃瘫。幽门梗阻有胃窦及幽门部的器质性病变,如肿瘤、溃疡瘢痕狭窄等,可表现为上腹饱胀和呕吐,呕吐物为酸臭宿食,胃扩张程度及全身症状较轻。肠梗阻和肠麻痹主要累及小肠,腹胀以腹中部明显,胃内不会有大量积液积气,立位 X 线腹平片可见多个阶梯状液平。弥漫性腹膜炎导致的肠麻痹具有腹膜炎体征。但需注意急性胃扩张穿孔导致弥漫性腹膜炎的情况。胃瘫在外科主要发生在腹部大手术后,由胃动力缺乏所致,表现为恢复饮食后的上腹饱胀和呕吐,呕吐多在餐后 4～6 小时,呕吐物为食物或宿食,不含血液,腹胀较急性胃扩张轻,消化道稀钡造影可显示胃蠕动波消失,胃潴留,但多没有严重的胃腔扩张。

四、治疗

急性胃扩张若早期诊断和治疗,预后良好。及至已发生休克或胃坏死穿孔时,手术死亡率高,早年文献记载可达 75%。暴饮暴食导致的急性胃扩张病死率仍高,可达 20%,早期诊断和治疗是降低病死率的关键。

(一)对于手术后急性胃扩张的措施

1.留置鼻胃管

吸出胃内全部积液,用温等渗盐水洗胃,禁食,并持续胃管减压,至吸出液为正常性质为止,然后开始少量流质饮食,如无潴留,可逐渐增加。

2.调整体位

目的是解除十二指肠水平部的受压,应避免长时间仰卧位,如病情许可,可采用俯卧位,或将身体下部略垫高。

3.液体和营养支持

根据实验室检查经静脉液体治疗调整水、电解质和酸碱平衡。恢复流质饮食前进行全肠外营养支持,恢复进食后逐渐减少营养支持剂量。给予充分液体支持维持尿量正常。

(二)对于暴饮暴食所致的急性胃扩张的措施

胃内常有大量食物和黏稠液体,不易用一般胃管吸出,需要使用较粗胃管并反复洗胃才能清除,但应注意避免一次用水量过大或用力过猛而造成胃穿孔(图 5-5)。若洗胃无效则需考虑手术治疗,切开胃壁清除内容物后缝合,术后应继续留置胃管减压,并予经静脉液体和营养支持,逐渐恢复流质饮食。

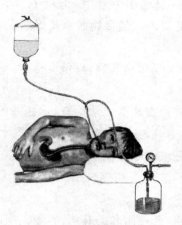

图 5-5 洗胃示意图

(三)并发症的治疗

对于已出现腹膜炎或疑有胃壁部分坏死的患者,应积极准备后尽早手术治疗。手术方法以简单有效为原则,如胃切开减压、穿孔修补、胃壁部分切除术等。术后应继续留置胃管减压,并予经静脉液体和营养支持,逐渐恢复流质饮食。

第八节　急性胃扭转

胃因各种原因而发生沿其纵轴或横轴的过度转位称为胃扭转,但先天性内脏反位除外。胃扭转可发生于任何年龄,但以 40～60 岁多见。胃扭转在临床并不常见,有急性和慢性之分,慢性较急性常见。急性胃扭转与解剖异常有密切关系,发展迅速,不易诊断,常导致治疗延误,以往报道死亡率可高达30％～50％,但随现代诊疗技术的进步,病死率已降至 1％～6％。

一、病因

急性胃扭转多数存在解剖学因素,在不同诱因激发下致病。胃的正常位置主要依靠食管下端和幽门固定,其他部位由肝胃韧带、胃结肠韧带、胃脾韧带以及十二指肠制约,故不能作180°的转动。若韧带松弛或缺如,在某些诱因下即可发生部分或全部胃扭转。暴饮暴食、急性胃扩张、胃下垂等都是胃扭转的诱发因素。较大的食管裂孔疝、膈疝、膈肌膨出、周边脏器如肝脏或胆囊的炎性粘连等,都可使胃的解剖位置变化或韧带松弛,而发生继发性胃扭转。

二、临床分型

根据扭转方式不同,可分为以下 3 型。

(一)纵轴型或器官轴型

胃沿贲门与幽门的连线(纵轴)发生旋转,胃大弯向上向右翻转,致小弯向下,大弯向上。胃可自前方或后方发生旋转,有时横结肠也随大弯向上移位。

(二)横轴型或系膜轴型

即胃沿小弯中点至大弯的连线(横轴)发生旋转。幽门向上向左旋转,胃窦转至胃体之前,或胃底向下向右旋转,胃体转至胃窦之前。胃前后壁对折而形成两个腔。

(三)混合型

混合型扭转兼有上述两型不同程度的扭转,约占 10％。3 种类型中以横轴型扭转常见,纵轴型次之,混合型少见。

三、临床表现

急性胃扭转起病突然,有突发的上腹部疼痛,程度剧烈,并放射至背部或左胸肋部。常伴频繁呕吐,量不多,不含胆汁。如为胃近端梗阻则为干呕。胃管常难以插入。体检见上腹膨胀而下腹柔软平坦。急性胃扭转造成较完全的贲门梗阻时,上腹局限性膨胀疼痛、反复干呕和胃管不能插入三联征被认为是诊断依据。如扭转程度较轻,则临床表现很不典型。

四、辅助检查

(一)实验室检查

血常规可出现白细胞、中性粒细胞升高,出现并发症如上消化道大出血时,则出现急性血红蛋白下降。也可出现低钠、低钾血症等。

(二)影像学检查

1.X 线检查

立位胸腹部平片可见左上腹有宽大液平的胃泡影,胃角向右上腹或向后固定,不随体位改变,左侧膈肌抬高或有膈疝表现,犹如胃泡位于下胸腔。

2.上消化道钡剂检查

在胃扭转早期可见十二指肠无钡剂充盈,典型表现为钡剂不能通过贲门。若经胃管减压成功,缓解急症状态后再行钡剂造影检查,纵轴型扭转可见胃上下颠倒,胃大弯位于胃小弯之上,胃底液平面不与胃体相连,胃体变形,幽门向下,胃黏膜皱襞可呈扭曲走行;横轴型扭转可见胃食管连接处位于膈下的异常低位,而远端胃位于头侧,胃体、胃窦重叠,贲门和幽门可在同一水平,食管下端梗阻,呈尖削阴影。

(三)内镜检查

急性胃扭转时行胃镜检查具有难度,可发现镜头插入受阻,胃内解剖关系失常,包括胃大弯侧纵行皱襞在上方,而胃小弯在下方,胃前后位置颠倒,胃形态改变或消失,无法看见幽门等。在有些患者可发现食管炎、胃肿瘤或胃溃疡。经内镜充气或旋转镜身等操作后部分胃扭转可复位,成为胃扭转良好的非手术治疗选择。

五、治疗

急性胃扭转少见于临床,且其临床表现与其他急腹症有混淆之处,容易发生误诊。发生急性胃扭转时应先试行放置胃管,若能抽出部分液体气体,可以缓解急性症状,为进一步检查和治疗创造条件。胃镜已成为诊断和治疗本病的主要手段。

胃镜复位方法:胃镜通过贲门后先注气扩张胃体腔,然后循腔进镜,以确定胃扭转的类型、部位、方向、程度,依胃扭转的类型采取不同方法复位。若胃腔潴留液过多,应首先吸出再注气循腔进镜,根据扭转方向逆时针或顺时针旋转镜身并向前推进,若能看见幽门,继续注气即可复位,有时需要旋转数次方能复位。若侧卧位胃镜不易进入胃腔,让患者变换为仰卧可能容易将胃镜置入。复位后可给患者腹部加压,进流质饮食 3 天。

急性胃扭转若胃管减压和内镜诊疗未成功,即应急诊手术治疗。胃扭转可能导致胃壁缺血坏死,但少见。多数情况下术前诊断难以明确,而是以急腹症诊断剖腹探查,在术中明确诊断。若胃扩张明显,应先抽除积气积液后再探查。若发现导致胃扭转的病因,如膈疝,胃肿瘤和溃疡,粘连带,周围韧带松弛等,应针对病因进行手术治疗,如膈疝修补和胃固定术等。若需行胃切除术或较复杂的手术,必须评估患者整体情况,在可耐受的情况下进行。否则应遵循损伤控制原则(DC),以最简单迅速的方式结束手术,病情好转后再行后期治疗。围术期需纠正水、电解质紊乱,给予液体和营养支持,术后应持续胃肠减压数天。

第九节　胃肠道异物

胃肠道异物主要见于误食,进食不当或经肛门塞入。美国消化内镜学会 2011 年《消化道异物和食物嵌塞处理指南》指出,异物摄入和食物团嵌塞在临床上并非少见,80％以上的异物可以自行排出,无须治疗。但故意摄入的异物63%～76%需要行内镜治疗,12%～16%需要外科手术取出。经肛途径异物常见于借助器具的经肛门性行为,医源性(纱布、体温计等)遗留,外伤或遭恶意攻击塞入,绝大多数可通过手法取出,少数需外科手术治疗。下文按两种途径分别阐述。

一、经口吞入异物

(一)病因

1.发病对象

多数异物误食发生在儿童,好发年龄段在6个月至6岁之间;成年人误食异物多发生于精神障碍,发育延迟,酒精中毒以及在押人员等,可一次吞入多种异物,也可有多次吞入异物病史;牙齿缺如的老年人易吞入没有咀嚼大块食物或义齿。

2.异物种类

报道种类相当多,多为动物骨刺、牙签、果核、别针、鱼钩、食品药品包装、义齿、硬币、纽扣电池等,也有磁铁、刀片、缝针、毒品袋及各种易于拆卸吞食的物品,笔者曾手术取出订书机、门扣、钢笔等。在押人员吞食的尖锐物品较多,常用纸片、塑料等包裹后再吞下,但仍存在风险。

(二)诊断

1.临床表现

多数病例并无明显症状。完全清醒、有沟通能力的儿童和成人,一般都能确定吞食的异物,指出不适部位。一些患者并不知道他们吞食了异物,而在数小时、数天甚至数年后出现并发症。幼儿及精神病患者可能对病史陈述不清,如果突然出现呛咳、拒绝进食、呕吐、流涎、哮鸣、血性唾液或呼吸困难等症状时,应考虑到吞食异物的可能。颈部出现肿胀、红斑、触痛或捻发音提示口咽部损伤或上段食管穿孔。腹痛、腹胀、肛门停止排气应考虑肠梗阻。发热、剧烈腹痛,腹膜炎体征提示消化道穿孔可能。在极少数情况下可出现脸色苍白、四肢湿冷,心悸、口渴,焦虑不安或淡漠以至昏迷,可能为异物刺破血管,造成失血性休克。

2.体格检查

对于消化道异物病例,病史、辅助检查远较体格检查重要。多数患者无明显体征。当出现穿孔、梗阻及出血时,相应出现腹膜炎、腹胀或休克等体征。

3.辅助检查

(1)胸腹正侧位X线片:可诊断大多数消化道异物及位置,了解有无纵隔和腹腔游离气体,然而鱼刺、木块、塑料、大多数玻璃和细金属不容易被发现。不推荐常规钡餐检查,因有误吸危险,且造影剂裹覆异物和食管黏膜,可能会给内镜检查造成困难。

(2)CT:可提高异物检出的阳性率,且更好的显示异物位置和与周围脏器的关系,但是对透X线的异物为阴性。

(3)手持式金属探测仪:可检测多数吞咽的金属异物,对儿童可能是非常有用的筛查工具。

(4)内镜检查:结肠镜和胃镜是消化道异物诊疗的最常用方法,且可以直接取出部分小异物。

需特别指出的是,一些在押人员为逃避关押,常用乳胶避孕套或透明薄膜包裹尖锐金属异物后吞食,或将金属异物贴于后背造成X线片假象,应当予以鉴别。

（三）治疗

首先了解通气情况，保持呼吸道通畅。

1.非手术治疗

包括等待或促进异物自行排出和内镜治疗。

（1）处理原则：消化道异物一旦确诊，必须决定是否需要治疗、紧急程度和治疗方法。影响处理方法的因素包括患者年龄，临床状况，异物大小、形状和种类，存留部位，内镜医师技术水平等。内镜介入的时机，取决于发生误吸或穿孔的可能性。锋利物体或纽扣电池停留在食管内，需紧急进行内镜治疗。异物梗阻食管，为防止误吸，也需紧急内镜处理。圆滑无害的小型异物则很少需要紧急处理，大多可经消化道自发排出。任何情况下异物或食团在食管内的停留时间都不能超过 24 小时。儿童患者异物存留于食管的时间可能难以确定，因此可发生透壁性糜烂、瘘管形成等并发症。喉咽部和环咽肌水平的尖锐异物，可用直接喉镜取出。而环咽肌水平以下的异物，则应用纤维胃镜。胃镜诊治可以在患者清醒状态下或是在静脉基础麻醉下进行，取决于患者年龄、配合能力、异物类型和数量。

（2）器械：取异物必须准备的器械包括：鼠齿钳、鳄嘴钳、息肉圈套器、息肉抓持器、Dormier 篮、取物网、异物保护帽等。有时可先用类似异物在体外进行模拟操作，以设计适当的方案。在取异物时使用外套管可以保护气道，防止异物掉入，取多个异物或食物嵌塞时允许内镜反复通过，取尖锐异物时可保护食管黏膜免受损伤。对于儿童外套管则并不常用。异物保护帽用于取锋利的或尖锐的物体。为确保气道通畅，气管插管是一备选方法。

（3）钝性异物的处理：使用异物钳、鳄嘴钳、圈套器或者取物网，可较容易地取出硬币。光滑的球形物体最好用取物网或取物篮。在食管内不易抓取的物体，可以推入胃中以更易于抓取。有报道在透视引导下使用 Foley 导管取出不透 X 线的钝性物体的方法，但取出异物时 Foley 导管不能控制异物，不能保护气道，也不能评估食管损伤状况，故价值有限。如果异物进入胃中，大多在 4～6 天内排出，有些异物可能需要长达 4 周。在等待异物自行排出的过程中，要指导患者日常饮食，可以增服一些富有纤维素的食物（如韭菜），以利异物排出，并注意观察粪便以发现排出的异物。小的钝性异物，如果未自行排出，但无症状，可每周进行一次 X 线检查，以跟踪其进程。在成人，直径＞2.5 cm 的圆形异物不易通过幽门，如果 3 周后异物仍在胃内，就应进行内镜处理。异物一旦通过胃，停留在某一部位超过 1 周，也应考虑手术治疗。发热、呕吐、腹痛是紧急手术探查的指征（图 5-6）。

（4）长形异物的处理：长度超过 6～10 cm 的异物，诸如牙刷、汤勺，很难通过十二指肠。可用长型外套管（＞45 cm）通过贲门，用圈套器或取物篮抓住异物拉入外套管中，再将整个装置（包括异物、外套管和内镜）一起拉出（图 5-7）。

（5）尖锐异物的处理：因为许多尖锐和尖细异物在 X 线下不易显示，所以，X 线检查阴性的患者必须行内镜检查。停留在食管内的尖锐异物应急诊治疗。环咽肌水平或以上的异物也可用直接喉镜取出。尖锐异物虽然大多数能够顺利通过胃肠道而不发生意外，但其并发症率仍高达 35%。故尖锐异物如果已抵达胃或近端十二指肠，应尽量用内镜取出，否则应每天行 X 线检查确定其位置，并告诉患者在出现腹痛、呕吐、持续体温升高、呕血、黑便时立即就诊。对于连续 3 天不前行的尖锐异物，应考虑手术治疗。使用内镜取出尖锐异物时，为防黏膜损伤,可使用外套管或在内镜端部装上保护兜。

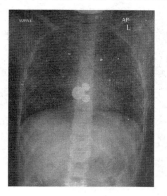

图 5-6　X 线检查见钝性异物

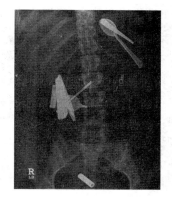

图 5-7　X 线见长形异物

(6)纽扣电池的处理:对吞入纽扣电池的患者要特别关注,因纽扣电池可能在被消化液破坏外壳后有碱性物质外泄,直接腐蚀消化道黏膜,很快发生坏死和穿孔,导致致命性并发症(图5-8),故应急诊处理。通常用内镜取石篮或取物网都能成功。另一种方法是使用气囊,空气囊可通过内镜工作通道,到达异物远端,将气囊充气后向外拉,固定住电池一起取出。操作过程中应使用外套管或气管插管保护气道。如果电池不能从食管中直接取出,可推入胃中用取物篮取出。若电池在食管以下,除非有胃肠道受损的症状和体征,或反复 X 线检查显示较大的电池(直径>20 mm)停留在胃中超过 48 小时,否则没有必要取出。电池一旦通过十二指肠,85%会在 72 小时内排出。这种情况下每 3～4 天进行一次 X 线检查是适当的。使用催吐药处理吞入的纽扣电池并无益处,还会使胃中的电池退入食管。胃肠道灌洗可能会加快电池排出,泻药和抑酸剂并未证明对吞入的电池有任何作用。

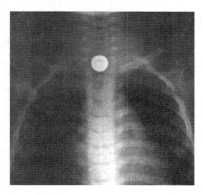

图 5-8　食管内纽扣电池的 X 线表现

(7)毒品袋的处理:"人体藏毒"是现代毒品犯罪的常见运送方法,运送人常将毒品包裹在塑料中或乳胶避孕套中吞入。这种毒品包装小袋在 X 线下通常可以看到,CT 检查也可帮助发现。毒品袋破损会致命,用内镜取出时有破裂危险,所以禁用内镜处理。毒品袋在体内若不能向前运动,出现肠梗阻症状,或怀疑毒品袋有破损可能时,应行外科手术取出。

(8)磁铁的处理:吞入磁铁可引起严重的胃肠道损伤和坏死。磁铁之间或与金属物体之间的引力,会压迫肠壁,导致坏死、穿孔、肠梗阻或肠扭转,因此应及时去除所有吞入的磁铁。

(9)硬币的处理:最常见于幼儿吞食。如果硬币进入食管内,可观察 12～24 小时,复查 X 线检查,通常可自行排出且无明显症状。若出现流涎、胸痛、喘鸣等症状,应积极处理取出硬币。若吞入大量硬币,还需警惕并发锌中毒。

(10)误食所致直肠肛管异物的处理:多因小骨片、鱼刺、小竹签等混在食物中,随进食时大口吞咽而进入消化道,随粪便进入直肠,到达狭窄的肛管上口时,因位置未与直肠肛管纵轴平行而嵌顿,可刺伤或压迫肠壁过久,导致直肠肛管损伤。小骨片等直肠异物经肛门钳夹取出一般不难,但有时异物大部分刺入肠壁,肛窥直视下不易寻找,需用手指仔细触摸确定部位,取出异物后还需仔细检查防止遗漏。

2.手术治疗

(1)处理原则:需手术治疗的情况包括:①尖锐异物停留在食管内,或已抵达胃或近端十二指肠,内镜无法安全取出者,或已通过近端十二指肠,每天行 X 线检查连续 3 天不前行。②钝性异物停留胃内 3 周以上,内镜无法取出,或已通过胃,但停留在某一部位超过 1 周。③长形异物很难通过十二指肠,内镜也无法取出。④出现梗阻、穿孔、出血等症状及腹膜炎体征。

(2)手术方式:进入消化道的异物可停留在食管、幽门、回盲瓣等生理性狭窄处,需根据不同部位采取不同手术方式。①开胸异物取出术:尖锐物体停留在食管内,内镜无法取出,或已造成胸段食管穿孔,甚至气管割伤,形成气管-食管瘘,继发纵隔气肿、脓肿、肺脓肿等,均应行开胸探查术,酌情可采用食管镜下取出异物加一期食管修补术、食管壁切开取出异物,或加空肠造瘘术。②胃前壁切开异物取出术:适用于胃内尖锐异物,或钝性异物停留胃内 3 周以上,内镜无法取出者,术中全层切开胃体前壁,取出异物后再间断全层缝合胃壁切口,并作浆肌层缝合加固。③幽门切开异物取出术:适用于近端十二指肠内尖锐异物,或钝性异物停留近端十二指肠 1 周以上,或长形异物无法通过十二指肠,内镜无法取出者。沿胃纵轴全层切开幽门,使用卵圆钳探及近端十二指肠内的异物并钳夹取出,过程中注意避免损伤肠壁,不可强行拉出,取出异物后沿垂直胃纵轴方向横行全层缝合幽门切口,并作浆肌层缝合加固,行幽门成形术。④小肠切开异物取出术:适用于尖锐异物位于小肠内,连续 3 天不前行,或钝性异物停留小肠内 1 周以上时。术中于异物所在部位沿小肠纵轴全层切开小肠壁,取出异物后,垂直小肠纵轴全层缝合切口,并作浆肌层缝合加固。⑤结肠异物取出术:适用于尖锐异物位于结肠内连续 3 天不前行,或钝性异物停留结肠内 1 周以上,肠镜无法取出者。绝大多数结肠钝性异物可推动,对于降结肠、乙状结肠的钝性异物多可开腹后顺肠管由肛门推出,对于升结肠、横结肠的钝性异物可挤压回小肠,再行小肠切开异物取出术。对于结肠内尖锐异物,可在其所处部位切开肠壁取出,根据肠道准备情况决定是否一期缝合,也可将缝合处外置,若未愈合则打开成为结肠造瘘,留待以后行还瘘手术,若顺利愈合则可避免结肠造瘘,3 个月后再将外置肠管还纳腹腔。⑥特殊情况:对于梗阻、穿孔、出血等并发症,如梗阻严重术中可行肠减压术、肠造瘘术等;穿孔至腹腔者,需行肠修补术(小肠)或肠造瘘术(结肠),并彻底清洗腹腔,放置引流;肠坏死较多者需切除坏死肠段,酌情一期吻合(小肠)或肠造瘘(结肠);尖锐异物刺破血管者予相应止血处理。

二、经肛门置入异物

(一)病因

1.发病对象

多由非正常性行为引起,患者多见为30～50岁之间男性。偶有外伤造成异物插入,体内藏毒,或因排便困难用条状物抠挖过深难以取出等,极少数为医疗操作遗留。

2.异物种类

多为条状物和瓶状物,种类繁多,曾见于临床的有按摩棒、假阳具、黄瓜、衣架、茄子、苹果、雪茄、灯泡、圣诞饰品、啤酒瓶、扫帚、钢笔、木条等,也有因外伤插入的钢条,极少数情况为医源性纱布、体温计等(图5-9)。

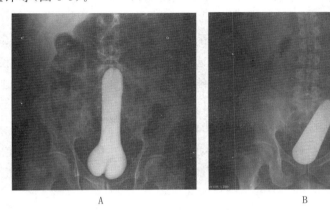

图 5-9 经肛塞入直肠的异物(X线腹平片)

(二)诊断

1.临床表现

异物部分或全部进入直肠,造成肛门疼痛,腹胀,直肠黏膜和肛门括约肌损伤者有疼痛及出血,若导致穿孔可出现剧烈腹痛、会阴坠胀、发热等症状,合并膀胱损伤者有血尿、腹痛、排尿困难等症状。一部分自行取出异物的患者,仍有可能出现出血和穿孔,此类患者往往羞于讲述病因,可能为医生诊断带来困难。较轻的异物性肛管直肠损伤,由于就诊时间晚,多数发生局部感染症状。

2.体格检查

由于患者多羞于就医,就医前多自行反复试图取出异物,就医后也可能隐瞒部分病史,因此体格检查尤为重要。腹部体检有腹膜炎体征者,应怀疑穿孔和腹腔脏器损伤,肛门指诊为必须项目,可触及异物,探知直肠和括约肌损伤情况。

3.辅助检查

体格检查怀疑穿孔可能时,血常规检查白细胞计数和中性粒细胞比值升高有助于帮助判断。放射学检查尤为重要,腹部立卧位X线片可显示异物形状、位置,CT有助于判断是否穿孔及发现其他脏器损伤。

(三)治疗

1.处理原则

(1)对直肠异物病例首先需明确是否发生直肠穿孔,向腹腔穿孔将造成急性腹膜炎,腹膜返折以下穿孔将引起直肠周围间隙严重感染。X线腹平片可显示异物位置和游离气体,可帮助诊断穿孔。若患者出现低血压,心动过速,严重腹痛或会阴部红肿疼痛,发热,体查发现腹膜炎体征,X线腹平片存在游离气体,可诊断为直肠穿孔。应立即抗休克和抗生素治疗,尽快完善术前准备,放置尿管,急诊手术。若病情稳定,生命体征正常,但不能排除穿孔,可行CT检查以协助诊断。此类穿孔通常发生于腹膜返折以下,CT可发现直肠系膜含气、积液,周围脂肪模糊。当异物被取出或进入乙状结肠,行肛门镜或肠镜检查可明确乙状结肠直肠损伤或异物位置。

(2)对于没有穿孔和腹膜炎,生命体征稳定的患者,大多数异物可在急诊室或手术室内取出。近肛门处异物可直接或在骶麻下取出。对远离肛门进入直肠上段或乙状结肠的异物不可使用泻剂和灌肠,这可能造成直肠损伤,甚至可能将异物推至更近端的结肠,可尝试在肛门镜或肠镜下取出,否则只能手术取出异物。

(3)取出异物后,应再次检查直肠,以排除缺血坏死或肠壁穿孔。

(4)应当指出的是,直肠异物患者中同性恋者较多,为HIV感染高危人群,在处理直肠异物尤其是尖锐异物时,医务人员应注意自身防护。

2.经肛异物取出

多采用截石位,有利于暴露肛门,而且便于下压腹部,以助取出异物。

使直肠和肛门括约肌放松是经肛异物取出的关键,可以用腰麻、骶麻或静脉麻醉,配合充分扩肛,以利于暴露和观察。如果异物容易被手指触到,可在扩肛后使用Kocher钳或卵环钳夹持住异物,将其拉至肛缘取出。之后需用乙状结肠镜或肠镜检查远端结肠和直肠有无损伤。直肠异物种类很多,需根据具体情况设计不同方式取出。

(1)钝器:如前所述,在患者充分镇静、扩肛、异物靠近肛管的情况下,使用器械钳夹或手指可较为容易地取出异物。在操作过程中可要求患者协助作用力排便动作,使异物下降靠近肛管,以便取出(图5-10)。

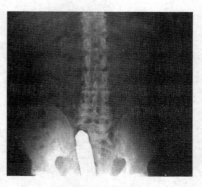

图5-10　直肠内钝器的X线表现

(2)光滑物体:光滑物体如酒瓶、水果等不易抓取,水果等破碎后无伤害的物体可以破碎后取出,但酒瓶、灯泡等破裂后可造成损伤的物体应小心避免其破碎。光滑异物与直肠黏膜紧密贴合,将异物向下拉扯时可形成真空吸力妨碍取出,此时可尝试放置 Foley 尿管在异物与直肠壁之间,扩张尿管球囊,使空气进入,去除真空状态,取出异物(图 5-11)。

(3)尖锐物体:尖锐物体的取出比较困难,而且存在黏膜撕裂、出血、穿孔等风险,需要外科医生在直视或内镜下仔细、耐心操作。异物取出后应再次检查直肠以排除损伤(图 5-12)。

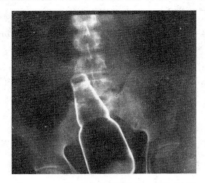

图 5-11　直肠内光滑物体 X 线表现

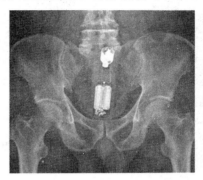

图 5-12　直肠内尖锐物体 X 线表现

3.肠镜下异物取出

适用于上段直肠或中下段乙状结肠,肠镜可提供清晰的画面,可观察到细小的直肠黏膜损伤。有报道使用肠镜可顺利取出 45% 的乙状结肠异物和 76% 的直肠异物,而避免了外科手术。常用方法是用息肉圈套套住异物取出。使用肠镜还可起到去除真空状态的作用,适用于光滑异物的取出。成功取出异物后应在肠镜下再次评估结直肠损伤情况。

4.手术治疗

经肛门或内镜多次努力仍无法取出异物时需手术取出。有穿孔、腹膜炎等情况也是明确的手术适应证。在开腹或腹腔镜手术中,可尝试将异物向远端推动,以尝试经肛门取出。不能成功则须开腹切开结肠取出异物,之后可根据结肠清洁程度一期缝合,或将缝合处外置。若异物已导致结直肠穿孔,则按结直肠损伤处理。还应注意勿遗漏多个异物,或已破碎断裂的异物部分。

(四)并发症及术后处理

直肠异物最危险的并发症是直肠或乙状结肠穿孔,接诊医生应作三方面的判断:①患者全身情况。②是否存在穿孔,穿孔部位位于腹腔还是腹膜返折以下。③腹腔穿刺是否存在粪样液体。治疗的 4D 原则是:粪便转流,清创,冲洗远端和引流。

若发现直肠黏膜撕裂,最重要的是确认有否肠壁全层裂伤,若排除后,较小的撕裂出血一般为自限性,无需特殊处理,而撕裂较大时需在麻醉下缝合止血,或用肾上腺素生理盐水纱布填塞。术后 3 天内应调整饮食或经肠外营养支持,尽量减少大便。

开腹取异物术后易发切口感染,对切口的处理可采用甲硝唑冲洗、切口内引流,或采用全层减张缝合关腹,并预防性使用抗生素。

若因肛门括约肌损伤或断裂导致不同程度大便失禁,需进行结肠造瘘术、括约肌修补或成形术和造瘘还纳术的多阶段治疗。

第十节　胃憩室

胃憩室(gastric diverticulum)可分类为真性和假性两类。对外科医生而言,在手术时区分这两类是非常明显的,但 X 线检查却会引起诊断困难。

假性胃憩室通常是由于良性溃疡造成深度穿透或局限性穿孔。其他因素包括坏死性肿瘤和粘连向外牵张等。这些胃憩室的壁可能不包含任何可辨认的胃壁。

真性的胃憩室较假性少见。可能会有多发性的,通常憩室壁由胃壁的所有层次组成。病因不确定,可能是先天性的。在所有的胃肠憩室病例报告中,真性胃憩室约占 3%。

一、发生率

有文献报道 412 例真性胃憩室,其中的 165 例是 380 000 例常规钡餐检查中发现,发生率为 0.04%。然而在 Meerhof 系列报道中,在 7 500 例常规 X 线钡餐检查中,发现 30 例憩室,发生率为 0.4%。尽管两组发生率相差 10 倍,但不可能代表胃憩室发生率的真正差异,可能与小的病灶易被疏漏及检查者经验等因素有关。

二、病理

胃憩室以发生在右侧贲门的后壁为多见。在 Meerhof 的报道中,80% 的患者是属于近贲门的胃憩室,其余的多为近幽门的胃憩室。Patmer 报道所收集的 342 例胃憩室中,259 例在胃远端的后壁(73%),31 例在胃窦,29 例在胃体,15 例在幽门,8 例在胃底。

胃憩室大小差异很大,通常为直径 1~6 cm,呈囊状或管状。胃腔和憩室间孔大的可容纳 2 个指尖,最小的只能用极细的探针探及。多数孔径为 2~4 cm。开口的大小与并发症有关,宽颈开口憩室内容物不滞留,并发症发生率较低;腔颈较小者,食物残渣易滞留和细菌过度繁殖,可能引发炎症。另外,憩室开口小者钡剂难以进入憩室腔内,X 线钡餐检查不易发现。

三、临床表现与并发症

憩室可能发生在任何年龄,但最常发生在 20~60 岁的成年人。Palmer 组,成年人占80%。儿童通常是真性憩室,且易发生并发症。大部分胃憩室是无症状的,有时在一些患者中,充满食物残渣的胃大憩室会引起上腹部胀感及不适,但在缺乏特殊的并发症者,手术切除憩室后很少能减缓症状。

胃憩室并发症罕见。由于内容物滞留和细菌过度繁殖可导致急性憩室炎,严重时会发生穿孔。炎症致局部憩室壁黏膜和血管糜烂,可引起出血和便血。穿孔伴出血则导致血腹。有个案报告成年人胃憩室造成幽门梗阻。罕见的是,憩室内出现恶性肿瘤,异物和胃石。

四、诊断

除发生并发症外,大部分胃憩室无任何症状,故多系在上消化道疾病检查时偶然发现的。在没有其他病理情况时发现憩室较困难。

憩室在上部胃肠道钡餐检查中表现为胃腔的突出物,周围平整圆滑,对照剂有时聚集在囊袋底部,当患者站立时,囊内上部有空气。发生于胃前壁或胃后壁的憩室很容易被忽视,除非使用气钡双重对比造影技术,并取患者头低位或站立位进行检查。小憩室可被误认为穿透性胃溃疡,反之也然。两者的区分取决于病变的部位,由于近贲门溃疡是少见的。其他运用钡餐进行鉴别诊断的包括:贲门癌、贲门裂隙疝、食管末端憩室和皮革样胃。

患者口服对照造影剂 CT 扫描通常能显示憩室。若不给予对照剂,或憩室没有对照物填充,CT 结果会与肾上腺肿瘤相似。

内镜对鉴别诊断是最有价值的。

五、治疗

仅显示有憩室存在并非手术切除的指征。经常显现模糊的消化不良症状,而无其他异常或憩室的并发症,则手术治疗不会减轻患者的症状。

手术仅适应于有并发症时,如发生憩室炎或出血,或合并其他病灶出现者。当诊断不能确定,剖腹探查是最后手段。

六、手术方法

手术由憩室部位和有无合并病灶而定。

若憩室近贲门,游离胃左侧大网膜,以显露近胃食管孔的后方,小心分离粘连、胃壁和胰腺,显露分离憩室,需要时可牵引憩室以利显露,切除憩室、残端双层缝合。

若剖腹探查时不易发现憩室时,可钳闭胃窦,经鼻胃管注入盐水充盈胃,可能易于发现。

胃小弯和大弯侧憩室做"V"形切除,缝合裂口。幽门窦的憩室可施行部分胃切除术治疗,若合并胃部病灶时尤其适合。

第十一节　十二指肠憩室

消化道憩室最常见的部位是结肠,其次为小肠,而小肠憩室最常发生于十二指肠,即十二指肠憩室(图 5-13)。最早在 1710 年由法国病理学家 Chome 报道,1913 年 Case 首先用 X 线钡剂造影发现十二指肠憩室,1914 年 Bauer 对 1 例产生梗阻症状的十二指肠憩室行胃-空肠吻合术,1915 年 Forsell 和 Key 首次切除 1 例经 X 线检查出的十二指肠憩室。根据目前的文献统计,十二指肠憩室的钡剂造影检出率为 $1\%\sim6\%$,内镜检出率为 $12\%\sim27\%$,尸检检出率更高,为 $15\%\sim22\%$。

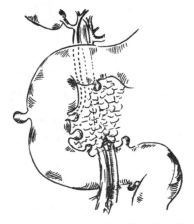

图 5-13　十二指肠憩室示意图

一、病因

憩室产生的确切原因尚不清楚,多认为因先天性肠壁局限性肌层发育不全或薄弱,在肠内突然高压,或长期持续,或反复压力增高时,肠壁薄弱处黏膜及黏膜下层突出形成憩室。肠壁外炎症组织形成的粘连瘢痕牵拉也可导致憩室发生。故不同类型的憩室,其产生原因也有所不同。

(一)先天性憩室

非常少见,为先天性发育异常,出生时即存在。憩室壁的结构包括肠黏膜、黏膜下层及肌层,与正常肠壁完全相同,又称为真性憩室。

(二)原发性憩室

部分肠壁存在先天性解剖缺陷,因肠内压增高而使该处肠黏膜及黏膜下层向外突出形成憩室。罕见的黏膜和黏膜下层向内突出形成十二指肠腔内憩室,多位于乳头附近,呈息肉样囊袋状。此种憩室壁的肌层组织多缺如或薄弱。

(三)继发性憩室

多由十二指肠溃疡瘢痕收缩或慢性胆囊炎粘连牵拉所致,故均发生在十二指肠球部,又称为假性憩室。

二、病理生理

十二指肠憩室多数可终身没有症状,也没有病理改变,仅在并发憩室炎症或出血时出现相应病理变化和临床症状。

(一)好发部位

十二指肠憩室以单发性多见,多发罕见。原发性憩室70%位于十二指肠降部,20%位于水平部,10%位于升部。继发性憩室则多在十二指肠球部。文献统计约60%～95%的憩室位于十二指肠降部内侧壁,并且多位于以十二指肠乳头为中心的2.5 cm直径范围内,称为乳头旁憩室(peri-ampullary diverticula,PAD)。好发于此处的原因是该处为胚胎发育时前肠和后肠的结合部,为先天性薄弱区,加上胆胰管穿行致结缔组织支撑缺乏,使该处肠壁缺陷或薄弱。

PAD在解剖上与胰腺关系密切,与胰管和胆管邻近,多数伸向胰腺后方,甚至穿入胰腺组织内。此外,PAD中还有一种特殊情况,即胆总管和胰管直接开口于憩室,故PAD常可引起梗阻、胆管炎、胰腺炎等并发症。

(二)病理改变

憩室大小形态各异,与其解剖位置、肠内压力及产生的时间长短有关。一般为0.5～10 cm大小,形状可呈圆形、椭圆形或管状等。憩室颈部大小与症状的产生密切相关,颈部开口较宽者憩室内容物容易引流,可长时间无症状发生;如开口狭小,或因炎症反应导致开口狭小、憩室扩张,则肠内容物或食物进入憩室后容易潴留其中,发生细菌感染而致憩室炎和其他并发症。

(三)病理分型

根据憩室突出方向与十二指肠腔的关系,可分为腔内型憩室和腔外型憩室。临床常见为腔外型憩室,腔内型罕见。

1.腔内型憩室

憩室壁由两层肠黏膜和其间少许黏膜下结缔组织构成,呈息肉状或囊袋状附着于十二指肠乳头附近,肠腔外触之似肠腔内息肉。部分病例十二指肠乳头位于憩室内,故易引起胆道、胰腺疾病及十二指肠腔内堵塞,并发胃十二指肠溃疡,此类病例也常伴有其他器官先天畸形。

2.腔外型憩室

多为圆形或呈分叶状,颈部可宽可窄。多为单发,约10%的患者可有两个以上腔外憩室或并存其他消化道憩室。70%位于十二指肠降部,与胰腺解剖关系密切,30%在水平部或升部。

三、临床表现

十二指肠憩室很少发现于30岁以下患者,82%的患者在60岁以上才出现症状,大多数在58～65岁时做出诊断,男女发生率几乎相等。多数十二指肠憩室无症状,只有在发生并发症后才引起不适。憩室的大小形状各不相同,但多数颈部口径比较狭小,一旦肠内容物进入又不易排出时,可引起各种并发症。常见的十二指肠憩室并发症可分为憩室炎和憩室压迫邻近结构两类情况。前者系由于憩室内食糜潴留引发急、慢性憩室炎和憩室周围炎,可有右上腹疼痛及压痛,并可向背部放射,并伴有上腹饱胀不适,恶心、呕吐。严重的憩室炎可继发溃疡、出血或穿孔,出现黑便和剧烈腹痛等症状。后者系因憩室内食糜潴留膨胀,或较大的十二指肠腔内、外憩室扩张,引起十二指肠部分梗阻,或者憩室内虽无肠内容物潴留,但也可能压迫邻近器官而产生并发症。临床表现为上消化道梗阻症状,呕吐物初为胃内容物,其后为胆汁,甚至可混有血液,呕吐后症状可缓解。十二指肠乳头附近的憩室,特别是憩室在乳头内者,可因炎症、压迫胆管和胰管而引发胆道感染、梗阻性黄疸和急、慢性胰腺炎,出现相应症状和体征。

十二指肠憩室的并发症较多,如十二指肠部分梗阻、憩室炎、憩室周围炎、憩室内结石、急性或慢性胰腺炎、胃十二指肠溃疡恶变、大出血、穿孔、胆管炎、憩室胆总管瘘、十二指肠结肠瘘、梗阻性黄疸等。

(一)憩室炎与憩室出血

由于十二指肠憩室内容物潴留,细菌繁殖,发生感染,引起憩室炎。继之憩室黏膜糜烂出血,也有憩室内为异位胰腺组织,并发胰腺炎引起出血,或憩室炎症侵蚀穿破附近血管发生大出血。尚有少见的憩室内黏膜恶变出血。

(二)憩室穿孔

由于憩室内容物潴留,黏膜炎性糜烂并发溃疡,最终穿孔。穿孔多位于腹膜后,穿孔后症状不典型,甚至剖腹探查仍不能发现。通常出现腹膜后脓肿,胰腺坏死,胰瘘。若剖腹探查时发现十二指肠旁蜂窝织炎,或有胆汁、胰液渗出,应考虑憩室穿孔可能,需切开侧腹膜仔细探查。

(三)十二指肠梗阻

多见于腔内型憩室,形成息肉样囊袋堵塞肠腔。也可因较大的腔外型憩室内容物潴留,压迫十二指肠导致梗阻,但大多数是不全性梗阻。

(四)胆、胰管梗阻

多见于PAD,腔内型或腔外型均可发生。因胆总管、胰管开口于憩室下方或两侧,甚至于憩室边缘或憩室内,致使 Oddi 括约肌功能障碍,发生梗阻。憩室机械性压迫胆总管和胰管,可致胆汁、胰液潴留,腔内压力增高,十二指肠乳头水肿,胆总管末端水肿,增加逆行感染机会,并发胆管感染或急慢性胰腺炎。十二指肠憩室合并肝胆、胰腺疾病时所表现的症状群可称为 Lemmel 综合征,也有人称之为十二指肠憩室综合征。

(五)伴发病

十二指肠憩室常伴有胆道疾病、胃炎、消化性溃疡、胰腺炎、结石、寄生虫等,之间互相影响,互为因果,两者同时存在的可能性为 10%~50%。其中伴发胆道疾病者应属首位,常是"胆道术后综合征"的原因之一。因此在处理十二指肠憩室的同时,要注意不要遗漏这些伴发病,反之也然。

十二指肠憩室反复引起逆行性胆总管感染,可造成胆总管下段结石。大西英胤等收集部分世界文献统计,显示十二指肠憩室合并胆石的发病率为 6.8%~64.2%,并发现日本人的发病率比英美人高。有人指出在处理胆石症时(事先未发现十二指肠憩室)同时处理憩室的情况日益多见。遇到十二指肠乳头开口正好在憩室内和(或)合并胆石症者,处理较为困难,术前应有所估计。

四、辅助检查

无症状的十二指肠憩室多于行上消化道钡餐检查时被发现,如果发现应作正、斜位摄片,重点了解憩室大小、部位、颈部口径和排空情况。十二指肠镜检查为诊断此病的"金标准",其优点是可以直视十二指肠憩室,并重点了解憩室颈与乳头的关系,有助于正确选择手术方式。对伴有胆胰病变者可同时行 ERCP,以了解胆胰管情况。有观点认为 MRI 在十二指肠憩室诊断中具有较高准确性,且认为其临床意义不止于诊断憩室本身,更在于对胆道炎症和结石的病因诊断,以及对 ERCP 及内镜下治疗的指导作用。

(一)X 线钡餐检查

可发现十二指肠憩室,表现为突出肠壁的袋状龛影,轮廓整齐清晰,边缘光滑,加压后可见龛影中有黏膜纹理延续到十二指肠。有的龛影在钡剂排空后,显示为腔内残留钡剂阴影的较大憩室,颈部较宽,在憩室内有时可见气液平面。如憩室周围肠黏膜皱襞增粗,轮廓不整齐,局部有激惹征象,或憩室排空延长,或有限局性压痛,为憩室炎表现,如憩室固定不能移动,为憩室周围炎表现。

继发性十二指肠憩室常伴有十二指肠球部不规则变形,并有肠管增宽阴影。当憩室较小或颈部狭窄,其开口部常被肠黏膜皱襞掩盖,或因憩室内充满大量食物残渣,而不易发现其存在。如有少量钡剂进入憩室,或可见一完整或不完整的环影。用低张十二指肠 X 线钡剂造影可增加憩室的发现率。

(二)纤维十二指肠镜检查

除可发现憩室的开口外,尚可了解憩室与十二指肠乳头的关系,为决定手术方案提供依据。

(三)胆道造影

有静脉胆道造影、经皮经肝穿刺胆道造影(PTC)或 ERCP 等方法。可了解憩室与胆管胰管之间的关系,对外科治疗方法的选择有参考意义。憩室与胆胰管的关系有胆胰管开口于憩室底部,或胆胰管开口于憩室侧壁或颈部等。这些胆胰管异常开口常伴有 Oddi 括约肌功能异常,因而容易引起憩室内容物的逆流或梗阻,而导致胆管炎或胰腺炎。

五、诊断

临床中十二指肠憩室的延误诊断率很高,原因是其临床表现没有特异性,难以与常见病如急、慢性胆囊炎、胆石症、慢性胃炎、胃溃疡、胰腺炎、非溃疡性消化不良等相区别,或有时与这些疾病并存,加上十二指肠憩室的发现率较低,临床医师缺乏警惕性,出现相关症状时首先想到的是常见病,对合并有常见病而症状反复发作的患者,也只满足于原有诊断,而忽略追查原因。因此,凡有前述临床表现而按常见病治疗效果不佳时,除考虑治疗措施得当与否外,还要考虑到存在十二指肠憩室的可能性,以下几点尤应引起注意:①无法用溃疡病解释的消化道症状和黑便史。②胆囊切除术后症状仍存在,反复发作胆管炎而无结石残留或复发者。③反复发作的慢性胰腺炎。④无明确原因的胆道感染。若怀疑憩室是引起症状的原因,也必须排查其他疾病。诊断十二指肠憩室时应先行上消化道钡餐检查,诊断依据为 X 线片上显示的狭颈憩室,钡剂潴留其内＞6 小时,有条件时可以加做纤维十二指肠镜检查进一步确诊,并明确其与十二指肠乳头的关系。

六、治疗

治疗原则:没有症状的十二指肠憩室无须治疗。有一定临床症状而无其他病变存在时,应先采用内科治疗,包括饮食调节,使用制酸药、解痉药等,并可采取侧卧位或调整各种不同姿势,以帮助憩室内积食排空。由于憩室多位于十二指肠降部内侧壁,甚或埋藏在胰腺组织内,手术切除比较困难,故仅在内科治疗无效并屡次并发憩室炎、出血或压迫邻近脏器时才考虑手术治疗。

手术切除憩室为理想的治疗,但十二指肠憩室壁较薄弱,粘连紧密,剥离时易撕破,憩室位于胰腺头部者分离时出血多,并容易损伤胰腺及胆胰管等,故手术方式必须慎重选择。手术原则是切除憩室和治疗憩室并发症。

(一)手术适应证

十二指肠憩室有下列情况可考虑手术:①憩室颈部狭小,内容物潴留,排空障碍,有憩室炎的明显症状,反复进行内科治疗无效。②憩室出血、穿孔或形成脓肿。③憩室巨大、胀满,使胆总管或胰管受压梗阻,以及胆胰管异常开口于憩室内,引起胆胰系统病变。④憩室内有息肉、肿瘤、寄生虫或性质不明病变等。

(二)术前准备

除按一般胃肠手术前准备外,应尽量了解憩室的部位及与周围器官的关系。准确定位有利于术中探查和术式选择。上消化道 X 线钡餐造影应摄左前斜位和右前斜位片,以判断憩室在十二指肠内前侧或内后侧,与胰腺实质和胆道走行的关系及憩室开口与十二指肠乳头的关系。位于降部内侧的憩室,最好在术前行内镜及胆道造影检查,了解憩室与十二指肠乳头及胆管的关系。必须留置胃管,必要时术中可经胃管注入空气,使憩室充气以显示其位置。

(三)常用手术方法

因十二指肠憩室的手术比较复杂,风险较大,目前国内外均没有腹腔镜十二指肠憩室手术的相关报道,手术仍局限于开放术式。术中显露憩室有不同途径,依其部位而定。位于十二指肠水平部和升部的憩室应将横结肠系膜切开显露;位于降部内前侧的憩室,应解剖降部内前缘;在降部内后侧的憩室,应切开十二指肠外侧腹膜(Kocher 切口),将十二指肠向左前方翻转以显露(图 5-14)。

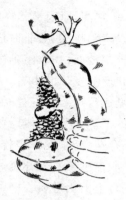

图 5-14　Kocher 切口显露降部内后侧憩室

1.憩室切除术

对容易分离或位于十二指肠水平部和升部的憩室,以切除为好。找到憩室后将其与周围粘连组织剥离干净,在憩室颈部钳夹切除。钳夹部位需离开十二指肠约 1 cm,作纵行(或斜行)切除,切除时避免用力牵拉,以防切除黏膜过多,导致肠腔狭窄。切除后作全层间断内翻缝合,外加浆肌层间断缝合。

憩室位于十二指肠降部内侧时,可在十二指肠降段前壁中段作一小切口,将憩室内翻入十二指肠腔切除,再缝合十二指肠切口。

若憩室位于十二指肠乳头附近或胆总管、胰管的开口处,切除憩室后须行胆囊切除术、胆总管置 T 形管引流及十二指肠乳头成形术。也可考虑将憩室纳入十二指肠腔,在十二指肠内施行切除,然后作十二指肠乳头成形术。

2.憩室内翻缝闭术

切除憩室会损伤胆总管开口时,不宜强行切除,可做憩室内翻缝闭术,此种手术只适用于无出血、穿孔等并发症的较小憩室。方法是于憩室颈部做一荷包缝合,用血管钳将憩室内翻入肠腔内,然后结扎荷包缝线,或使憩室内翻后以细丝线缝合颈部,使其不再脱出即可。

3.转流术(捷径术)

适用于无法切除或不宜内翻或缝闭的憩室,可行胃部分切除 B-Ⅱ式吻合术,使食物改道,将憩室旷置,以避免炎症出血等并发症。对于巨大憩室也有人主张用 DeNicola 法作"Y"形憩室空肠吻合术。

(四)十二指肠憩室急性并发症治疗

1.出血

当憩室入口较小引流不畅时,易使憩室及其周围反复发生炎症,导致局部溃疡、糜烂,可使血管裸露破裂。憩室内如有异位的胰、胃及其他腺组织,或憩室内有异物存留、肿瘤、静脉破裂等,也可导致憩室出血。临床上以黑便多见,若出血量较大,则可引起呕血。

对十二指肠憩室出血患者,若血压等生命体征稳定,首选抗炎、抑酸、止血等保守治疗,多数有效。随着内镜技术的普及与提高,各种内镜下止血法已广泛开展。只要全身情况许可,急诊内镜检查配合相应治疗已成为诊断和治疗十二指肠憩室出血的首选方法。目前用于内镜下止血的方法主要为无水乙醇、高渗钠-肾上腺素、吸收性明胶海绵等局部注射,以及凝血酶喷洒、金属止血夹等单独或联合应用。对动脉喷射样出血往往需用止血夹止血法,但要求组织具有一定的弹性,或为裸露血管出血。如上述几种内镜止血法治疗无效,就应及时开腹手术治疗。

手术治疗首选憩室切除术,既可切除病灶,又可达到有效止血目的。但有的憩室向胰腺内长入,或距十二指肠乳头太近,若切除易误伤胆胰管,十二指肠多发憩室也较难切除。遇到这些情况,必须切开十二指肠壁,在直视下缝扎出血点,止血可靠后行十二指肠旷置、B-Ⅱ式胃部分切除术。此外,经保守治疗出血停止后,可择期行保留幽门的十二指肠旷置胃空肠吻合术,此术式可避免残留憩室和十二指肠排空障碍,以及反流性胃炎,有利于防止残胃癌的发生。

2.穿孔

因十二指肠憩室通常位于腹膜后,所以其穿孔症状的发展常呈隐匿性,早期体征也不明显,为避免误漏诊,需注意上腹部剧烈疼痛伴腰背部疼痛要想到十二指肠憩室穿孔的可能。早期症状不明显的患者,会逐渐出现腹膜刺激征,故反复检查腹部体征并前后对比有重要意义,另外诊断性腹腔穿刺和腹部 X 线检查也对本病诊断有意义。CT 检查可见腹膜后十二指肠周围积液、积气。在手术探查中发现横结肠系膜右侧或小肠系膜根部有胆汁染色和捻发感时,提示十二指肠穿孔存在。

穿孔诊断明确后多需手术治疗,术式选择应根据十二指肠憩室穿孔的部位、大小、发病时间长短、腹腔污染情况决定。对伤口小,边缘血运好,穿孔时间较短的患者,行单纯修补加局部引流,同时将胃管放至修补处远端肠腔内即可;对破口虽小,但病程长,破口周围污染较重者,行修补加十二指肠造口术;对十二指肠破口大,肠壁有缺损不能直接缝合者,可行带蒂肠片修补术;对十二指肠降段、水平段憩室穿孔应考虑行十二指肠憩室化手术(图 5-15)。术后禁食,应用抗生素,并早期应用静脉营养支持,以保证穿孔处愈合。

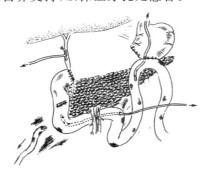

图 5-15　十二指肠憩室化手术

七、术后并发症及处理

由于憩室缺乏肌层组织、壁薄及与周围组织粘连,分离时易撕破,或损伤周围器官,又或因缝合欠佳,常见手术并发症有以下几种。

(一)十二指肠漏

为严重并发症,死亡率高,多在切除乳头旁憩室时发生。防止的关键在于分离憩室时要操作轻柔,缝合要严密。一旦发生十二指肠漏必须及时引流,给予胃肠减压,抗感染治疗和营养支持,维持水、电解质平衡,漏口多可逐渐愈合。

(二)梗阻性黄疸与胰腺炎

多因切除憩室时误伤胆管或胰管,或憩室内翻缝闭时致胆总管远端或壶腹部局限性狭窄引起。临床表现为上腹部疼痛、发热及黄疸,需再次手术解除梗阻。为避免此并发症发生,手术时应仔细辨认胆、胰管,切除憩室时勿将十二指肠黏膜切除过多,以免影响胆道开口的通畅。切除距乳头近的憩室前一般应先行胆总管切开,插入导管至壶腹部以标志胆道开口位置,然后再分离憩室,缝合时防止误将胆道开口缝合。

十二指肠手术是高风险手术,术后处理十分重要,主要措施有:①生命体征监测。②持续十二指肠减压(将胃管远端送至十二指肠降部)3～5天。③施行十二指肠造瘘者必须妥善固定造瘘管,术后15天以后方能酌情拔除。④其他应严格按照胃肠道手术后常规处理。

第十二节　十二指肠内瘘

十二指肠内瘘是指在十二指肠与腹腔内的其他空腔脏器之间形成的病理性通道开口分别位于十二指肠及相应空腔脏器。十二指肠仅与单一脏器相沟通称"单纯性十二指肠内瘘",与2个或以上的脏器相沟通则称为"复杂性十二指肠内瘘"前者临床多见,后者较少发生。内瘘时十二指肠及相应空腔脏器的内容物可通过该异常通道相互交通,由此引起感染、出血体液丧失(腹泻呕吐)水电解质紊乱、器官功能受损以及营养不良等一系列改变。

先天性十二指肠内瘘极为罕见,仅见少数个案报道十二指肠可与任何相邻的空腔脏器相沟通形成内瘘,但十二指肠胆囊瘘是最常见的一种类型,据统计其发生率占十二指肠内瘘的44％～83％,十二指肠胆总管瘘占胃肠道内瘘的5％～25％。韦靖江报道胆内瘘72例,其中十二指肠胆总管瘘,占8.3％(6/72)。其次为十二指肠结肠瘘,十二指肠胰腺瘘发生罕见。

一、病因

十二指肠内瘘形成的原因较多,如先天发育缺陷医源性损伤、创伤、疾病等。在疾病中,可由十二指肠病变所引致,如十二指肠憩室炎,也可能是十二指肠毗邻器官的病变所造成,如慢性结肠炎胆结石等。一组资料报道,引起十二指肠内瘘最常见的病因是医源性损伤其次是结石、开放性和闭合性损伤。肿瘤、结核、溃疡病、克罗恩病及放射性肠炎等病理因素低于10％。

(一)先天因素

真正的先天性十二指肠内瘘极为罕见,仅见少数个案报道。许敏华等报道1例先天性胆囊十二指肠内瘘,术中见十二指肠与胆囊间存在异常通道,移行处黏膜均光滑,无瘢痕。

(二)医源性损伤

医源性损伤引起的十二指肠内瘘一般存在于十二指肠与胆总管之间,多见于胆管手术中使用硬质胆管探条探查胆总管下端所致,因解剖上胆总管下端较狭小,探查时用力过大穿破胆总管和十二指肠壁,形成胆总管十二指肠乳头旁瘘。薛兆祥等报道 8 例胆管术后发生胆总管十二指肠内瘘,原因均是由于胆总管炎性狭窄,胆管探条引入困难强行探查所致提示对胆总管炎性狭窄胆总管探查术中使用探条应慎重,不可暴力探查以减少医源性损伤。再者胆总管 T 形管引流时,T 形管放置位置过低、置管时间过长、T 形管压迫十二指肠壁致缺血坏死穿孔,引起胆总管十二指肠内瘘,也属于医源性损伤。樊献军等报道 2 例胆管术后 T 形管压迫十二指肠穿孔胆总管 T 形管引流口与十二指肠穿孔处形成十二指肠内瘘,由此提示:胆总管 T 形管引流时位置不宜放置过低,或者在 T 形管与十二指肠之间放置小块大网膜并固定、隔断以免压迫十二指肠,造成继发性损伤。

(三)结石

十二指肠内瘘常发生于十二指肠与胆管系统间,大多数是被胆石穿破的结果。90％以上的胆囊十二指肠瘘,胆总管十二指肠瘘,胆囊十二指肠结肠瘘,均来自慢性胆囊炎、胆石症内瘘多在胆、胰十二指肠汇合区,与胆管胰腺疾病有着更多关系,胆囊炎、胆石症的反复发作导致胆囊或胆管与其周围某一器官之间的粘连,是后来形成内瘘的基础。在粘连的基础上,胆囊内的结石压迫胆囊壁引起胆囊壁缺血、坏死、穿孔并与另一器官相通形成内瘘。胆囊颈部是穿孔形成内瘘最常见部位之一,这与胆囊管比较细小、胆囊受炎症或结石刺激后强烈收缩、颈部承受压力较大有关。胆囊炎反复发作时最常累及的器官是十二指肠、结肠和胃,当胆管系统因炎症与十二指肠粘连,胆石即可压迫十二指肠造成肠壁的坏死、穿孔、自行减压引流,胆石被排到十二指肠从而形成胆囊十二指肠瘘、胆总管十二指肠瘘、胆囊十二指肠结肠瘘。这种因结石嵌顿、梗阻、感染导致十二指肠穿孔自行减压形成的内瘘,常常是机体自行排石的一种特殊过程或视为胆结石的一种并发症,有时可引起胆石性肠梗阻。

(四)消化性溃疡

十二指肠的慢性穿透性溃疡,常因慢性炎症向邻近脏器穿孔而形成内瘘,如溃疡位于十二指肠的前壁或侧壁者可穿入胆囊,形成胆囊十二指肠瘘。而溃疡位于十二指肠后壁者穿入胆总管,引起胆总管十二指肠瘘,十二指肠溃疡也可向下穿入结肠引起十二指肠结肠瘘,或胆囊十二指肠结肠瘘。也有报道穿透性幽门旁溃疡所形成的胃、十二指肠瘘,肝门部动脉瘤与十二指肠降部紧密粘连向十二指肠内破溃而导致大出血的报道,也是一种特殊的十二指肠内瘘。因抗分泌药对十二指肠溃疡的早期治疗作用,由十二指肠溃疡引起的十二指肠内瘘目前临床上已十分少见。

(五)恶性肿瘤

恶性肿瘤引起的十二指肠内瘘也称为恶性十二指肠内瘘,主要是十二指肠癌浸润结肠肝曲或横结肠,或结肠肝区癌肿向十二指肠的第 3、4 段浸润穿孔所致。Hersheson 收集 37 例十二指肠-结肠瘘,其中 19 例起源于结肠癌。近年国内有报道十二指肠结肠瘘是结肠癌的少见并发症,另外十二指肠或结肠的霍奇金病,或胆囊的癌肿也可引起十二指肠内瘘。随着肿瘤发病率的增高,由恶性肿瘤引起十二指肠内瘘的报道日益增多。

(六)炎性疾病

因慢性炎症向邻近脏器浸润穿孔可形成内瘘。炎性疾病包括十二指肠憩室炎、克罗恩病溃疡性结肠炎、放射性肠炎及肠道特异性感染,如腹腔结核等均可引起十二指肠结肠瘘或胆囊十二指肠结肠瘘。

二、发病机制

先天性十二指肠内瘘的病理改变:异常通道底部为胆囊黏膜,颈部为十二指肠腺体上方0.5 cm可见胆囊腺体与十二指肠腺体相移行证实为先天性异常。王元和谭卫林报道2例手术证实的先天性十二指肠结肠瘘均为成年女性。内瘘瘘管都发生在十二指肠第三部与横结肠之间。鉴于消化系统发生的胚胎学研究,十二指肠后1/3与横结肠前2/3同属中肠演化而来。因此从胚胎发生学的角度来分析,如果中肠在胚胎发育过程中发生异常,则形成这类内瘘是完全有可能的。

三、检查

(一)实验室检查

选择做血、尿、便、常规生化及电解质检查。

(二)其他辅助检查

1.X线检查

X线检查包括腹部透视、腹部平片和消化道钡剂造影。

(1)腹部透视和腹部平片:有时可见胆囊内积气,是诊断十二指肠内瘘的间接依据但要与产气杆菌引起的急性胆囊炎相鉴别。十二指肠肾盂(输尿管)瘘时,腹部平片可见肾区有空气阴影和不透X线的结石(占25%~50%)。

(2)消化道钡剂造影:消化道钡剂造影能提供内瘘存在的直接依据,可显示十二指肠内瘘瘘管的大小、走行方向、有无岔道及多发瘘。

上消化道钡剂造影:可见影像有以下几种。①胃、十二指肠瘘:胃幽门管畸形及与其平行的幽门管瘘管。②十二指肠胆囊瘘:胆囊或胆管有钡剂和(或)气体,瘘管口有黏膜征象。以前者更具诊断意义此外,胆囊造瘘时不显影也为间接证据之一。③十二指肠结肠瘘:结肠有钡剂充盈。④十二指肠胰腺瘘:钡剂进入胰腺区域。

下消化道钡剂灌肠:可发现钡剂自结肠直接进入十二指肠或胆管系统,对十二指肠结肠瘘的正确诊断率可达90%以上做结肠气钡双重造影,可清楚地显示瘘管的位置,结合观察显示的黏膜纹,有助于鉴别十二指肠结肠瘘、空肠结肠瘘、结肠胰腺瘘和结肠肾盂瘘。

(3)静脉肾盂造影:十二指肠肾盂(输尿管)瘘患者行此检查时,因病肾的功能遭到破坏,常不能显示瘘的位置,但从病肾的病变可提供瘘的诊断线索;并且治疗也需要通过造影来了解健肾的功能,所以仍有造影的意义。

2.超声、CT、MRI检查

可从不同角度不同部位显示肝内外胆管结石及消化道病变的部位、范围及胆管的形态学变化,而对十二指肠内瘘的诊断只能提供间接的诊断依据。如胆管积气、结肠瘘浸润十二指肠等。

3.ERCP检查

内镜可直接观察到十二指肠内瘘的瘘口,同时注入造影剂,可显示瘘管的走行大小等全貌,确诊率可达100%,是十二指肠内瘘最可靠的诊断方法。

4.内镜检查

(1)肠镜检查:可发现胃肠道异常通道的开口,并做鉴别诊断。十二指肠镜进入十二指肠后见黏膜呈环形皱襞柔软光滑,乳头位于十二指肠降段内侧纵行隆起的皱襞上,一般瘘口位于乳头开口的上方,形态多呈不规则的星状形,无正常乳头形态及开口特征。当瘘口被黏膜覆盖时不易发现,但从乳头开口插管,导管可从瘘口折回至肠腔,改从乳头上方瘘口插管,异常通道显影而被确诊,此时将镜面靠近瘘口观察,可见胆汁或其他液体溢出。内镜下十二指肠内瘘应注意与十二指肠憩室相鉴别,憩室也可在十二指肠乳头附近有洞口,但边缘较整齐,开口多呈圆形,洞内常有食物残渣,拨开残渣后能见到憩室底部导管向洞内插入即折回肠腔注入造影剂可全部溢出,同时肠道内可见到造影剂,而无异常通道显影。一组资料报道47例胆总管十二指肠内瘘同时合并十二指肠憩室5例,有1例乳头及瘘口均位于大憩室的腔内,内镜检查后立即服钡剂检查,证实为十二指肠降段内侧大憩室纤维结肠镜检查对十二指肠结肠瘘可明确定位,并可观察瘘口大小,活组织检查以确定原发病灶的性质为选择手术方式提供依据。

(2)腹腔镜检查:也可作为十二指肠内瘘诊断及治疗的手段且有广泛应用前景。

(3)膀胱镜检查:疑有十二指肠肾盂(输尿管)瘘时,此检查除可发现膀胱炎征象外,还可在病侧输尿管开口处看到有气泡或脓性碎屑排出;或者经病侧输尿管的插管推注造影剂后摄片,可发现十二指肠内有造影剂。目前诊断主要依靠逆行肾盂造影,将近2/3的患者是阳性。

5.骨炭粉试验

口服骨炭粉,15～40分钟后有黑色炭末自尿中排出。此项检查仅能肯定消化道与泌尿道之间的内瘘存在,但不能确定瘘的位置。

四、临床表现

十二指肠瘘发生以后,患者是否出现症状,应视与十二指肠相通的不同的空腔脏器而异。与十二指肠相交通的器官不同,内瘘给机体带来的后果也不同,由此产生的症状常因被损害的器官的不同而差异较大,如十二指肠胆管瘘是以胆管感染为主要病变,故临床以肝脏损害症状为主;而十二指肠结肠瘘则以腹泻、呕吐、营养不良等消化道症状为主。

(一)胃、十二指肠瘘

胃、十二指肠瘘可发生于胃与十二指肠球部横部及升部之间,几乎都是由于良性胃溃疡继发感染、粘连继而穿孔破入与之粘连的十二指肠球部,或因胃穿孔后形成局部脓肿,继而破入十二指肠横部或升部。胃、十二指肠瘘形成后,对机体的生理功能干扰不大,一般多无明显症状。绝大部分患者都因长期严重的溃疡症状而掩盖了瘘的临床表现;少数患者偶尔发生胃输出道梗阻。

(二)十二指肠胆囊瘘

十二指肠胆囊瘘症状颇似胆囊炎如嗳气、恶心呕吐、厌食油类、消化不良,有时有寒战高热、腹痛,出现黄疸而酷似胆管炎、胆石症的表现。有时表现为十二指肠梗阻,也有因胆石下行到肠腔狭窄的末端回肠或回盲瓣处而发生梗阻,表现为急性机械性肠梗阻症状,如为癌症引起,则多属晚期,其症状较重,且很快出现恶病质。

(三)十二指肠胆总管瘘

通常只出现溃疡病的症状,有少数可发生急性化脓性胆管炎而急诊入院。

(四)十二指肠胰腺瘘

十二指肠胰腺瘘发生之前常先有胰腺脓肿或胰腺囊肿的症状,故可能追问出有上腹部肿块的病史。其次,多数有严重的消化道出血症状。手术前不易明确诊断。Berne 和Edmondson 认为消化道胰腺瘘具有 3 个相关的临床经过,即胰腺炎后出现腹内肿块及突然出现严重的胃肠道出血,应警惕内瘘的发生;腹内肿块消失之时,常为内瘘形成之日,这个经验可供诊断时参考。

(五)十二指肠结肠瘘

良性十二指肠结肠瘘常有上腹部疼痛、体重减轻、乏力、胃纳增大,大便含有未消化的食物或严重的水泻。有的患者伴有呕吐,可闻到呕吐物中的粪臭结合既往病史有诊断意义。内瘘发生的时间,据统计从 1 周到 32 周,多数(70%以上)患者至少在内瘘发生 3 个月才被确诊而手术。内瘘存在时间越长,症状就越突然,后果也越严重。先天性十二指肠结肠瘘最突出的症状是腹泻,往往自出生即出现,病史中查不到腹膜炎、肿瘤和腹部手术的有关资料。由于先天性内瘘在十二指肠一侧开口位置较低而且内瘘远端不存在梗阻,故很少发生粪性呕吐与腹胀。如无并发症,则不产生腹痛。要注意与非先天性良性十二指肠结肠瘘的区别。若为恶性肿瘤浸润穿破所造成的十二指肠结肠瘘,除了基本具备上述症状外,病情较重,恶化较快,常同时又有恶性肿瘤的相应症状。

(六)十二指肠肾盂(输尿管)瘘

十二指肠肾盂(输尿管)瘘临床上可先发现有肾周围脓肿,即病侧腰痛局部有肿块疼痛向大腿或睾丸放射,腰大肌刺激征阳性。以后尿液可有气泡,或者尿液混浊,或有食物残渣,以及尿频、尿急尿痛等膀胱刺激症状。如果有突然发生水样、脓性腹泻同时伴有腰部肿块的消失,往往提示内瘘的发生。此时腰痛减轻,也常有脱水及血尿。此外尚有比较突出的消化道症状如恶心、呕吐和厌食肾结石自肛门排出甚为罕见未能得到及时治疗者呈慢性病容乏力和贫血,有时可以引起明显的脓毒血症,患者始终有泌尿道的感染症状,有的患者有高氯血症的酸中毒。宁天枢等曾报道 1 例先天性输尿管十二指肠瘘并发尿路蛔虫病,患者自 4 岁起发病到 18岁就诊止估计自尿道排出蛔虫达 400 条左右,该例经手术证实且治愈。原武汉医学院附属第一医院泌尿外科报道 1 例 5 岁男性右输尿管十二指肠瘘的患者,也有排蛔虫史,由于排蛔虫,首先想到的是膀胱低位肠瘘,很容易造成误诊。该例手术发现不仅右输尿管上段与十二指肠间有一瘘管,而且右肾下极 1 cm 处有一交叉瘘管与十二指肠降部相通,实为特殊。故对尿路蛔虫病的分析不能只局限于膀胱低位肠瘘的诊断。

五、并发症

(1)感染是最常见的并发症,严重者可发生败血症。

(2)合并水电解质紊乱。

(3)出血、贫血也是常见并发症。

六、诊断

十二指肠内瘘,术前诊断较为困难,因为大部分十二指肠内瘘缺乏特征性表现,漏诊率极高。有学者报道 10 例胆囊十二指肠内瘘,术前诊断 7 例为胆囊炎胆囊结石,3 例诊断为肠梗阻提高十二指肠内瘘的正确诊断率,应注意以下几个方面。

（一）病史

正确详细的既往史、现病史是临床诊断的可靠信息来源,有下列病史者应考虑有十二指肠内瘘存在的可能。

(1)既往有反复发作的胆管疾病史尤其是曾有胆绞痛黄疸后又突然消失的患者。

(2)既往彩超或 B 超提示胆囊内有较大结石,近期复查显示结石已消失,或移位在肠腔内。

(3)长期腹痛、腹泻消瘦、乏力伴程度不等的营养不良。

（二）辅助检查

十二指肠内瘘诊断的确定常需要借助影像学检查,如 X 线检查、彩超或 B 超、CT、MRI、ERCP 等,能提供直接的或间接的影像学诊断依据,或内镜检查发现胃肠道异常通道的开口等即可明确诊断。

七、治疗

十二指肠内瘘的治疗分为手术治疗和非手术治疗,如何选择争议较大。

（一）非手术治疗

鉴于部分十二指肠内瘘可以自行痊愈,加之部分十二指肠内瘘可以长期存在而不发生症状,目前多数学者认为只对有临床症状的十二指肠内瘘行手术治疗,方属合理。一组资料报道13 年行胆管手术186 例,术后发生 8 例胆总管十二指肠内瘘(4.7％),经消炎、营养支持治疗,6 例内瘘治愈(75％)仅有 2 例经非手术治疗不好转而改行手术治疗而治愈。非手术治疗包括纠正水电解质紊乱、选用有效足量的抗生素控制感染积极的静脉营养支持,必要时可加用生长激素严密观察生命体征及腹部情况,如临床表现不好转应转手术治疗。

（二）手术治疗

在输液(建立两条输液通道)输血、抗感染等积极抗休克与监护下施行剖腹探查术。

1.胃、十二指肠瘘

根据胃溃疡的部位和大小,做胃大部分切除术及妥善地缝闭十二指肠瘘口,疗效均较满意。若瘘口位于横部及升部,往往炎症粘连较重,手术时解剖、显露瘘口要特别小心避免损伤肠系膜上动脉或下腔静脉。Webster 推荐在解剖、显露十二指肠瘘口之前,先游离、控制肠系膜上动脉和静脉,这样既可避免术中误伤血管,又可减轻十二指肠瘘口的修补张力。

2.十二指肠胆囊瘘

术中解剖时应注意十二指肠胆囊瘘管位置有瘘口短而较大的直接内瘘,也有瘘管长而狭小的间接内瘘。由于粘连多,解剖关系不易辨认,故宜先切开胆囊,探明瘘口位置与走向,细致地游离,才不致误伤十二指肠及其他脏器,待解剖完毕后,切除十二指肠瘘口边缘的瘢痕组织,再横行缝合十二指肠壁。若顾虑缝合不牢固者,可加用空肠浆膜或浆肌片覆盖然后探查胆总管是否通畅置 T 管引流,最后切除胆囊。对瘘口较大或炎性水肿较重者,应做相应的十二指肠或胃造口术进行十二指肠减压引流,以利缝合修补的瘘口愈合,术毕须放置腹腔引流。

3.十二指肠胆总管瘘

单纯性的由十二指肠溃疡并发症引起的十二指肠胆总管瘘可经非手术治疗而痊愈。对经常发生胆管炎的病例或顽固的十二指肠溃疡须行手术治疗,否则内瘘不能自愈。较好的手术方法是迷走神经切断胃次全切除的胃空肠吻合术。十二指肠残端的缝闭,可采用 Bancroft 法。十二指肠胆总管无须另做处理,胃内容改道后瘘管可以自行闭合。如有胆管结石、胆总管积脓,则不宜用上述手术方法。应先探查胆总管胆管内结石、积脓、食物残渣等均须清除、减压,置 T 形管引流;或者待十二指肠与胆总管分离后分别修补十二指肠和胆总管的瘘孔,置"T"形管引流另外做十二指肠造口减压。切除胆囊,然后腹腔安置引流。

4.十二指肠胰腺瘘

关键在于胰腺脓肿或囊肿得到早期妥善的引流,及时解除十二指肠远端的梗阻和营养支持,则十二指肠胰腺瘘均能获得自愈。因胰液侵蚀肠壁血管造成严重的消化道出血。如非手术治疗无效,应及时进行手术,切开十二指肠壁,用不吸收缝线缝扎出血点。

5.十二指肠结肠瘘

有学者曾报道 1 例因溃疡穿孔形成膈下脓肿所致的十二指肠结肠瘘,经引流膈下脓肿后,瘘获得自愈结核造成内瘘者,也有应用抗结核治疗后而痊愈的报道,但大多数十二指肠结肠瘘内瘘(包括先天性),均需施行手术治疗。由于涉及结肠,术前须注意充分的肠道准备与患者全身状况的改善。良性的可做单纯瘘管切除分别做十二指肠和结肠修补,缝闭瘘口倘瘘口周围肠管瘢痕较重或粘连较多要行瘘口周围肠切除和肠吻合术。对位于十二指肠第三部的内瘘切除后,有时十二指肠壁缺损较大,则修补时应注意松解屈氏韧带,以及右侧系膜上血管在腹膜后的附着处,保证修补处无张力。必要时应用近段空肠襻的浆膜或浆肌覆盖修补十二指肠壁的缺损。由十二指肠溃疡引起者,只要患者情况允许宜同时做胃次全切除术。先天性者,有多发性瘘的可能,因此手术时要认真而仔细地探查,防止遗漏。因结肠癌浸润十二指肠而引起恶性内瘘者,视具体情况选择根治性手术或姑息性手术。

(1)根治性手术:Callagher曾介绍以扩大的右半结肠切除术治疗位于结肠肝曲恶性肿瘤所致的十二指肠结肠瘘。所谓的扩大右半结肠切除,即标准右半结肠切除加部分性胰十二指肠切除然后改建消化道。即行胆总管(或胆囊)-空肠吻合,胰腺-空肠吻合(均须分别用橡皮管或塑料管插管引流),胃-空肠吻合,回肠-横结肠吻合术。

(2)姑息性手术:对于无法切除者,可做姑息性手术。即分别切断胃幽门窦横结肠、末端回肠,再分别闭锁胃与回肠的远端,然后胃-空肠吻合回肠-横结肠吻合与空肠输出襻同近侧横结肠吻合。无论是根治性或姑息性手术,术中均需安置腹腔引流。

6.十二指肠肾盂(输尿管)瘘

(1)引流脓肿:伴有肾周围脓肿或腹膜后脓肿者,须及时引流。

(2)排除泌尿道梗阻:如病肾或输尿管有梗阻应设法引流,可选择病侧输尿管逆行插管或暂时性肾造口术。经上述治疗,有少数瘘管可闭合自愈。

(3)肾切除和瘘修补术:病肾如已丧失功能或者是无法控制的感染而健肾功能良好,可考虑病肾的切除,以利内瘘的根治。采用经腹切口,以便同时做肠瘘修补。因慢性炎症使肾周围粘连较多解剖关系不清,故对术中可能遇到的困难有充分的估计并做好相应准备,包括严格的肠道准备。十二指肠侧瘘切除后做缝合修补,并做十二指肠减压,腹腔内和腹膜外的引流。

(4)十二指肠输尿管瘘多数需将病肾和输尿管全切除。如仅在内瘘的上方切除肾和输尿管,而未切除其远侧输尿管,则瘘可持续存在。少数输尿管的病变十分局限,肾未遭到严重破坏,则可考虑做病侧输尿管局部切除后行端端吻合术。术后须严密观察病情,继续应用有效的抗生素给予十二指肠减压。

第十三节　胃　癌

胃癌是我国最常见的恶性肿瘤之一,死亡率居恶性肿瘤首位。胃癌多见于男性,男女之比约为 2:1。平均死亡年龄为 61.6 岁。

一、病因

尚不十分清楚,与以下因素有关。

(一)地域环境

地域环境不同,胃癌的发病率也大不相同,发病率最高的国家和最低的国家之间相差可达数十倍。在世界范围内,日本发病率最高,美国则很低。我国的西北部及东南沿海各省的胃癌发病率远高于南方和西南各省。生活在美国的第 2~3 代日本移民由于地域环境的改变,发病率逐渐降低。而苏联靠近日本海地区的居民胃癌的发病率则是苏联中、西部的 2 倍之多。

(二)饮食因素

饮食因素是胃癌发生的最主要原因。具体因素如下所述。

(1)含有致癌物:如亚硝胺类化合物、真菌毒素、多环烃类等。

(2)含有致癌物前体:如亚硝酸盐,经体内代谢后可转变成强致癌物亚硝胺。

(3)含有促癌物:如长期高盐饮食破坏了胃黏膜的保护层,使致癌物直接与胃黏膜接触。

(三)化学因素

(1)亚硝胺类化合物:多种亚硝胺类化合物均致胃癌。亚硝胺类化合物在自然界存在的不多,但合成亚硝胺的前体物质亚硝酸盐和二级胺却广泛存在。亚硝酸盐及二级胺在 pH 1~3 或细菌的作用下可合成亚硝胺类化合物。

(2)多环芳烃类化合物:最具代表性的致癌物质是 3,4-苯并芘。污染、烘烤及熏制的食品中 3,4-苯并芘含量增高。3,4-苯并芘经过细胞内粗面内质网的功能氧化酶活化成二氢二醇环氧化物,并与细胞的 DNA、RNA 及蛋白质等大分子结合,致基因突变而致癌。

(四)Hp

1994 年 WHO 国际癌症研究机构得出"Hp 是一种致癌因子,在胃癌的发病中起病因作用"的结论。Hp 感染率高的国家和地区常有较高的胃癌发病率,且随着 Hp 抗体滴度的升高胃癌的危险性也相应增加。Hp 感染后是否发生胃癌与年龄有关,儿童期感染 Hp 发生胃癌的危险性增加;而成年后感染多不足以发展成胃癌。Hp 致胃癌的机制有如下提法:①促进胃黏膜上皮细胞过度增生。②诱导胃黏膜细胞凋亡。③Hp 的代谢产物直接转化胃黏膜。④Hp 的 DNA 转换到胃黏膜细胞中致癌变。⑤Hp 诱发同种生物毒性炎症反应,这种慢性炎症过程促使细胞增生和增加自由基形成而致癌。

(五)癌前疾病和癌前病变

这是两个不同的概念,胃的癌前疾病指的是一些发生胃癌危险性明显增加的临床情况,如慢性萎缩性胃炎、胃溃疡、胃息肉、胃黏膜巨大皱襞症、残胃等;胃的癌前病变指的是容易发生癌变的胃黏膜病理组织学变化,但其本身尚不具备恶性改变。现阶段得到公认的是不典型增生。不典型增生的病理组织学改变主要是细胞的过度增生和丧失了正常的分化,在结构和功能上部分地丧失了与原组织的相似性。不典型增生分为轻度、中度和重度 3 级。一般而言重度不典型增生易发生癌变。不典型增生是癌变过程中必经的一个阶段,这一过程是一个谱带式的连续过程,即正常→增生→不典型增生→原位癌→浸润癌。

此外,遗传因素、免疫监视机制失调、癌基因(如 C-met、K-ras 基因等)的过度表达和抑癌基因(如 p53、APC、MCC 基因等)突变、重排、缺失、甲基化等变化都与胃癌的发生有一定的关系。

二、病理

(一)肿瘤位置

1.初发胃癌

将胃大弯、胃小弯各等分为 3 份,连接其对应点,可分为上 1/3(U)、中 1/3(M)和下 1/3(L)。每个原发病变都应记录其二维的最大值。如果 1 个以上的分区受累,所有的受累分区都要按受累的程度记录,肿瘤主体所在的部位列在最前如 LM 或 UML 等。如果肿瘤侵犯了食管或十二指肠,分别记为 E 或 D。胃癌一般以 L 区最为多见,约占半数,其次为 U 区,M 区较少,广泛分布者更少。

2.残胃癌

肿瘤在吻合口处(A)、胃缝合线处(S)、其他位置(O)、整个残胃(T)、扩散至食管(E)、十二指肠(D)、空肠(J)。

(二)大体类型

1.早期胃癌

早期胃癌指病变仅限于黏膜和黏膜下层,而不论病变的范围和有无淋巴结转移。癌灶直径 10 mm 以下称小胃癌,5 mm 以下称微小胃癌。早期胃癌分为 3 型(图 5-16):①Ⅰ型,隆起型。②Ⅱ型,表浅型,包括3个亚型。Ⅱa 型,表浅隆起型;Ⅱb 型,表浅平坦型;Ⅱc 型,表浅凹陷型。③Ⅲ型,凹陷型。如果合并两种以上亚型时,面积最大的一种写在最前面,其他依次排在后面。如Ⅱc+Ⅲ。Ⅰ型和Ⅱa 型鉴别如下:Ⅰ型病变厚度超过正常黏膜的 2 倍,Ⅱa 型的病变厚度不到正常黏膜的 2 倍。

2.进展期胃癌

进展期胃癌指病变深度已超过黏膜下层的胃癌。按 Borrmann 分型法分为 4 型(图5-17):①Ⅰ型,息肉(肿块)型。②Ⅱ型,无浸润溃疡型,癌灶与正常胃界限清楚。③Ⅲ型,有浸润溃疡型,癌灶与正常胃界限不清楚。④Ⅳ型,弥漫浸润型。

(三)组织类型

(1)WHO(1990 年)将胃癌归类为上皮性肿瘤和类癌两种,其中前者又包括:①腺癌(包括乳头状腺癌、管状腺癌、低分化腺癌、黏液腺癌及印戒细胞癌)。②腺鳞癌。③鳞状细胞癌。④未分化癌。⑤不能分类的癌。

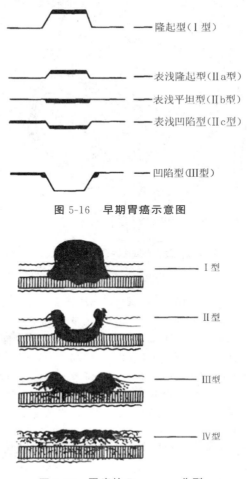

图 5-16 早期胃癌示意图

图 5-17 胃癌的 Borrmann 分型

(2)日本胃癌研究会(1999 年)将胃癌分为以下 3 型:①普通型:包括乳头状腺癌、管状腺癌(高分化型、中分化型)、低分化性腺癌(实体型癌和非实体型癌)、印戒细胞癌和黏液细胞癌。②特殊型:包括腺鳞癌、鳞状细胞癌、未分化癌和不能分类的癌。③类癌。

(四)转移扩散途径

1.直接浸润

直接浸润是胃癌的主要扩散方式之一。当胃癌侵犯浆膜层时,可直接浸润腹膜、邻近器官或组织,主要有胰腺、肝脏、横结肠及其系膜等,也可借黏膜下层或浆膜下层向上浸润至食管下端、向下浸润至十二指肠。

2.淋巴转移

淋巴转移是胃癌的主要转移途径,早期胃癌的淋巴转移率近 20%,进展期胃癌的淋巴转移率高达 70%左右。一般情况下按淋巴流向转移,少数情况也有跳跃式转移。胃周淋巴结分为以下 23 组(图5-18),具体如下:除了上述胃周淋巴结外,还有 2 处淋巴结在临床上很有意义,一是左锁骨上淋巴结,如触及肿大为癌细胞沿胸导管转移所致;二是脐周淋巴结,如肿大为癌细胞通过肝圆韧带淋巴管转移所致。淋巴结的转移率＝转移淋巴结数目/受检淋巴结数目。

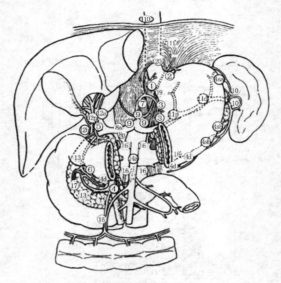

图 5-18　胃周淋巴结分组

1.贲门右区;2.贲门左区;3.沿胃小弯;4sa.胃短血管旁;4sb.胃网膜左血管旁;4d.胃网膜右血管旁;5.幽门上区;6.幽门下区;7.胃左动脉旁;8a.肝总动脉前;8p.肝总动脉后;9.腹腔动脉;10.脾门;11p.近端脾动脉旁;11d.远端脾动脉旁;12a.肝动脉旁;12p.门静脉旁;12b.胆总管旁;13.胰头后;14a.肠系膜上动脉旁;15.结肠中血管旁;16.腹主动脉旁(a1.膈肌主动脉裂孔至腹腔干上缘;a2.腹腔干上缘至左肾静脉下缘;b1.左肾静脉下缘至肠系膜下动脉上缘;b2.肠系膜下动脉上缘至腹主动脉分叉处);17.胰头前;18.胰下缘;19.膈下;20.食管裂孔;110.胸下部食管旁;111.膈上

3.血行转移

胃癌晚期癌细胞经门静脉或体循环向身体其他部位播散,常见的有肝、肺、骨、肾、脑等,其中以肝转移最为常见。

4.种植转移

当胃癌浸透浆膜后,癌细胞可自浆膜脱落并种植于腹膜、大网膜或其他脏器表面,形成转移性结节,黏液腺癌种植转移最为多见。若种植转移至直肠前凹,直肠指诊可能触到肿块。胃癌卵巢转移占全部卵巢转移癌的 50% 左右,其机制除以上所述外,也可能是经血行转移或淋巴逆流所致。

5.胃癌微转移

胃癌微转移是近几年提出的新概念,定义为治疗时已经存在但目前常规病理学诊断技术还不能确定的转移

(五)临床病理分期

国际抗癌联盟(UICC)1987 年公布了胃癌的临床病理分期,尔后经多年来的不断修改已日趋合理。

1.肿瘤浸润深度

用 T 来表示,可以分为以下几种情况:T_1,肿瘤侵及黏膜和(或)黏膜肌(M)或黏膜下层(SM),SM 又可分为 SM1 和 SM2,前者是指癌肿越过黏膜肌不足 0.5 mm,而后者则超过了

0.5 mm。T_2,肿瘤侵及肌层(MP)或浆膜下(SS)。T_3,肿瘤浸透浆膜(SE)。T_4,肿瘤侵犯邻近结构或经腔内扩展至食管、十二指肠。

2.淋巴结转移

无淋巴结转移用 N_0 表示,其余根据肿瘤的所在部位,区域淋巴结分为三站,即 N_1、N_2、N_3。超出上述范围的淋巴结归为远隔转移(M_1),与此相应的淋巴结清除术分为 D_0、D_1、D_2 和 D_3(表 5-1)。

表 5-1　肿瘤部位与淋巴结分站

肿瘤部位	N_1	N_2	N_3
L/LD	3 4d 5 6	1 7 8a 9 11p 12a 14v	4sb 8p 12b/p 13 $16a_2/b_1$
LM/M/ML	1 3 4sb 4d 5 6	7 8a 9 11p 12a	2 4sa 8p 10 11d 12b/p 13 14v $16a_2/b_1$
MU/UM	1 2 3 4sa 4sb 4d 5 6	7 8a 9 10 11p 11d 12a	8p 12b/p 14v $16a_2/b_1$ 19 20
U	1 2 3 4sa 4sb	4d 7 8a 9 10 11p 11d	5 6 8p 12a 12b/p $16a_2/b_1$ 19 20
LMU/MUL/MLU/UML	1 2 3 4sa 4sb 4d 5 6	7 8a 9 10 11p 11d 12a 14v	8p 12b/p 13 $16a_2/b_1$ 19 20

表 5-1 中未注明的淋巴结均为 M_1,如肿瘤位于 L/LD 时 4sa 为 M_1。

考虑到淋巴结转移的个数与患者的 5 年生存率关系更为密切,UICC 在新 TNM 分期中(1997 年第 5 版),对淋巴结的分期强调转移的淋巴结数目而不考虑淋巴结所在的解剖位置,规定如下:N_0 无淋巴结转移(受检淋巴结个数须≥15);N_1 转移的淋巴结数为 1~6 个;N_2 转移的淋巴结数为 7~15 个;N_3 转移的淋巴结数在 16 个以上。

3.远处转移

M_0 表示无远处转移;M_1 表示有远处转移。

4.胃癌分期(表 5-2)

表 5-2　胃癌的分期

	N_0	N_1	N_2	N_3
T_1	Ⅰ A	Ⅰ B	Ⅱ	
T_2	Ⅰ B	Ⅱ	Ⅲ A	
T_3	Ⅱ	Ⅲ A	Ⅲ B	
T_4	Ⅲ A	Ⅲ B		
$H_1 P_1 CY_1 M_1$				Ⅳ

表 5-2 中Ⅳ期胃癌包括如下几种情况:N_3 淋巴结有转移、肝脏有转移(H_1)、腹膜有转移(P_1)、腹腔脱落细胞检查阳性(CY_1)和其他远隔转移(M_1),包括胃周以外的淋巴结、肺脏、胸膜、骨髓、骨、脑、脑脊膜、皮肤等。

三、临床表现

(一)症状

早期患者多无症状,以后逐渐出现上消化道症状,包括上腹部不适、心窝部隐痛、食后饱胀感等。胃窦癌常引起十二指肠功能的改变,可以出现类似十二指肠溃疡的症状。如果上述症状未得到患者或医生的充分注意而按慢性胃炎或十二指肠溃疡病处理,患者可获得暂时性缓解。随着病情的进一步发展,患者可逐渐出现上腹部疼痛加重、食欲减退、消瘦、乏力等;若癌灶浸润胃周血管则引起消化道出血,根据患者出血速度的快慢和出血量的大小,可出现呕血或黑便;若幽门被部分或完全梗阻则可致恶心与呕吐,呕吐物多为隔宿食和胃液;贲门癌和高位小弯癌可有进食哽噎感。此时虽诊断容易但已属于晚期,治疗较为困难且效果不佳。因此,外科医生对有上述临床表现的患者,尤其是中年以上的患者应细加分析,合理检查以避免延误诊断。

(二)体征

早期患者多无明显体征,上腹部深压痛可能是唯一值得注意的体征。晚期患者可能出现:上腹部肿块、左锁骨上淋巴结肿大、直肠指诊在直肠前凹触到肿块、腹水等。

四、诊断

胃镜和 X 线钡餐检查仍是目前诊断胃癌的主要方法,胃液脱落细胞学检查现已较少应用。此外,利用连续病理切片、免疫组化、流式细胞分析、RT-PCR 等方法诊断胃癌微转移也取得了一些进展,本节也将做一简单介绍。

(一)纤维胃镜

纤维胃镜优点在于可以直接观察病变部位,且可以对可疑病灶直接钳取小块组织做病理组织学检查。胃镜的观察范围较大,从食管到十二指肠都可以观察及取活检。检查中利用刚果红、亚甲蓝等进行活体染色可提高早期胃癌的检出率。若发现可疑病灶应进行活检,为避免漏诊,应在病灶的四周钳取 4～6 块组织,不要集中一点取材或取材过少。

(二)X 线钡餐检查

X 线钡餐检查通过对胃的形态、黏膜变化、蠕动情况及排空时间的观察确立诊断,痛苦较小。近年随着数字化胃肠造影技术逐渐应用于临床使影像更加清晰,分辨率大为提高,因此 X 线钡餐检查仍是目前胃癌的主要诊断方法之一。其不足是不能取活检,且不如胃镜直观,对早期胃癌诊断较为困难。进展期胃癌 X 线钡餐检查所见与 Borrmann 分型一致,即表现为肿块(充盈缺损)、溃疡(龛影)或弥漫性浸润(胃壁僵硬、胃腔狭窄等)3 种影像。早期胃癌常需借助于气钡双重对比造影。

(三)影像学检查

影像学检查常用的有腹部超声、超声内镜(EUS)、多层螺旋 CT(MSCT)等。这些影像学检查除了能了解胃腔内和胃壁本身(如超声内镜可将胃壁分为 5 层对浸润深度做出判断)的情况外,主要用于判断胃周淋巴结,胃周器官肝、胰及腹膜等部位有无转移或浸润,是目前胃癌术前 TNM 分期的首选方法。分期的准确性普通腹部超声为 50%,EUS 与 MSCT 相近,在 76% 左右,但 MSCT 在判断肝转移、腹膜转移和腹膜后淋巴结转移等方面优于 EUS。此外,MSCT 扫描三维立体重建模拟内镜技术近年也开始用于胃癌的诊断与分期,但尚需进一步积累经验。

(四)胃癌微转移的诊断

胃癌微转移的诊断主要采用连续病理切片、免疫组化、反转录聚合酶链反应(RT-PCR)、流式细胞术、细胞遗传学、免疫细胞化学等先进技术,检测淋巴结、骨髓、周围静脉血及腹腔内的微转移灶,阳性率显著高于普通病理检查。胃癌微转移的诊断可为医生判断预后、选择术式、确定淋巴结清扫范围、术后确定分期及建立个体化的化疗方案提供依据。

五、鉴别诊断

大多数胃癌患者经过外科医师初步诊断后,通过 X 线钡餐或胃镜检查都可获得正确诊断。在少数情况下,胃癌需与胃良性溃疡、胃肉瘤、胃良性肿瘤及慢性胃炎相鉴别。

(一)胃良性溃疡

胃良性溃疡与胃癌相比较,胃良性溃疡一般病程较长,曾有典型溃疡疼痛反复发作史,抗酸剂治疗有效,多不伴有食欲减退。除非合并出血、幽门梗阻等严重的并发症,多无明显体征,不会出现近期明显消瘦、贫血、腹部包块甚至左锁骨上窝淋巴结肿大等。更为重要的是,X 线钡餐和胃镜检查,良性溃疡常<2.5 cm,圆形或椭圆形龛影,边缘整齐,蠕动波可通过病灶;胃镜下可见黏膜基底平坦,有白色或黄白色苔覆盖,周围黏膜水肿、充血,黏膜皱襞向溃疡集中。而癌性溃疡与此有很大的不同,详细特征参见胃癌诊断部分。

(二)胃良性肿瘤

胃良性肿瘤多无明显临床表现,X 线钡餐为圆形或椭圆形的充盈缺损,而非龛影。胃镜则表现为黏膜下包块。

六、治疗

(一)手术治疗

手术治疗是胃癌最有效的治疗方法。胃癌根治术应遵循以下 3 点要求:①充分切除原发癌灶。②彻底清除胃周淋巴结。③完全消灭腹腔游离癌细胞和微小转移灶。胃癌的根治度分为 3 级,A 级:D>N,即手术切除的淋巴结站别大于已有转移的淋巴结站别;切除胃组织切缘 1 cm 内无癌细胞浸润;B 级:D=N,或切缘 1 cm 内有癌细胞浸润,也属于根治性手术;C 级:仅切除原发灶和部分转移灶,有肿瘤残余,属于非根治性手术。

1.早期胃癌

20 世纪 50 至 60 年代曾将胃癌标准根治术定为胃大部切除加 D_2 淋巴结清除术,小于这一范围的手术不列入根治术。但是多年来经过多个国家的大宗病例的临床和病理反复实践与验证,发现这一原则有所欠缺,并由此提出对某些胃癌可行缩小手术,包括缩小胃的切除范围、缩小淋巴结的清除范围和保留一定的脏器功能。这样使患者既获得了根治又有效地减小了手术的侵袭、提高了手术的安全性和手术后的生存质量。常用的手术方式如下:①内镜或腔镜下黏膜切除术:适用于黏膜分化型癌,隆起型<20 mm,凹陷型(无溃疡形成)<10 mm。该术式创伤小但切缘癌残留率较高,达 10%。②其他手术:根据病情可选择各种缩小手术,常用的有腹腔镜下或开腹胃部分切除术、保留幽门的胃切除术、保留迷走神经的胃部分切除术和 D_1 手术等,病变范围较大的则应行 D_2 手术。早期胃癌经合理治疗后黏膜癌的 5 年生存率为98.0%、黏膜下癌为 88.7%。

2.进展期胃癌

根治术后 5 年生存率一般在 40% 左右。对局限性胃癌未侵犯浆膜或浆膜为反应型、胃周淋巴结无明显转移的患者,以 D_2 手术为宜。局限型胃癌已侵犯浆膜、浆膜属于突出结节型,应行 D_2 手术或 D_3 手术。N_2 阳性时,在不增加患者并发症的前提下,选择 D_3 手术。一些学者认为扩大胃周淋巴结清除能够提高患者术后 5 年生存率,并且淋巴结的清除及病理学检查对术后的正确分期、正确判断预后、指导术后监测和选择术后治疗方案都有重要的价值。

3.胃癌根治术

胃癌根治术包括根治性远端或近端胃大部切除术和全胃切除术 3 种。根治性胃大部切除术的胃切断线依胃癌类型而定,Borrmann Ⅰ型和 Borrmann Ⅱ型可少一些、Borrmann Ⅲ型则应多一些,一般应距癌外缘 4~6 cm 并切除胃的 3/4~4/5;根治性近端胃大部切除术和全胃切除术应在贲门上 3~4 cm 切断食管;根治性远端胃大部切除术和全胃切除术应在幽门下3~4 cm 切断十二指肠。以 L 区胃癌,D_2 根治术为例说明远端胃癌根治术的切除范围:切除大网膜、小网膜、横结肠系膜前叶和胰腺被膜;清除 N_1 淋巴结 3、4d、5、6 组;N_2 淋巴结 1、7、8a、9、11p、12a、14v 组;幽门下 3~4 cm 处切断十二指肠;距癌边缘 4~6 cm 切断胃。根治性远端胃大部切除术后消化道重建与胃大部切除术后相同。根治性近端胃大部切除术后将残胃与食管直接吻合,要注意的是其远侧胃必须保留全胃的 1/3 以上,否则残胃将无功能。根治性全胃切除术后消化道重建的方法较多,常用的有(图 5-19)两种:①食管空肠 Roux-en-Y 法:应用较广泛并在此基础上演变出多种变法。②食管空肠襻式吻合法:常用 Schlatter 法,也有多种演变方法。全胃切除术后的主要并发症有:食管空肠吻合口瘘、食管空肠吻合口狭窄、反流性食管炎、排空障碍、营养性并发症等。

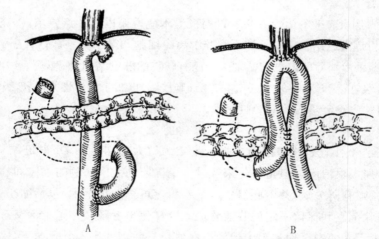

图 5-19 全胃切除术后消化道重建的常用方法

A.Roux-en-Y 法;B.Schlatter 法

4.扩大胃癌根治术与联合脏器切除术

扩大胃癌根治术是指包括胰体、胰尾及脾在内的根治性胃大部切除术或全胃切除术。联合脏器切除术是指联合肝或横结肠等脏器的切除术。联合脏器切除术损伤大、生理干扰重,故不应作为姑息性治疗的手段,也不宜用于年老体弱,心、肺、肝、肾功能不全或营养、免疫状态差的患者。

5.姑息手术

其目的有二:一是减轻患者的癌负荷;二是解除患者的症状,如幽门梗阻、消化道出血、疼痛或营养不良等。术式主要有以下几种:①姑息性切除,即切除主要癌灶的胃切除术。②旁路手术,如胃空肠吻合术。③营养造口,如空肠营养造口术。

6.腹腔游离癌细胞和微小转移灶的处理

术后腹膜转移是术后复发的主要形式之一。已浸出浆膜的进展期胃癌随着受侵面积的增大,癌细胞脱落的可能性也增加,为消灭脱落到腹腔的游离癌细胞,可采取如下措施。

(1)腹腔内化疗:可在门静脉内、肝脏内和腹腔内获得较高的药物浓度,而外周血中的药物浓度则较低,这样药物的毒副作用就随之减少。腹腔内化疗的方法主要有两种:①经皮腹腔内置管。②术中皮下放置植入式腹腔泵或 Tenckhoff 导管。

(2)腹腔内高温灌洗:在完成根治术后应用封闭的循环系统,以 $42\sim45℃$ 的蒸馏水恒温下行腹腔内高温灌洗,蒸馏水内可添加各种抗癌药物,如 ADM、DDP、MMC、醋酸氯己定等。一般用 4000 mL 左右的液体,灌洗 3~10 分钟。早期胃癌无须灌洗。T_2 期胃癌虽未穿透浆膜,但考虑到胃周淋巴结转移在 40% 以上,转移癌可透过淋巴结被膜形成癌细胞的二次脱落、术中医源性脱落以及 T_2 期胃癌患者死于腹膜转移的达 1.2%~1.8%,所以也主张行腹腔内高温灌洗。至于 T_3 期与 T_4 期胃癌,腹腔内高温灌洗则能提高患者的生存期。

(二)化学治疗

胃癌对化疗药物有低度至中度的敏感性。胃癌的化疗可于术前、术中和术后进行,本节主要介绍常用的术后辅助化疗。术后化疗的意义在于在外科手术的基础上杀灭亚临床癌灶或脱落的癌细胞,以达到降低或避免术后复发、转移的目的。目前对胃癌术后化疗的疗效仍存在较大的争议,一些荟萃分析显示术后化疗患者的生存获益较小。

1.适应证

(1)根治术后患者:早期胃癌根治术后原则上不必辅以化疗,但具有下列一项以上者应辅助化疗:癌灶面积>5 cm^2、病理组织分化差、淋巴结有转移、多发癌灶或年龄<40 岁。进展期胃癌根治术后无论有无淋巴结转移,术后均需化疗。

(2)非根治术后患者:如姑息性切除术后、旁路术后、造瘘术后、开腹探查未切除以及有癌残留的患者。

(3)不能手术或再发的患者:要求患者全身状态较好、无重要脏器功能不全。4 周内进行过大手术、急性感染期、严重营养不良、胃肠道梗阻、重要脏器功能严重受损、血白细胞低于 $3.5×10^9/L$、血小板低于$80×10^9/L$ 等不宜化疗。化疗过程中如出现上述情况也应终止化疗。

2.常用化疗方案

已证实胃癌化疗联合用药优于单一用药。临床上常用的化疗方案及疗效如下。

(1)FAM 方案:由 5-FU(氟尿嘧啶)、ADM(多柔比星)和 MMC(丝裂霉素)3 药组成,用法:5-FU (600 mg/m^2),静脉滴注,第 1、8、29、36 日;ADM 30 mg/m^2,静脉注射,第 1、29 日;MMC 10 mg/m^2,静脉注射,第 1 日。每 2 个月重复一次。有效率为 21%~42%。

(2)UFTM 方案:由 UFT(替加氟/尿嘧啶)和 MMC 组成,用法:UFT 600 mg/d,口服;MMC 6~8 mg,静脉注射,1 次/周。以上两药连用 8 周,有效率为 9%~67%。

(3)替吉奥(S-1)方案:由替加氟(FT)、吉莫斯特(CDHP)和奥替拉西钾 3 药按一定比例组成,前者为 5-FU 前体药物,后两者为生物调节剂。用法为:40 mg/m^2,2 次/d,口服;6 周为 1 个疗程,其中用药 4 周,停药 2 周。有效率为 44.6%。

近年胃癌化疗新药如紫杉醇类（多西他赛，docetaxel）、拓扑异构酶Ⅰ抑制药（伊立替康，irinotecan）、口服氟化嘧啶类（卡培他滨，capecitabine）、第三代铂类（奥沙利铂，oxaliplatin）等备受关注，含新药的化疗方案呈逐年增高趋势，这些新药单药有效率＞20％，联合用药疗效更好，可达50％以上。此外，分子靶向药物联合化疗也在应用和总结经验中。

(三)放射治疗

胃癌对放射线敏感性较低，因此多数学者不主张术前放疗。因胃癌复发多在癌床和邻近部位，故术中放疗有助于防止胃癌的复发。术中放疗的优点为：①术中单次大剂量（20～30Gy）放射治疗的生物学效应明显高于手术前、后相同剂量的分次照射。②能更准确地照射到癌复发危险较大的部位，即肿瘤床。③术中可以对周围的正常组织加以保护，减少放射线的不良反应。术后放疗仅用于缓解由狭窄、癌浸润等所引起的疼痛以及对残癌处（非黏液细胞癌）银夹标志后的局部治疗。

(四)免疫治疗

生物治疗在胃癌综合治疗中的地位越来越受到重视。主要包括以下几种。①非特异性免疫增强剂：临床上应用较为广泛的主要有：卡介苗、短小棒状杆菌、香菇多糖等。②过继性免疫制剂：属于此类的有淋巴因子激活的杀伤细胞（LAK）、细胞毒性T细胞（CTL）等以及一些细胞因子，如白细胞介素-2（IL-2）、肿瘤坏死因子（TNF）、干扰素（IFN）等。

(五)中药治疗

中药治疗是通过"扶正"和"驱邪"来实现的，如人参、黄芪、六味地黄丸等具有促进骨髓有核细胞及造血干细胞的增生、激活非特异性吞噬细胞和自然杀伤细胞、加速T淋巴细胞的分裂、诱导产生干扰素等"扶正"功能。再如健脾益肾冲剂具有清除氧自由基的"祛邪"功能。此外，一些中药可用于预防和治疗胃癌化疗中的不良反应，如恶心、呕吐、腹胀、食欲减退，白细胞、血小板减少和贫血等。

(六)基因治疗

基因治疗主要有抑癌基因治疗、自杀基因治疗、反义基因治疗、核酶基因转染治疗和基因免疫治疗等。虽然这些治疗方法目前多数还仅限于动物实验，但正逐步走向成熟，有望将来成为胃癌治疗的新方法。

第六章　血管外科

第一节　血栓闭塞性脉管炎

血栓闭塞性脉管炎(thromboangiitis obliterans，TAO)是一种以周围血管炎症和闭塞为特点的进展缓慢的动脉和静脉节段性炎性病变，主要累及四肢中小动静脉，以下肢血管为主。1908年Buerger对11例截肢肢体的动静脉病理研究中发现，这些血管均有炎症反应和血栓形成，故又称Buerger病。有学者认为TAO是动脉硬化闭塞病的早期表现，但大多数学者认为两者虽具有一些相同的临床征象，但TAO是不同于动脉硬化闭塞病的一种独立性疾病。

从流行病学上看，虽然TAO是全球性疾病，但有地区性差异，亚洲地区的发病率明显高于北美及欧洲地区，亚洲地区以中国、印度、日本及中东地区多见。而且又多见于寒冷地区，例如在我国的东北地区就较南方多见。患者多为青壮年男性吸烟者，若为女性患者诊断TAO时，应慎重考虑。

一、病因病理

(一)病因学

血栓闭塞性脉管炎的病因至今未完全阐明，虽然它是一种血管炎，但有两个明显不同于其他形式血管炎的特点，一是血栓的炎症细胞较少侵犯血管壁，二是在其他形式血管炎时易表现的免疫标记物如C反应蛋白、抗核抗体、风湿因子及补体等在TAO的炎症中通常是正常或阴性的。TAO的发病可能与下列因素有关。

1.吸烟

在TAO的患者中，有吸烟史者占80%～95%，并且大多为嗜烟者。临床上，戒烟能使患者的病情缓解，而再吸烟又可使病情恶化。治疗中继续吸烟者，病情仍进展，说明吸烟与本病关系密切。Harkary等用烟草浸出液做皮内试验，TAO患者阳性率明显高于正常人(78%～87% vs 16%～46%)。用烟草浸出液做动物实验，证明可引起肢体缺血性病变。Kjeldsen等证实TAO组患者的吸烟量及血中一氧化碳含量明显高于动脉硬化组及对照组，可能是由于烟草中的某些成分，如烟碱(尼古丁)的作用，促使小血管痉挛、引起炎症性小血管阻塞性病变。目前已证实吸烟者纯化的烟草糖蛋白(TGP)可能影响血管的活性变化，引起TAO。Papa等报道TAO患者和健康的吸烟者对TGP抗原有同样的反应，而不吸烟者对其则无反应。另外，吸烟也与截肢有非常大的关系，Olin等报道120例TAO患者中，吸烟者的截肢率为43%(29/68例)，非吸烟者的截肢率为6%(3/52例)。然而，少数TAO患者从不吸烟，全世界吸烟者众多，而发生TAO者极少；欧美国家妇女吸烟者多，TAO发病率并不高。

因此，吸烟可能是TAO发病的主要因素之一而不是唯一的因素，吸烟是直接引起，或者是促进了TAO的发展并不清楚。主动吸烟与TAO的发展和症状的持续有紧密的关系，但被动吸烟与 TAO 的发展并无关系,但可能是引起症状持续的主要因素。Matsushita 等监测主动吸烟者尼古丁代谢产物的水平证实了主动吸烟与 TAO 的活动有密切关系。

2.免疫学说

近年来,自身免疫因素在 TAO 发病中的作用受到重视。1982 年 Gulati 等报道 TAO 患者血清中 IgG、IgA、IgE 明显增高,并有抗动脉抗体和 C_3 免疫复合物存在。1983 年 Ador 等报道 71%TAO 患者的淋巴细胞对人体Ⅰ型和(或)Ⅱ型胶原有敏感性,并在一些 TAO 患者中,血清抗胶原抗体阳性,而对照者阴性。Smoler 等也报道部分 TAO 患者血清胶原抗体呈阳性。Bollinger 和 Berlit 等发现 TAO 患者有弹性蛋白抗体存在。1983 年兰志金等报道,TAO患者免疫复合物和淋巴细胞表面 IgG 阳性率高,淋巴细胞数增高,T 淋巴细胞数显著减少,血清补体 C_3 含量无显著变化。

目前多数学者认为,TAO 是在烟草过敏和其他因素的共同作用下,产生自身抗动脉抗体,形成免疫复合物沉积于血管,导致血管炎症反应和血栓形成。然而不能解释的是这种自身免疫反应作用于全身血管,却是下肢血管明显受累。

3.性激素影响

TAO 患者中绝大多数是男性青壮年,因而推测本病与男性激素有关。有人推测,很可能与前列腺功能紊乱或前列腺液丢失过多,使具有扩血管和抑制血小板聚集作用的前列腺素减少有关。前列腺素的减少,使周围血管舒缩功能紊乱,血栓形成。

4.寒冷和感染

本病在寒冷和潮湿地区常见,如我国以黄河以北多见。寒冷和潮湿可诱发血管痉挛和血管内皮损伤,易导致血管炎症和血栓形成。但许多经常在寒冷及潮湿环境中工作的人群却未发病。此外,有人发现 TAO 患者大多有反复皮肤真菌感染。Craven 等认为,人体对真菌的免疫反应,诱发血液纤维蛋白原含量增多和高凝状态,可能诱发小血管血栓形成。

5.营养不良

TAO 患者在经济生活水平低下的人群中多见。Hill 等认为与饮食中缺乏蛋白质,尤其是必需氨基酸有关。也有人发现,饮食中缺乏维生素 B_1 和维生素 C 可诱发 TAO,且在大鼠实验中得到证实。但这些是推测,仍缺乏足够的证据。

6.遗传

少数 TAO 患者有家族史。日本学者发现人类白细胞抗原(HLA)的某些特殊位点与TAO 有关。TAO 患者的 HLA-J-I-I 阳性率为 46%,而正常人仅 18%。英国报道 HLA-A9和 HLA-B5 抗原异常,也有人发现 TAO 患者 HLA-BW54、HLA-BW52 和 HLA-A 阳性率增高,其中 HLA-J 和 HLA-BW54 均受遗传因子支配,澳大利亚和以色列则报道了不同的 HLA单倍型抗原,这可能与不同的人种有关。

(二)病理

1.TAO 的病理特点

(1)病变主要累及肢体中小动静脉,以下肢胫前动脉、胫后动脉、腓动脉、足背动脉和趾动脉最多见。有时也累及上肢桡动脉、尺动脉和指动脉。但较少累及较大动脉如髂动脉、股动脉、腋动脉和肱动脉。伴行静脉和浅表静脉也可累及,但程度较轻。累及心、脑、肠、肾等内脏血管则罕见。

（2）病变为血管壁全层非化脓性炎症,在全层血管内有广泛淋巴细胞浸润及内皮细胞和成纤维细胞增生。早期管腔内即有血栓形成,后期血管机化并伴细小的再管化,内弹力层增厚、卷曲。血管壁的交感神经可发生神经周围炎、神经退行性变和纤维化。动脉周围广泛纤维化,常包绕静脉和神经,形成纤维索条。

（3）病变呈节段性,病变之间可有正常的管腔和内膜,两者之间界线分明。

（4）血管闭塞的同时,可逐渐建立侧支循环,但常不足以代偿,因而肢体血供不足。

2.TAO 的病理分期

（1）急性期:急性期主要病理表现为血管壁全层的炎症反应,伴有血栓形成、管腔闭塞,血栓周围有多形核白细胞浸润,有微脓肿形成,临床上经常表现为游走性血管炎。

（2）进展期:进展期主要表现为血栓的机化,使血管闭塞,并有大量炎症细胞向血栓内浸润,而血管壁的炎性反应则轻得多。

（3）后期:该期的主要病理变化是机化的血栓再通,有新生毛细血管形成。动脉周围有广泛纤维组织形成,常包埋静脉和神经。此期的病理改变缺乏特征性,易与动脉硬化闭塞症的晚期改变混淆。尽管新形成的侧支循环逐渐建立,但不能代偿组织的缺血,使神经、肌肉及骨骼等出现缺血性改变。

二、临床表现

TAO 通常发生在 45 岁以下的男性吸烟者,但近年女性患者的比例在增加。早期主要引起远端的动脉和静脉缺血,逐渐发展到近端动脉,大动脉甚少累及,特别是没有小血管阻塞性病变的情况下。早期的症状是足部和小腿的间歇性跛行,偶尔发生在手和前臂。在没有出现足部或手指溃疡时容易与足部或手部其他疾病混淆,特别是动脉硬化的末梢病变、终末期肾病以及糖尿病等。TAO 常见的临床表现主要有间歇性跛行、静息痛和缺血性溃疡。其他的临床表现包括浅表性血栓性静脉炎、雷诺现象、感觉异常以及 Allen's 试验异常。

（一）疼痛

疼痛是 TAO 的主要症状,常由肢体缺血、缺血性神经炎和感染引起。

1.间歇性跛行

为早期症状,当 TAO 患者行走一定距离后,小腿或足部肌肉发生胀痛或抽搐,如果继续行走,因疼痛加重而被迫止步,休息片刻后疼痛缓解。再走上述症状又复出现,称为间歇性跛行。从开始行走到出现疼痛的时间,称为跛行时间,其行程称为跛行距离。如行走速度恒定,跛行时间和跛行距离愈短,提示血管阻塞程度愈严重。

间歇性跛行的疼痛性质可以是一种疲乏的感觉、钝痛、胀痛、痉挛痛或锐痛。两下肢血液循环不完全相等,缺血较甚的一侧肢体,首先感到疼痛,另一侧肢体缺乏症状不一定表示该侧肢体肌肉的血液循环完全正常,尤其患者感觉一侧肢体疼痛后立即停止行走,在这种情况下,另一侧肢体的血供障碍不足以超过其功能耐受力,间歇性跛行就不明显。

间歇性跛行的发生,与人体运动后组织代谢的需要显著增加,而肌肉中却发生短时间的局部供血不足,以致不能满足组织代谢的需要有关。当动脉闭塞病变导致行走后腓肠肌供血不足,引起酸性代谢产物的积聚,这些代谢产物刺激了神经末梢引起疼痛,休息后代谢产物被血流带走。同时,腓肠肌的血液循环在休息后得到改善。

间歇性跛行早期发生在足弓部,之后发展成典型的小腿部的跛行。TAO通常是多个肢体受累。有学者报道累及2、3、4个肢体的比例分别为16%、41%及43%。因此临床上仅有一个肢体受累时动脉造影应包括双上肢和双下肢,通常可以在无症状的肢体造影中发现血管的异常表现。

2.动脉性静息痛

由于血管严重病变,在静息状态下仍有持续性疼痛。血栓闭塞性脉管炎发展到动脉严重闭塞时,肢体缺血明显,组织营养发生障碍,引起缺血性神经炎,导致持续性疼痛,尤以夜间为甚,患者彻夜坐位抱膝,以求减轻疼痛。

(二)肢体感觉异常

肢体感觉异常是TAO常见的早期表现,动脉缺血影响神经干时,可有麻木、麻痹、针刺或蚁走等异样感觉。血栓闭塞性脉管炎由于肢体长期慢性缺血,可产生沿周围感觉神经分布区的疼痛、麻木或烧灼感,称为单侧肢体缺血性神经病变。肢体感觉异常和肢体冷感同时存在,主要与缺血和显著增加的交感神经活动有关,肢体血流量减少,导致皮温降低。

(三)肢体皮肤色泽变化

1.指压试验

以手指重压肢体皮肤数秒钟后骤然放开,正常情况下1～2秒即可恢复原状。TAO时,因动脉血流减少,复原时间延缓,松开后4～5秒皮肤仍呈苍白或淤紫色,提示动脉血供不足。

2.肢体抬高试验(Buerger试验)

先令患者平卧,下肢抬高45°～70°或上肢高举过头,持续60秒,正常者趾(指)、跖(掌)皮肤保持淡红色或稍微发白,如呈苍白或蜡白色,提示动脉血供不足。然后让患者坐起,下肢下垂于床沿(避免床缘压迫腘窝)或上肢下垂于身旁,正常人色泽在10秒内恢复,如恢复时间超过45秒,且色泽呈斑块状或潮红,进一步提示动脉血供障碍。

(四)肢体动脉搏动减弱或消失

下肢足背动脉和(或)胫后动脉,上肢尺动脉或桡动脉搏动减弱至完全消失。Allen试验异常对于有下肢TAO的患者,是否同时存在上肢TAO时有重要意义,在包括上下肢的所有TAO患者中,Allen试验异常的患者占63%。

(五)游走性血栓性浅静脉炎

40%～50%的TAO患者发病前或发病过程中,在足部和小腿的浅静脉,反复出现浅表静脉游走性血栓性静脉炎,伴有疼痛,约2～3天后消失,但过一段时间后又反复出现。这种游走性血栓性浅静脉炎,可出现在病程早期,即肢体缺血尚不明显,足背、胫后动脉搏动尚存在时,也可出现在肢体明显缺血后。急性期浅表性血栓性静脉炎的活检,可显示Buerger病的典型的病理组织学改变。

(六)肢体营养障碍

患肢动脉缺血可引起营养障碍性改变,表现为皮肤松弛,汗毛脱落,趾(指)生长缓慢、变形、变脆,较长时间慢性动脉缺血可引起肌萎缩。严重时可出现溃疡、坏疽。坏疽开始多为干性坏疽,继发感染后形成湿性坏疽。

三、临床分期

根据 TAO 临床表现的轻重,常将 TAO 的临床病程分为以下三期。

(一)第一期

局部缺血期,是病情的早期阶段。患肢麻木、发凉、酸胀、轻度间歇性跛行,短暂休息后可缓解,检查时肢体皮温稍低,色泽较苍白,足背动脉和(或)胫后动脉搏动减弱或消失。常有足背和小腿游走性血栓性浅静脉炎。引起缺血的机制中,功能性因素(痉挛)大于器质性(闭塞)因素。

(二)第二期

营养障碍期,是病情进展阶段。上述症状逐渐加重,患肢温度显著降低,明显苍白,或呈潮红,或出现紫斑,足部不出汗,皮肤干燥,趾(指)甲增厚变形,生长缓慢,小腿肌肉萎缩。足背动脉、胫后动脉搏动消失。指压试验和肢体抬高试验阳性。间歇性跛行距离愈来愈短,直到出现持续性静息痛,夜间更剧烈,常抱足而坐,不能入睡。此期动脉病变以器质性变化为主,肢体依靠侧支循环而保持存活。腰交感神经阻滞试验可出现皮肤温度升高,但不能达到正常水平。

(三)第三期

组织坏死期,属病情晚期阶段。症状继续加重,患肢(指)端发黑、干瘪、坏疽、溃疡形成。当继发感染变为湿性坏疽时,疼痛更剧烈,出现高热、烦躁等全身症状。该期动脉完全闭塞,侧支循环不能代偿必需的血供,坏死肢端不能存活。这一期又分为以下三级。

1.Ⅰ级

坏死(疽)局限于趾(指)部。

2.Ⅱ级

坏疽延及跖趾(掌指)关节。

3.Ⅲ级

坏疽延及足跟、踝关节或其上方。

四、诊断与鉴别诊断

(一)实验室检查

没有特殊的实验室检查可以帮助 TAO 的诊断。完整的血液学资料可以帮助排除容易与 TAO 混淆的疾病,如全血计数、肝肾功能、血糖定量、尿液分析、C 反应蛋白、抗核抗体、类风湿因子、补体试验以及有关高凝状态的指标测定。

1.辅助检查

(1)跛行距离和跛行时间。

(2)皮肤温度测定:如果在一定室温(15～25℃)的相同条件下,双侧肢体对应部位皮肤温度相差2℃以上,提示皮温降低侧的动脉血流减少。

(3)节段性动脉测压:了解各节段的动脉收缩压,TAO 患者的腘动脉或肱动脉以下血压降低,踝肱指数(ankle/brachial index,ABI),即踝压(踝部胫前动脉或胫后动脉收缩压)与同侧肱动脉压之比,正常值>1,可反映患肢缺血的严重程度。

(4)肢体抬高试验(Buerger 试验):试验阳性者提示患肢有严重缺血。

(5)解张试验:行蛛网膜下隙或硬膜外腔阻滞麻醉,在下肢同一位置测定阻滞前后的温度变化。阻滞麻醉后皮肤温度升高愈明显,表明痉挛因素愈重。如果没有改变则说明病变动脉已处于严重狭窄或已完全闭塞。

2.特殊检查

(1)肢体血流图:现已少用。电阻抗和光电血流仪显示峰值降低,降支下降速度减慢。前者提示血流量减少,后者说明流出道阻力增加,其改变与病变严重程度成正比。

(2)超声多普勒检查:可应用多普勒听诊器了解及对比患侧和健侧以及病变近远端的血流,根据动脉音的强弱,判断动脉血流量的多少。超声多普勒血流仪可以记录动脉血流波形,波幅降低或呈直线,表示动脉血流减弱或动脉已闭塞。超声显像可测出血管直径和流速等。同时还可行节段性测压,了解病变部位及缺血严重程度。ABI 正常值>1.0,如 ABI<1.0 应视为缺血性疾病,ABI<0.5 表示严重缺血。

(3)动脉造影:可显示阻塞部位、范围、流出道和侧支情况,并可显示股动脉和腘动脉,协助选择治疗方式。TAO 的动脉造影通常显示近端动脉正常,排除动脉硬化、动脉瘤以及近端动脉栓塞性疾病。TAO 的动脉造影有以下特点:中小口径的血管受累,包括手指和脚趾的血管、掌动脉、跖动脉、胫动脉、腓动脉、桡动脉及尺动脉等;节段性阻塞性病变,病变动脉之间的血管正常,可见管壁光滑的正常动脉像;远端血管病变严重;侧支循环围绕阻塞部位;近端血管正常;无血管栓塞的影像表现;血管壁的异常不同于动脉硬化闭塞症的扭曲及虫蚀样改变;如有钙化可以排除 TAO。

(二)诊断

根据临床表现、血管造影、组织病理以及排除性诊断来对 TAO 做出诊断。Mills 等建议的 TAO 评分系统主要包括:45 岁以前出现的肢体远端的缺血性临床表现;吸烟史;腘动脉或肱动脉近端动脉无病变;明确的血管彩超显示远端阻塞性疾病;排除近端的血栓性疾病、创伤、自身免疫性疾病、高凝状态及动脉硬化等。次要点包括浅表性血栓性静脉炎;雷诺现象;合并上肢病变或间歇性跛行。诊断要点有以下几点。

(1)绝大多数为青壮年男性,以 20~40 岁为多见。女性罕见。多有长期吸烟史。

(2)初发时为单侧,以后常累及对侧,严重时上肢也受累。

(3)患肢足背动脉和(或)胫后动脉搏动减弱或消失。

(4)患肢皮温降低;踝/肱指数<1 或更低;多普勒超声动脉搏动降低或消失;动脉造影显示腘动脉或肱动脉以下动脉节段性狭窄。

(5)可伴有反复发作的游走性血栓性浅静脉炎。

(6)指压试验和肢体抬高试验阳性。

(7)病情常呈周期性发作,随病程延长,肢端循环逐渐恶化,发生溃疡和坏疽。

(三)鉴别诊断

TAO 的诊断并不困难,主要是排除性诊断。需要考虑进行鉴别的疾病有动脉硬化闭塞症、动脉血栓以及自身免疫性疾病。随着血管彩色多普勒和动脉造影的应用,大大提高了该病的临床诊断率。

1.动脉硬化闭塞症

本病多见于 50 岁以上的人群,以老年多见,男女均可。多有动脉硬化的高危因素如高血压、高脂血症、糖尿病以及其他动脉硬化性心脑血管病史如冠心病、脑血管意外等,病变主要累及大、中动脉,如腹主动脉、髂动脉、股动脉、锁骨下动脉等。常伴有其他动脉的动脉硬化症,如脑动脉、冠状动脉、肾动脉等。X线检查可见动脉壁的不规则钙化,血管造影显示有动脉狭窄、闭塞,伴有扭曲、成角或虫蚀样改变。

2.多发性大动脉炎

多见于青年女性,主要累及主动脉弓的分支动脉和(或)主动脉及其内脏分支,包括颈动脉、锁骨下动脉、肾动脉等,表现为动脉的狭窄或闭塞,并产生相应的缺血症状和临床表现,如病变动脉供应肢体的慢性缺血,病变累及锁骨下动脉起始部,可产生上肢麻木、无力、桡动脉搏动减弱或消失,上肢血压测不出;如累及颈总动脉起始部,可产生眩晕、头痛、偏瘫等;如累及胸主动脉,可产生上肢高血压和下肢缺血。同时在活动期可见红细胞沉降率增快,并有其他风湿指标的异常。动脉造影显示主动脉主要分支开口处狭窄或阻塞。

3.急性动脉栓塞和急性动脉血栓形成

急性动脉栓塞起病急,多伴有心脏病病史如风湿心、冠心病等,多合并有心房颤动,临床表现多数有典型的5P征,如肢体远端的苍白、疼痛、无脉、麻木及麻痹等。彩色多普勒可明确栓塞的部位。急性动脉血栓形成患者多有动脉硬化的病史,在间歇性跛行、静息痛的基础上发生的类似急性动脉栓塞的临床表现。

4.自身免疫性疾病

自身免疫性疾病常伴有血液指标的改变。首先是与CREST(calcinosis,Raynaud's phenomenon,esophageal disease,sclerodactyly,telangiectasia)综合征及硬皮病鉴别,这两种疾病均可引起末梢血管病变,但同时有皮肤的病理改变,血清中Scl-70及抗着丝点抗体呈阳性,结合指(趾)甲黏膜的微循环变化,可予以鉴别。另外需鉴别的疾病还有系统性红斑狼疮、类风湿关节炎以及其他全身性风湿系统疾病。

5.雷诺症

多见于青年女性,主要表现为手指阵发性苍白、发紫和潮红,发作间歇期皮肤颜色正常。患肢远端动脉搏动正常,偶有坏疽。

6.糖尿病性坏疽

根据相关病史,血糖、尿糖升高可鉴别,且多为湿性坏疽。

五、治疗

早期病例治疗效果较好,晚期病例无论采用何种方法治疗效果均不佳,只能部分改善患肢血供,减轻患肢疼痛,促进溃疡愈合。

(一)非手术治疗

1.坚持戒烟

TAO的治疗效果很大程度上取决于患者是否坚持戒烟。如发病后形成溃疡或发生坏疽前及时戒烟,再通过积极治疗,症状大多可以缓解,虽然患者可能仍存在间歇性跛行或雷诺现象,但绝大多数可以避免截肢,在早期病例甚至可以治愈。但如重新吸烟,症状可再发或加重,研究表明即使每天吸烟仅1～2支,就足以使病变继续进展,使得原来通过多种治疗已稳定的病情恶化。因此戒烟教育非常重要,要明确地使患者知道主动和被动吸烟的危害。

2.防寒保暖,防止外伤

寒冷条件下可诱发 TAO 或使原来的病情加重。因此患肢保暖,防止受寒相当重要,同时鞋子要尽量宽松。切忌局部热敷,因会加重组织缺氧。同时病变组织神经敏感性降低,有时会造成意外损伤,引起溃破,导致溃疡。例如由于肢体末梢缺血,任何外伤可诱发难以愈合的溃疡,如在修剪趾(指)甲时,切勿损伤皮肤或甲沟。

3.运动锻炼

主要是促进侧支循环的建立,缓解症状,保存肢体。用于较早期的患者。常用的足部运动为 Buerger 运动,即嘱患者平卧,先抬高患肢 45°,1～2 分钟后再下垂 2～3 分钟,再平放 2 分钟,并作伸屈或旋转运动 10 次,然后患肢放平 2 分钟,并作足部旋转、伸屈运动。如此每次重复 5～10 次,每日练习 4～5 次,每次 20～30 分钟。

4.高压氧疗法

在高压氧舱内,通过血氧量的提高,增加肢体的血氧弥散,改善组织的缺氧状况。方法是每日 1 次,每次 3～4 小时,10 次为一疗程;间隔 5～7 天后,再进行第 2 疗程。一般可进行 2～3 个疗程。

5.药物治疗

主要适用于早、中期患者,包括以下几类。

(1)中医中药:根据辨证论治的原则进行治疗。①阴寒型,多属Ⅰ型,宜温经散寒,活血通络,以阳和汤加减;②血瘀型,多属Ⅱ型,宜活血化瘀,以活血通脉饮、血府逐瘀汤治疗;③湿热型或热毒型,多属Ⅲ型,以清热利湿治之,常用四妙勇安汤加减;④气血两亏型,多属久病不愈,体质虚弱者,以补气养血辅以活血化瘀,常用顾步汤加减。

(2)血管扩张剂:主要针对 Buerger 病存在的血管痉挛因素。主要药物包括以下几种。

α-受体阻断剂:妥拉唑林,口服推荐剂量为 25～50 mg,每日 3 次,也可 25～50 mg,肌内注射,每日 2 次。

钙离子阻断剂:尼卡地平、佩尔地平,一般剂量为 5～10 mg,每日 3 次。

盐酸罂粟碱:可显著解除血管痉挛,一般口服或动脉内注射,一次 30 mg,每日 3 次。

(3)抑制血小板凝聚药物:应用目的是缓解血管痉挛,降低血黏度和促进侧支循环。目前常用药物有以下几种。

低分子量肝素:通过提高 AT-Ⅲ活性而起作用。低分子量肝素半衰期较长,抗凝效果好,而出血倾向弱,已取代普通肝素,使用低分子量肝素的目的是减少血黏度,对疏通末梢循环有利,每日使用 2 次(每12 小时 1 次),每次 0.3m(l3200aⅩaIU),皮下注射。

阿司匹林,一般剂量为 25～50 mg,每日 1～2 次。现在基本上用肠溶片。现在临床上有许多新的此类药物,如氯吡格雷、噻氯匹定等。

(4)改善微循环的药物:①西洛他唑(cilostazol):商品名为培达,它是通过抑制血小板及血管平滑肌细胞内的磷酸二酯酶(PDE)活性,升高 cAMP 浓度,而产生扩张血管的作用。西洛他唑可扩张大动脉血管,也可扩张细小动脉血管,每日剂量不能超过 200 mg,否则可产生头痛等不良反应;②沙格雷酯:商品名为安步乐克,是 5-羟色胺(5-HT)受体选择性拮抗剂,可抑制血小板凝聚,尤其是抑制由 5-羟色胺增强的血小板凝集作用,并抑制血管收缩。它通过拮抗血管平滑肌上的 5-HT$_2$ 受体来抑制血管强烈收缩,同时拮抗血小板上 5-HT$_2$ 受体来抑制血小板凝聚,从而达到血管扩张和抑制血小板凝聚的双重作用。每日剂量为 300 mg,无头痛等不良反应;③前列腺素:具有扩张血管和抑制血小板凝聚的作用,国内多使用前列腺素 E(1PGE$_1$),给药途径分动脉注射与静脉滴注,由于肺循环能降低 PGE$_1$ 的活性,因而多主张经动脉给药,但动脉内导管留置时间太长,可有血栓形成。目前多使用脂微体前列腺素 E$_1$,它是把 PGE$_1$ 封入到微粒子内,作静脉给药。在体内不易被活化,且可聚集在病变血管,有利于发挥 PGE$_1$ 的药效,抑制血小板聚集,并扩张局部微血管,静脉用药可明显缓解疼痛,促进溃疡愈合,目前在临床应用广泛。推荐剂量为 20μg 加入 20 mL 生理盐水中,静脉推注,每日 1 次,两周为一疗程。每 3 个月可以重复一个疗程。此药短期效果相当明显,但长期疗效并不确切。前列腺环素(PGI$_2$)具有更强的扩张血管和抑制血小板作用,但半衰期短,价格也较贵。

(5)其他药物:包括止痛药、抗生素以及激素等。

(二)手术治疗

因为 TAO 的病变特点,远端动脉血管正常的病例不到 10%,而且即使有正常的血管存在,该类患者的血管管径也很小。因此,能行动脉旁路手术的机会并不多。TAO 的手术治疗效果不理想,一直沿用的手术方式包括腰交感神经节切除术、大网膜移植术等,近来国内也有医院采用一期或二期的动静脉转流术。如果有机会行动脉旁路手术,应尽量采用自体静脉作为移植材料,人工血管的远期通畅率不理想。

1.腰交感神经节切除

腰交感神经节有 4 对,第 1 对神经节支配大腿部血管并与性功能有关,如将其双侧切除会影响性功能。第 2、3、4 对神经节支配小腿及足部血管。TAO 大多累及小腿以下动脉,手术切除患侧第 2、3、4 腰交感神经节及神经链,近期可解除血管痉挛,缓解疼痛,促进侧支循环的建立,改善患肢血供,适用于第一、二期患者。在较晚期的 TAO 病例,与动静脉转流手术一同实施可促进溃疡的愈合。但腰交感神经节切除术是否可以预防截肢并不明确,有报道称,是否行腰交感神经节切除术与截肢率并无关系。有人认为腰交感神经节切除,合并肾上腺部分切除,更能提高近、远期疗效。

腰交感神经节切除术的效果与腰交感神经节阻滞试验有关。可通过试验对比阻滞前后皮肤温度差来判断手术效果。但其影响因素较多,同时腰交感神经节阻滞术的失败机会较多,因此该试验仅供术前参考。手术时的注意事项如下。①正确辨认腰交感神经节。在神经节的部位一般有神经链与其相连,且神经节质地较韧。手术时用神经剥离器牵拉其周围组织多可辨别。为了避免误切,可将切除组织立即送病理检查确定。②术中注意血管损伤。左、右侧腰静脉分别在交感神经干的后、前方经过,为避免其损伤可以在影响操作时将其结扎。同时要注意腹主动脉及下腔静脉。

对于上肢的 TAO 患者可采用胸交感神经节切除术。因为手术的创伤大,近年来采用微创手术施行腹腔镜或胸腔镜切除腰或胸交感神经节。也有采用化学性腰交感神经节切除术。

2.动脉旁路移植术

因 TAO 患者的节段性病变不明确且多累及远端血管,因此可行外科血管重建的病例较少,但如果明确膝下三支动脉(胫前动脉、胫后动脉和腓动脉)至足部有良好的流出道,能够在闭塞动脉的近、远端作旁路移植,则是增加和改善下肢血供最确切的方法。不同的学者报道可行血管旁路的比例为4.6%~29%。血管重建术的手术方式为自主动脉至膝下动脉不同部位的内膜切除并血管补片成形术和旁路手术,多数为膝下旁路。采用膝下旁路的适应证多为三期患者,有溃疡或坏疽,部分为间歇性跛行者。手术失败的原因有作为流出道的远端血管条件不良、疾病本身的发展以及静脉移植物的狭窄。同时要注意的是血管的通畅率与吸烟有明显的关系,10年累积通畅率术后停止吸烟者为66.8%,而继续吸烟者为34.7%。

3.动静脉转流术

TAO病变多数累及中小动、静脉,同时膝关节以下的动脉多数闭塞,节段性不明显,因此行旁路手术的机会不多。因此将血液从动脉系统引进通畅的深静脉系统和大隐静脉,使血液通过提高静脉的压力及向远端灌注使毛细血管增加开放,这样改善远端组织的血液供应。目前虽然尚未明确其机制,但有动物实验表明,动静脉转流术使静脉压力升高,开放毛细血管,使侧支循环的形成明显增加。但不同于旁路手术,动静脉转流术不能直接引起远端的血流灌注。存在的问题是该术式本身是一种改变了正常血流动力学的病理性动-静脉瘘,改变了正常的静脉血流,静脉内出现了双向血流,同时也有可能出现动脉的窃血现象。因此手术的适应证为三期的患者,而且经过动脉造影或手术探查证实无条件行旁路手术时选用。

根据吻合口的位置将动静脉转流术分为以下三类手术方式。

(1)高位深组:将髂外动脉、股总动脉或股浅动脉与股静脉之间建立动-静脉瘘。广州中山大学附属第一医院多采用一期手术。将静脉端吻合口选择在股静脉的第一对瓣膜下方,将吻合口上方的股静脉缩窄为血管周径的2/3,大概在血管痉挛状态下的管径。因为股静脉的第一对瓣膜是全身强度最大的,在其下方行动静脉转流后血流容易向远端灌注,同时缩窄了股静脉,使静脉的回心血量可以控制。需要注意的是动静脉的吻合口不能太大,多数选择在5~6mm,长度为8~10 cm,移植物与血管之间的角度不超过45°,尽量选用自体血管。也可行二期手术,先建立动-静脉瘘,3个月后再缩窄股静脉。本术式操作简单方便,但因吻合口位置较高,瘘口远端静脉中的瓣膜,由于长期承受逆向动脉血流冲击和静脉段扩张而发生闭锁不全,易引起下肢肿胀,有时即使分为二期手术,也难以避免,所以控制吻合口的大小非常重要。广州中山大学附属第一医院行一期高位深组动静脉转流术治疗86例三期TAO患者,手术后有效率达76%。表现为肢体疼痛消失或减轻,皮肤温度升高,溃疡愈合等。下肢肿胀的仅有2例。

(2)低位深组:在腘动脉与胫腓干之间建立动静脉转流。2~4个月后行二期手术,静脉血主要通过胫前静脉回流。

(3)浅组:将股动脉或腘动脉与大隐静脉近或远侧端行动静脉吻合。重庆医科大学附属一院等采用股动脉与大隐静脉静脉动脉化,以下肢浅静脉替代动脉,而保持下肢深静脉回流,术后下肢无肿胀,效果好。方法是高位结扎大隐静脉近心端,远端用球囊扩张,使瓣膜闭锁不全,直至膝关节下,然后将近端大隐静脉与股动脉作端侧吻合(原位大隐静脉动脉化),血流可自股动脉直流而下达到小腿。小腿浅静脉较多,有静脉网络形成,即使某一支有瓣膜存在,血流可通过其他支流向足部。术后需抗凝治疗至少6个月。一般较少用。

值得注意的是动静脉转流术对于上肢TAO患者有特别好的疗效。广州中山大学附属第一医院采用肱动静脉转流术治疗 11 例患者,其上肢缺血症状均明显改善。可能与上肢静脉瓣膜的压力与下肢明显不同有关,血流容易灌注及侧支循环建立较快。

由于我国的 TAO 患者较多,近十多年来采用动静脉转流术治疗的患者较多,但国际文献并不多,并且该术式本身存在争议,并且技术要求较高,多数在大的医院开展。所以应严格掌握该术式的适应证及术中注意事项,尽量避免并发症,提高手术疗效。

4.大网膜移植术

大网膜具有丰富的血液和淋巴循环,有较强的抗感染能力,易于解剖采取,血管蒂长,口径也较粗,可进行吻合血管的游离移植。Nishimura 等(1976 年)应用吻合血管的大网膜移植治疗血栓闭塞性脉管炎患者,将大网膜血管蒂的近侧端与股动、静脉吻合,大网膜的远侧部分埋植到小腿和踝部的肌间隙中,重建下肢的血液循环通路,可使 95％的病例得到症状改善。Singh 等(1996 年)报道 50 例血栓闭塞性脉管炎患者行大网膜移植术治疗静息痛和不愈合溃疡。术后所有患者皮肤温度升高,大部分患者静息痛症状减轻、跛行距离增加及溃疡愈合。

自体大网膜移植术的历史悠久,但临床应用并不广泛。其最大的缺点是必须开腹取大网膜,因此可能产生许多严重的并发症,并且严重影响患者的心理。据 Kiricuta 报道 215 例大网膜移植术的经验,术后的并发症有腹膜炎、大网膜坏死、严重休克及肺部并发症等。也有报道肠梗阻、腹壁疝、腹腔粘连及肺动脉栓塞等。因此进行大网膜移植术必须慎重,如能用其他方法解决问题时,最好不要采用开腹取大网膜。

5.截肢术

对于晚期患者、溃疡无法愈合、坏疽无法控制或合并感染时,可行截肢或截指(趾)。干性坏疽、湿性坏疽待分界线清楚后可行截肢术。较大难以愈合的溃疡,伴有骨髓炎者也可考虑截肢术。

截肢平面主要决定于感染程度以及缺血部位,一般情况下应尽量保留膝关节,以便安装假肢。截肢平面必须血供良好,否则残端难以愈合,如果术前可以明确腘动脉有搏动,则膝下截肢伤口中的 95％可以愈合。手术时不宜使用止血带,止血要彻底,为保证残端血供、皮瓣、肌肉、骨膜不宜分离太多,防止皮瓣积血影响愈合。保留的残端皮瓣及肌肉应适当,避免缝合残端张力过大。同时术后切口要注意引流,防止血肿。术后残端若有感染,应尽早引流。

截指(趾)一般采用腰麻或硬外麻而不采用局部麻醉,防止感染扩散。手术应注意将坏死组织完全清除。但这样的手术方式本身创口处组织仍处于缺血状态,创口愈合较慢,有时甚至不愈合,因此,必要时需行进一步的截肢。

6.创面处理

(1)干性坏疽:可暂不处理,保持创面干燥,避免继发感染,待分界线清楚后再作截肢(趾)术。

(2)湿性坏疽:先控制感染,然后再去除坏死组织,待分界线清楚后再作截肢(趾)术。

(3)肉芽创面较大,多次换药后肉芽呈现新鲜状态,可作游离植皮。但术前应做 X 线摄片,了解有无骨质破坏或骨髓炎存在,以决定植皮后创面能否愈合。

(三)疼痛的处理

1.从主要矛盾着手

早期由缺血所引起的疼痛,应从增加肢体血供为主,患肢血供改善后疼痛随即减轻或消失。晚期疼痛多由坏疽加感染引起,应以去除坏疽病灶为主。

2.止痛剂和镇静剂

以使用非甾体类抗炎药为主。选择缓释片或控释片。同时配合夜间镇静剂。吗啡类药物虽能有效地缓解患肢疼痛,但易成瘾,可适当使用,不宜长期采用。

3.小腿神经压榨术

施行小腿下段感觉神经压榨术,能起到较好的止痛效果,但会同时发生足部感觉迟钝。如压榨不准确,治疗效果也不好。

第二节　下肢动脉血栓内膜切除术

下肢动脉血栓内膜切除术可以直接切除动脉硬化性的斑块,恢复血流,适用于短段的内膜斑块,尤其长度小于 5 cm 的动脉硬化斑块,通畅率高,远期效果好。由于具有手术操作简单、侧支循环破坏少、再狭窄后可以再次手术等优点,曾经作为下肢动脉重建血供的常用方法之一。但因为出现下肢缺血症状时的动脉血栓内膜的长度都比较长,限制了手术适应证,加上近年来腔内血管治疗术的迅猛发展,使用下肢动脉内膜切除术的机会正逐渐减少,但是对于有手术适应证的病例,仍不失为一种有效的血供重建方法。

一、手术适应证

(1)长度小于 5 cm 的动脉硬化性斑块或血栓闭塞。对于硬化斑块或血栓内膜长度在 5～10 cm 之间时,内膜切除应谨慎。

(2)股总动脉分叉、股深动脉起始部、髂股动脉起始部、股浅动脉的局限性斑块或血栓。

(3)动脉旁路术中吻合口附近的斑块或血栓,在行动脉吻合前,可行动脉内膜切除术。

二、手术禁忌证

伴有动脉瘤,长段动脉狭窄或闭塞,尤其大于 15 cm 者。有严重心、肺、肝、脑、肾等重要脏器功能不全,无法耐受手术者。

三、术前准备

常规术前准备,包括胸片、心电图、血尿常规、肝肾功能、血脂、血糖、凝血功能等。腹主动脉下段至踝关节的 CTA 或 MRA,必要时动脉造影。无损伤性动脉节段性测压和血流描记。术前 1 天清洁皮肤,包括下腹部、会阴和患肢。术前 30 分钟～2 小时预防性静脉应用抗生素。

四、麻醉

连续硬膜外麻醉或气管内插管全麻。

五、体位

平卧位。

六、手术步骤

(一)切口

根据拟切除的动脉血栓内膜部位和长度决定手术切口的部位和长度,股总动脉分叉处的内膜切除是最常见的,故以此为例,说明手术的主要步骤。

(二)显露病变动脉段

切开动脉鞘,显露股总动脉、股浅动脉和股深动脉,解剖分离出病变动脉段,上下各游离超过病变动脉段 2 cm 左右相对正常的动脉段,解剖出股深动脉,分别绕以血管塑料带。

(三)显露病变

全身应用肝素 20～30 mg 后,在病变动脉段上行纵向切口,显露全程的动脉血栓内膜。

(四)切除动脉内膜

在动脉中膜的中部用鼻甲剥离器行动脉血栓内膜剥除,整周剥离动脉硬化性斑块后,剪断动脉硬化性斑块,在同一平面推进,直至完全剥除动脉内膜。近端内膜切除交界处应整齐,远端交界处内膜应平整。

(五)缝合固定近远端内膜

在内膜切除术的近远端内膜交界处,用双头针的 7-0 或 8-0 无损伤血管缝合线,固定内膜于动脉壁上,防止形成内膜活瓣。采用间断褥式缝合,双针均由内向外缝合,在动脉外打结。

(六)冲洗动脉管腔

先开放远端股动脉阻断钳,观察远端动脉回血。再开放近端股动脉阻断钳,冲出血凝块和内膜碎屑。再次阻断动脉,以肝素盐水彻底冲洗内膜剥离面,清除残余的内膜碎屑,观察近远端内膜固定状况,是否有形成内膜活瓣的潜在可能性。尤其对远端内膜的固定,应切实、可靠,以免恢复血流后,在动脉压力血流的冲刷下,形成内膜活瓣,影响下肢血供。

(七)缝合动脉切口

以 5-0 或 6-0 无损伤血管缝线,行连续外翻缝合,针距 1 mm,边距 1 mm。缝至最后两针时,短暂开放远近端动脉,冲出可能存在的血凝块,迅速完成血管缝合。

(八)自体大隐静脉或人工血管补片成形术

对直接缝合股动脉可能形成狭窄者,尤其存在影响血流动力学的狭窄,不宜采用直接缝合。可用自体大隐静脉或人工补片材料,行动脉切口的补片成形术。

(九)关闭切口

可在动脉切口附近放置 4 mm 乳胶引流管一根,分层缝合切口。

七、术中意外、可能发生的错误和预防措施

(一)内膜活瓣

没有完整切除的内膜斑块、未切实固定的内膜,在动脉血流冲击下,可形成内膜活瓣,影响肢体血供。术中仔细辨认动脉管腔,整周完整切除内膜斑块,剥离在中膜同一层面进行,充分固定远端内膜。

(二)冲洗清除内膜碎屑

缝合动脉切口前,充分冲洗内膜剥离创面,清除内膜碎屑,防止内膜斑片冲至肢体远端,造成术后"蓝趾综合征"。

（三）血管狭窄

缝合动脉时边距过大，宿主血管本身直径小，血管缝线收缩过紧，都可以造成缝合后血管狭窄。对影响血流动力学的狭窄，行补片血管成形术。

八、术后处理

观察生命体征，如呼吸、血压、脉搏等，应每半小时观察直至平稳；观察两下肢动脉血供，如皮色、皮温和动脉搏动，若出现明显的搏动减弱、消失，皮温厥冷、苍白，尤其术后逐渐出现的以上临床症状，应考虑血栓形成可能。术后使用抗生素 1～2 天。引流管接负压引流，48～72 小时后拔出，患者卧床休息 3～4 天，术后 7～10 天拆线，术后检查两下肢踝肱指数，并与术前对比。可用彩超进行术后随访。

第三节　股深动脉成形术

正常情况下，股深动脉是大腿血液供应的重要来源，特别是当股浅动脉和（或）腘动脉严重狭窄或闭塞，股深动脉血供增加，成为髂动脉和股总动脉向远端小腿血液供应的主要侧支。作为远端动脉旁路术的补充，股深动脉成形术可以改善小腿远端血供。股深动脉成形术可作为单独的手术、也可以作为主股旁路术、髂股旁路术、股股旁路术、腋股旁路术的辅助手术，改善输出道动脉，提高旁路手术通畅率，改善肢体远端血供，减轻临床症状。

20 世纪 80～90 年代，血管外科医师致力于各种平面的小腿远端动脉重建术，忽略了股深动脉的重要性。在部分下肢动脉缺血患者，单独行股深动脉成形术也可以取得较满意的效果。严重肢体缺血或无法行肢体远端旁路术的病例，应考虑股深动脉成形术。

一、解剖概要

股深动脉位于腹股沟韧带以下 3～5 cm，与股浅动脉形成分叉，股浅动脉是股总动脉的延续，股深动脉向后走行，分支供应大腿血供。股深动脉承担腹股沟韧带以上动脉丛到腘动脉和远端胫后动脉之间的侧支循环。当髂外动脉或股总动脉病变时，腹主动脉血通过髂内动脉、臀动脉、闭孔动脉等与股深动脉建立侧支循环。股浅动脉闭塞时，股深动脉远端侧支与腘动脉的膝关节网或胫动脉建立侧支。股深动脉硬化闭塞较股浅动脉少见，病变部位常位于股深动脉开口处，动脉远端通畅，使股深动脉成形术切实可行。从侧支循环建立的功能上讲，保持股深动脉通畅也是非常重要的。

二、手术适应证

股深动脉成形术对于改善肢体远端血供的效果，不如直接的动脉旁路术的效果好，但可以作为动脉旁路，如主股旁路术、髂股旁路术、股股旁路术、腋-股旁路术的辅助性手术或单独的血供重建手术，适应证不同。单独行股深动脉成形术的适应证不明确，临床治疗应采用个体化方案。

作为动脉旁路术的辅助手术，适用于所有程度的下肢缺血，包括严重间歇性跛行、静息痛、组织坏疽等。股浅动脉狭窄或闭塞时，股深动脉成形术作为主双股动脉旁路术的辅助手术。股深动脉开口处狭窄，远端通畅，股总动脉压力充足，股深动脉与腘动脉和胫动脉的侧支循环丰富。患者具有静息痛、组织溃疡或少量坏疽,缺乏其他有效血供重建方法者。

三、手术禁忌证

股深动脉广泛狭窄、闭塞,侧支循环稀少。髂外动脉、股总动脉病变广泛,不能为股深动脉提供充足压力。小腿远端广泛组织坏疽,动脉血供重建不能改变截肢平面者。严重心、肺、肝、脑、肾等重要脏器功能不全,无法耐受手术者。

四、术前准备

常规术前准备,包括胸片、心电图、血尿常规、肝肾功能、血脂、血糖、凝血功能等。腹主动脉下段至踝关节的 CTA 或 MRA,必要时动脉造影。无损伤性动脉节段性测压和血流描记。术前 1 天清洁皮肤,包括下腹部、会阴和患肢。

五、麻醉

局麻或连续硬膜外麻醉。

六、体位

平卧位。

七、手术步骤

(一)切口

腹股沟韧带下纵向切口。根据股深动脉解剖位置和病变范围,决定是否向远端延长切口。近端成形术局限于股深动脉第二个穿通支以内。范围超过股深动脉第二个穿通支的股深动脉成形术,称为扩大成形术。

(二)显露股深动脉

紧贴腹股沟韧带显露股总动脉,沿表面向远端解剖,动脉直径变细部位提示股深动脉开口位置,远端为股浅动脉。在股总动脉、股浅动脉上分别绕以血管塑料带,牵开股总动脉和股浅动脉,显露向后走行的股深动脉,绕以血管塑料带。

(三)确定游离范围

根据术前动脉影像学资料和术中探查,确定游离范围。一般游离至硬化斑块边缘、动脉壁柔软的部位。尽量不要损伤股深动脉分支。

(四)阻断血流

用血管夹或无损伤血管阻断钳阻断股总动脉、股浅动脉和股深动脉血流,更利于缝合时的固定。

(五)切开动脉

全身应用肝素 20～30 mg 后,以尖头刀挑开动脉前壁,用血管剪刀自股总动脉远端开始,剪向股深动脉。避免损伤血管后壁。动脉切开长度取决于病变范围。

(六)动脉内膜切除术

股总动脉内膜斑块明显,行股总动脉内膜剥脱术,延续在股深动脉内的斑块,应该剥脱到正常动脉壁处。股深动脉远端残留内膜斑块时,远端斑块用 7-0 无损伤血管缝线固定,以免斑块翻起,影响远端血供。

(七)动脉成形术

补片成形术后,直接扩大股深动脉管腔,有时可以无需行动脉内膜剥脱术。采用静脉或人工血管补片,直接缝合在切开的股深动脉上。用 5-0 或 6-0 无损伤血管缝线,连续外翻缝合。边距 1 mm,针距 1 mm。动脉补片不宜太宽,以免形成动脉瘤。

(八)股深动脉成形术作为动脉旁路术的辅助手术时

可将拟于股深动脉吻合的移植物剪成"舌形",长度取决于股深动脉病变长度,直接将移植血管吻合在股总和股深动脉上。

(九)关闭切口

仔细缝合,放置 4 mm 负压引流,关闭切口。

八、术中注意事项

避免术后出血,出血的可能性与动脉补片的长度相关。术中缝合均匀,避免撕裂动脉壁。避免术后淋巴漏,分离时遇有淋巴结或淋巴管应结扎,缝合切口时,逐层对合,切实缝合,不留无效腔。预防腹股沟切口感染,仔细止血,必要时予肌瓣填塞伤口。

九、术后处理

观察生命体征:呼吸、血压、脉搏,每半小时一次至平稳。观察下肢动脉血供:动脉搏动、皮色、皮温等,并注意有无伤口出血。引流管接负压引流,48～72 小时后拔出。患者卧床 2～3 天,术后 7～10 天拆线。术后第二天检查踝肱指数,单纯的股深动脉成形术踝肱指数提高不明显。术后随访可用彩超进行。

第四节　原发性浅静脉功能不全

下肢慢性静脉功能不全的病例多为原发性,由一组原发性静脉反流性病因所致。最常见的就是原发性浅静脉功能不全,即下肢浅静脉曲张,下肢浅静脉瓣膜功能不全致静脉内血液反流,远端静脉血液淤滞,从而引起静脉管扩张,浅静脉伸长、迂曲而呈曲张状态。

一、病因及病理生理

静脉壁较弱、静脉瓣膜结构不良及浅静脉内压力升高是引起浅静脉曲张的主要原因。静脉壁薄弱和静脉瓣膜结构不良与遗传因素有关。长期站立、重体力劳动、妊娠、慢性咳嗽、习惯性便秘等多种原因可致腹膜压力增高,使瓣膜承受过度的静脉压力,在瓣膜结构不良的情况下,可使瓣膜逐渐松弛,关闭不全,产生血液反流。在下肢浅静脉曲张形成过程中,静脉瓣膜与静脉壁的强度和静脉压力的高低,起着相互影响的作用。静脉瓣膜和静脉壁离心越远,强度越低,静脉压力则是离心越远则越高,因此,下肢浅静脉曲张的远期进展,要比开始阶段迅速,而扩张迂曲的浅静脉,在小腿部远比大腿明显。隐股静脉瓣位置最高,斜向下内侧,处于表浅位置,不受肌肉保护,抗逆向压力较差,极易受到破坏,导致大隐静脉曲张。在单纯性下肢浅静脉曲张中,小隐静脉还受到股静脉和股腘静脉瓣的保护,不至于受到血柱重力作用的直接影响,只有在大隐静脉曲张进展到相当程度后,通过分支而影响小隐静脉,才会在小隐静脉分布区域呈现浅静脉曲张。下肢静脉迂曲、扩张,血液回流缓慢,甚至逆流而发生淤滞,静脉压力增高。静脉壁发生营养障碍和退行性变,尤其是血管中层的肌纤维和弹力纤维萎缩变性,被结缔组织替代。部分静脉壁呈囊性扩张而变薄,增长曲张,有些部位因结缔组织增生而增厚,因而血管可呈结节状。因血流淤滞、静脉压增高和毛细血管壁的通透性增加,血管内液体、白细胞、蛋白质、红细胞和代谢产物渗出至皮下组织,引起纤维增生、色素沉着和脂质硬化。局部组织缺氧,大量纤维蛋白原堆积,阻碍了毛细血管与周围组织间的交换,导致皮肤和皮下组织的营养性改变,抵抗力降低,易并发皮炎、湿疹、溃疡和感染。

二、临床表现

原发性下肢静脉曲张早期多无局部症状,逐渐发展可出现进行性加重的浅静脉扩张、隆起和迂曲,尤以小腿内侧为明显,小隐静脉曲张主要位于小腿外侧。患者多有下肢酸胀不适感觉,伴肢体沉重乏力,轻度水肿,久站或傍晚时感觉加重,但平卧或肢体抬高或晨起时明显减轻。可伴有小腿肌痉挛现象。根据 CEAP 分类中的临床分类,将受累肢体的体征进行分级诊断,重度的病例可出现 C_4 级以上的体征,如皮肤萎缩、脱屑、色素沉着、皮肤和皮下组织硬结、湿疹样皮炎和难愈性溃疡,溃疡侵蚀或外伤致破裂可发生急性出血,有时可并发血栓性静脉炎和急性淋巴管炎。

三、诊断

根据下肢静脉曲张的形态特征,诊断并不难,可做一些传统检查以进一步了解浅静脉瓣膜功能,下肢深静脉回流和穿通静脉功能,有助于制定治疗方案。

(一)浅静脉瓣膜功能试验(TRENDELENBURG 试验)

取仰卧位,抬高下肢使静脉排空,于腹股沟下方缚止血带压迫大隐静脉。嘱患者站立,释放止血带后 10 秒内如出现自上而下的静脉曲张则提示大隐静脉瓣膜功能不全。同样原理,在腘窝处缚止血带,可检测小隐静脉瓣膜功能(图 6-1A)。

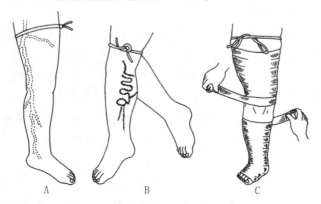

图 6-1　下肢静脉瓣膜功能试验

A.Trendelenburg 试验;B.Perthes 试验;C.Pratt 试验

(二)深静脉通畅试验(PERTHES 试验)

取站立位,于腹股沟下方缚止血带压迫大隐静脉,待静脉充盈后,嘱患者用力踢腿或下蹲 10 余次,如充盈的曲张静脉明显减轻或消失,则提示深静脉通畅;反之,则可能有深静脉阻塞(图 6-1B)。

(三)穿通静脉瓣膜功能试验(PRATT 试验)

患者仰卧,抬高下肢,于腹股沟下方缚止血带,先从足趾向上至腘窝缠第一根弹力绷带,再从止血带处向下缠第二根弹力绷带。嘱患者站立,一边向下揭开第一根绷带,一边继续向下缠第二根绷带,如在两根绷带之间的间隙出现曲张静脉,则提示该处有功能不全的穿通静脉(图6-1C)。

(四)彩色多普勒超声检查

可了解血管壁、管腔、瓣膜、血流方向、速度和浅静脉曲张情况,同时可了解深静脉瓣膜功能和深静脉有无反流性改变,以及穿通静脉功能。

(五)容积描记和静脉造影

也可用于辅助诊断,可为单纯性浅静脉曲张提供诊断依据,主要用于了解有无深静脉和穿通静脉功能不全。

四、鉴别诊断

由于许多疾病均可出现下肢浅静脉曲张,因此在做出原发性下肢浅静脉曲张诊断前,必须注意与下列疾病相鉴别。

(一)原发性下肢深静脉瓣膜功能不全

是下肢深静脉瓣膜功能受损或深静脉扩张致深静脉瓣膜失去正常闭合功能,使血液向远侧反流的一种原发性深静脉功能不全疾病。此病常与原发性浅静脉曲张合并存在,因此,必须首先排除深静脉功能不全后才能诊断单纯性原发性浅静脉曲张,此病与原发性浅静脉曲张常互为因果。患肢常有沉重酸胀感,站立或行走时间长时加重,肿胀程度重于单纯性浅静脉曲张,其余症状体征也较严重。准确的鉴别方法是彩色多普勒超声检查和下肢静脉造影(尤其是逆行静脉造影),能够观察到深静脉瓣膜关闭不全的征象。

(二)下肢深静脉血栓形成后综合征

主要表现为下肢深静脉回流障碍。在下肢深静脉血栓形成的早期,浅静脉扩张属于代偿性表现,伴有明显肢体肿胀。随着病程迁延,在深静脉血栓的再通过程中,由于瓣膜逐渐破坏,深静脉出现血液反流,静脉压升高,可出现与原发性下肢深静脉瓣膜功能不全相似的临床表现。下肢肿胀不适,活动后加重,可合并出现小腿部穿通静脉功能不全以及皮肤营养不良性改变。彩色多普勒超声检查可清楚显示静脉内血栓形成状况,再通后静脉壁粗糙、管腔狭窄情况以及瓣膜功能受损情况,是首选的检查方法。必要时也可行静脉造影检查。

(三)动-静脉瘘

常可表现浅静脉曲张,但患肢局部皮温升高,局部常可触及震颤或闻及血管杂音,静脉压明显升高。先天性动-静脉瘘患肢常较健肢明显增粗增长。后天性动-静脉瘘多由创伤引起,有外伤史。抬高患肢后,曲张静脉难以缓解,穿刺时可有鲜红色氧合血。彩色多普勒超声可清楚显示动-静脉瘘情况,必要时可行动脉造影。

(四)先天性静脉畸形骨肥大综合征

一种先天性静脉畸形病变,可具有浅静脉曲张及深静脉瓣膜功能不全表现,患肢比健肢增粗增长、下肢外侧皮肤出现大片葡萄酒色红斑以及深静脉畸形为其三个主要特点。经彩色多普勒超声检查和静脉造影,常可显示畸形的深静脉情况;动脉造影常难以发现病变。

五、治疗

(一)非手术疗法

主要包括抬高患肢、卧床休息、药物治疗和加压治疗。加压治疗是最有效的非手术治疗方式,通常是患肢穿弹力袜或用弹力绷带,也可用充气加压带等机械性梯度压力装置,借助远侧高而近侧低的压力差,以使静脉血液回流,使曲张静脉处于萎瘪状态。日常生活中避免久站、久坐或长时间行走,可间歇抬高患肢,有助于血液回流。一般适用于:①病变局限,症状轻微而又不愿手术者。②妊娠期发病,常在分娩后曲张静脉可能自行消失。③全身情况差,难以耐受手术者。选择弹力袜时,应根据患者不同病情选择是踝部压力 20～60 mmHg 的弹力袜,充气加压治疗是否有足底静脉泵渐进性充气加压等。针对浅静脉功能不全的药物主要有黄酮类药物,脉之灵、地奥司明片等。

(二)硬化剂注射疗法

利用硬化剂注入曲张静脉后引起炎症反应发生闭塞。适用于毛细血管扩张、网状静脉形成或小范围的局限性曲张病变,以及手术后残留的和局部复发的曲张静脉。一些高龄患者不愿接受手术,也可采用注射疗法。常用硬化剂(美国 FDA 批准使用的仅两种)为 5% 鱼肝油酸钠和 3% 十四烷硫酸钠。聚多卡醇还在临床试用阶段,但已在临床广泛使用。硬化剂注射后应予以弹性绷带包扎压迫,应避免硬化剂渗漏引起组织炎症、坏死或进入深静脉并发血栓形成。

(三)手术疗法

是根本的治疗方法。凡有症状且无禁忌证者都可手术治疗。手术目的是永久性消除静脉高压来源的静脉曲张。

1.手术适应证

适应证有:①大范围的静脉曲张。②确定隐静脉有轴性反流。③大腿中或前内侧静脉曲张形成。④伴有疼痛、肢体酸胀感和长时间站立或坐位产生小腿疲劳感。⑤反复发作浅静脉血栓性静脉炎。⑥浅表静脉血栓形成。⑦湿疹性皮炎,色素沉着,脂质性硬皮改变。⑧静脉破裂出血。⑨静脉性溃疡形成。

大隐静脉抽剥和浅静脉曲张切除手术在深静脉阻塞情况下是否禁忌,是一个值得探讨的问题。从前的观点是绝对禁忌的。术前必须做深静脉通畅试验或检查,否则术后会加重肢体静脉淤滞,因为此时的浅静脉作为静脉回流的主要通道而起侧支循环作用。近年来,这种观念已有改变,许多人认为,深静脉阻塞并非浅静脉手术的绝对禁忌证。许多临床研究证明了大隐静脉手术在深静脉阻塞情况下仍是可行的手术方法,对于那些继发于下肢静脉血栓形成的浅静脉曲张尤其适用。其原因归于以下三点。

(1)下肢静脉血栓形成(DVT)后综合征多数以阻塞和反流合并存在为其主要病理表现。随病程迁延,反流性因素将占主导地位,而 DVT 后出现的静脉淤滞性皮肤改变,包括溃疡形成,则主要与反流性因素有关,与阻塞性因素关系较小。因此,曲张静脉的切除抽剥,反流因素的控制(如瓣膜重建术)能够缓解这些患者的临床表现,即使是在仍有阻塞因素存在时。

(2)深静脉具有丰富的侧支循环,本身对于阻塞性因素就有良好的耐受性,这包括肌间、肌内、股深、旋髂、阴部、坐骨和臀部、腹壁下以及隐静脉系统,隐静脉在深静脉阻塞后的侧支循环代偿方面所起的作用相对是比较小的。切除反流的隐静脉和曲张的静脉是可行的,术后非隐静脉的侧支循环(如其他浅静脉或深静脉)可迅速代偿隐静脉所起的功能作用。

(3)血栓形成后扩张的隐静脉可能是静脉反流血液的重要来源,可加重静脉淤滞性的一系列临床表现,抽剥和切除隐静脉可以阻断这种反流并改善小腿静脉泵功能。

2.手术方法

传统经典的手术方法是大小隐静脉高位结扎和剥脱术。从理论上来说,单纯高位结扎隐静脉及其属支可阻断深静脉血液逆流,使曲张静脉消失,达到治疗目的。但由于浅静脉曲张后,静脉壁已丧失弹性,站立时下肢血液仍能使曲张的浅静脉充盈,因此高位结扎术应结合剥脱术才能取得较好的临床疗效。既往要求高位结扎大隐静脉时应同时结扎其 5 条主要属支,但近年多数专家认为,不必强求一定要完全结扎所有属支,否则结果可能事与愿违,可能会促使曲张静脉复发。术后应鼓励患者尽早下床活动,使深静脉血液受肌泵挤压加速回流,有利于防止深静脉血栓形成。近年来更多人主张术后常规使用少量低分子肝素预防深静脉血栓形成,也可用弹力袜等加压措施预防深静脉血栓形成。

除了上述经典的手术方式外,还有许多浅静脉手术方法应用于临床,这些方法不但保证了消除静脉高压和静脉曲张的作用,而且注重了减少并发症和取得美观美容效果。如曲张静脉点式抽剥、电凝术、经皮环形缝扎术、隐股静脉瓣膜替代或环缩术、腔内激光闭塞术、腔内射频闭塞术、透光旋切术等,都取得了良好疗效。

(1)经皮曲张静脉连续环形缝扎术:给予患者脊髓麻醉或硬脊膜外麻醉,常规进行大隐静脉高位结扎,大腿段曲张大隐静脉行抽剥术至膝关节处,膝以下的曲张静脉采取 PCCS 予以闭塞。少数大腿浅静脉迂曲严重而难以抽剥者,也可用此法缝扎。小腿部小隐静脉曲张也可采用 PCCS 法缝扎。如足靴区有溃疡,则围绕溃疡边缘缝扎,以闭塞溃疡周围浅静脉。我们采用 2-0 不吸收尼龙线作为缝扎用线,具体手术方法如下:

术前嘱患者站立位,使下肢曲张静脉充分充盈,用紫药水沿曲张静脉进行描记,应将所有静脉曲张都描记出来,作为体表的标志,并用碘酒固定描记线。

在手术常规麻醉、消毒皮肤后,在曲张静脉远端的正常皮肤用尼龙线的一端穿过皮肤,在皮肤表面打结,结下结扎一花生米大小的纱布粒或可用 4 号丝线做一针皮肤缝线,缝线之间结扎纱布粒。

用细长的角针,将尼龙线于曲张静脉的边缘处开始刺入皮肤(沿紫药水描记的浅静脉行程),在静脉(描记线)一侧的浅面处穿过,而于静脉的另一侧边缘穿出,如用丝线作为固定点,应将尼龙线末端与丝线结扎紧。

于原穿出的侧孔处,从原针孔进针(注意勿刺断缝线),于静脉(描记线)的深面穿过静脉,再于静脉对侧缘出针,抽紧缝线。然后又从该出针孔进针,再从静脉浅面穿过到静脉对侧缘出针,如此循环,沿静脉描记线连续环形向远端缝扎,边缝边抽紧缝线至曲张静脉远端止。为避免缝线过长日后难抽出,缝扎长度应以 10～12 cm 为宜。此时用一纱布粒作为固定点,在此处打结。然后再按上述方法沿静脉描记线继续缝扎下去。

每条静脉描线顶缝扎到末端时,以纱布粒固定缝线打结,也可用丝线先固定纱布粒,再以丝线与尼龙线末端打结。全部缝扎结束后,除纱布粒上可见到缝线外,皮肤表面均见不到缝线

(缝线在皮下潜行)。

术后处理：用绷带轻压包扎下肢全长，翌日嘱患者起床活动，以防深静脉血栓形成，术后1～3天静脉缝扎处可能会比较疼痛，可给予止痛针或给予术后镇痛治疗(保留硬脊膜外管给药)1～2天。术后2～3周拆线。拆线时将所有纱布粒拆除，将连续缝扎线两端剪断，用血管钳夹住一端，将缝线抽出。3个月左右针孔瘢痕会逐渐消失，不留瘢痕。

(2)腔内激光灼闭术(endovenous laser treatment，EVLT)：美国康奈尔大学血管外科Robert J Min博士是该技术的发明者，上海第一人民医院在国内率先开展此项技术。与传统的大隐静脉高位结扎和剥脱术相比，EVLT具有以下特点：创伤小、术后不遗留瘢痕、术后恢复快等。

EVLT的原理和设备要求：EVLT治疗的原理是在血管腔内直接发射激光能量，并产生血管内皮和管壁损失，进一步导致纤维化。目前国际上使用的激光治疗仪有两种。针对血红蛋白的激光仪波长分别有810nm、940nm和980nm，通过血管腔内的红细胞吸收激光能量并产生热能，引起静脉管壁热损失，并导致血栓性静脉阻塞。有文献显示静脉阻塞的主要机制是血液加热沸腾时产生蒸汽水泡，没有血液存在时可能并不出现对静脉管壁的直接热效应。管壁热效应的强弱直接与组织所暴露的热能大小和持续时间相关，而影响后者的因素包括管腔内的血液量，光纤回退速度和静脉周围浸润麻醉液量。对激光治疗后的静脉壁的病理学检查发现静脉壁的点状穿孔，被描述为"爆炸样"光断裂现象。动物实验发现波长810nm的激光激发热量可高达1200℃。有学者对离体静脉进行研究，发现管腔内没有血液存在时仅仅出现一条烧焦的条形痕迹，而在管腔内加入血液后则出现静脉壁的"爆炸样"的损伤。

开展EVLT技术需要的设备较为简单，即一台激光仪主机、操控脚踏和激光治疗术专用光纤。目前我们所使用的是英国Diomed公司的810nm的半导体激光系统，激光输出模式为光学耦合。通过一根血管外科专用光纤发射激光能量，损毁血管内壁，使血管闭合和纤维化。使用时将脚踏接入主机后板脚踏插孔，拧开侧面光纤口金属盖帽，旋转光纤连接头，接入光纤。启动主机后，光纤末段发出红色指示光，即可踩下脚踏进行手术。

EVLT的手术操作过程：①术前准备：所有患者均于术前标记小腿部曲张浅静脉，EVLT常规术前血管彩色多普勒检查。②手术过程：平卧位，于内踝前方以套管针穿刺大隐静脉，穿刺困难时可做一小切口直视下切开该静脉，置0.035超滑导丝至大隐静脉汇入股静脉处，沿导丝置入0.038导管，超声引导下将导管顶端送至距隐股静脉交汇处约2.0cm处；撤出导丝，导管内注射肝素水证实导管于血管腔内；将光纤的末端与激光治疗机连接；打开激光发射器为准备状态，选择激光机功率为12～14W，调整脉冲使持续时间为1秒，间隔时间为0.8～1秒，光纤顶端置于干纱布上，脚踏开关激发激光，如纱布被烤黑并冒烟，表示光纤工作状态良好；沿导管送入直径600μm的激光纤维，超声监测光纤顶端位于距隐股静脉交汇处1.5～2.0cm，并露出导管的顶端约0.5cm；变手术室为暗视野，即可观察到光纤头端的光亮点；脚踏开关使激光机进入工作状态，同时以2～3mm/s的速度均匀自近端向远端回撤出导管与光纤，完成大隐静脉主干的激光治疗。对导丝向上引入有困难者，可选择膝关节水平处的大隐静脉穿刺或切开。推荐在超声引导下完成手术过程。③术后处理：术后患肢弹力绷带加压包扎，抬高患肢，麻醉过后即下床活动。对高危或年老患者可术后第二天起皮下注射低分子量肝素注射液(克赛)0.4 mL,每天 1 次,1~2 天。弹力绷带加压包扎 48 小时,穿弹力袜 1 个月。

(3)下肢静脉曲张射频消融闭合术。

术前准备:以超声定位大隐静脉主干走行及其汇入股静脉处。

麻醉:可采用腰麻或硬膜外麻醉。

体位:平卧位,患肢上抬 30°。

步骤。

器械准备:①采用 VNUS 静脉腔内闭合系统(VNUS closure system,美国 VNUS Medicai Technologies 公司生产)。主要由计算机控制的腔内闭合射频发生器和直径为 6F 和 8F 的闭合电极两部分组成,后者由一个球形电极头和周围数个电极片组成治疗电极头部。该闭合系统还包括压力注射泵、脚踏开关等设备。根据设备说明书连接器械各部件,检查证实其处于正常工作状态。②麻痹肿胀液的配制:以 2%的利多卡因加生理盐水稀释,调节浓度达 0.5%。肝素生理盐水溶液以肝素 50 mg 加入生理盐水500 mL 配制而成。

射频消融闭合大隐静脉主干:①驱血使下肢浅表静脉网的血液流入深静脉。②采用踝静脉穿刺或静脉切开方法,先将血管鞘置入静脉内,然后根据患者情况选用合适的射频导管(6F 或 8F)逆行插入大隐静脉至隐股静脉交界下方 1~2 cm 处,超声确认。③以输液器连接肝素盐水于射频导管尾部,液体通过导管内通道至球形电极头部,滴速保持 100 滴/分左右,防止电极片形成血栓。④沿大隐静脉主干周围注射肿胀液后,弹出导管射频电极、开放肝素盐水,接通电源,使自膨式电极片接触血管壁并产热,使血管内膜温度达到 85℃,内膜肿胀、管腔闭合,自上而下逐渐以 2~3 cm/min 速度退出射频导管。如遇血管分支处,电极温度骤降,导管须停留片刻待其温度回升至 85℃继续回撤导管,直至整条血管闭合完毕。

下肢曲张的分支浅静脉处理:可采用切除、连续环形缝扎、透光直视旋切等手术方式处理,走行较直的粗大曲张静脉也可通过上述方式处理。

手术完成后,敷料覆盖,弹力绷带加压包扎。抬高患肢 30°平卧。鼓励术后早期活动。48 小时患者弹力绷带可松解。术后穿着弹力袜 3 个月。

(4)下肢静脉曲张透光直视旋切术。

术前准备:以记号笔标记站立位时下肢明显静脉曲张,需要手术切除的范围。

麻醉:可采用腰麻或硬膜外麻醉。

体位:平卧位,患肢上抬 30°。

步骤。

器械准备:①采用 TriVex 系统(美国 Smith&Nephew 公司生产),主要由刨刀和带灌注的冷光源组成。②灌注充盈液配制。以生理盐水 500 mL 加 1:1000 肾上腺素 1 mL,再加 1%的利多卡因 50 mL 配制而成。冲洗液采用生理盐水。术中所采用压力注射泵的压力设定为 400~500 mmHg。③根据设备说明书连接器械各部件,检查证实其处于正常工作状态。

大隐静脉主干处理:采用传统的高位结扎剥脱术或激光、射频消融闭合等方法处理大隐静脉主干。

下肢曲张静脉透光旋切:①选择皮肤切口:根据术前表示范围,每一切口长约 3 mm(根据选择的刨刀粗细略有不同),切口部位以力求达到既满足最大限度地去除曲张静脉组织又能减少切口的数目为宜。尽量避免在胫骨前方作切口,也不要位于曲张静脉上。切口可交替使用,以减少数目。②旋切:一端切口置入照明光棒,以此透射皮下曲张的静脉团并注入灌注充盈液。从另一切口插入电动旋切刨刀。启动旋切刨刀开关,在曲张静脉平面内沿着曲张静脉的走行慢慢推进,同时术者用左手示指和拇指将该处皮肤向两侧拉平,将组织旋切器的窗口对准曲张静脉,该处的曲张静脉会被吸入并在直视下被碎解,然后立刻被连接在旋切器手柄后方的吸引器吸出。吸引器压力一般设为 400~700 mmHg,刀头的转速设为800~1500 r/min。③切口处理:术前标记的所有曲张静脉旋切后,皮下残腔灌注适量灌注充盈液。切口可缝合或以粘胶黏合,或者敞开引流。

手术完成后,敷料覆盖,弹力绷带加压包扎。抬高患肢 30°平卧。鼓励术后早期活动。48 小时患者弹力绷带可松解。术后穿着弹力袜 3 个月。

这些术式均对传统手术进行了改进和改良,均能有效地治疗下肢浅静脉曲张。但目前没有一种术式能完全替代传统的手术方式成为疗效最确切的标准式,且手术的基本原则并未改变,只不过是利用不同的方法或现代技术消除或闭塞大隐静脉和曲张浅静脉而已。近年来广泛使用的激光和射频闭塞技术仍然缺少 5 年以上随访的前瞻性随机临床研究结果来证实其优越性。不管怎样,从效价比来说,这些技术的花费比起传统手术来说是昂贵的。从大多数国内外临床报道来看,虽然这些技术可取得创伤小,住院时间短和美容效果,但从疗效、并发症和复发率分析,并不比传统手术好。因此,还需更多的临床研究来证实这些技术的优越性,以及发展更新的技术和方法以取代传统的手术方式,达到疗效好、创伤小、痛苦少、并发症少、美容效果好、复发率低且花费相对较少。

浅静脉手术不仅能有效地治疗浅静脉系统病变,而且可以有效改善深静脉和交通静脉功能。由于大隐静脉的血液通过隐静脉瓣膜和交通静脉反流重新进入深静脉而增加深静脉系统负荷,最终可引起深静脉扩张和延长,瓣膜功能损害。大隐静脉高位结扎和抽剥可打断这种反流,改善深静脉功能。有文献报道,对于合并浅、深静脉功能不全的病例仅施以浅静脉手术就可达到改善临床症状,改善血流动力学指标和促进溃疡愈合的疗效。

六、并发症处理

(一)血栓性静脉炎

曲张静脉内血流缓慢,易形成血栓并发非感染性炎症。也可因足部细菌侵入造成感染性炎症。患者腿部可出现红肿、发热,静脉呈条索状,有触痛。可采取抗感染治疗,炎症控制后才手术。同时嘱患者抬高患肢,活动时加压治疗,也可给予抗血栓和扩血管药物治疗。

(二)溃疡形成

踝上足靴区为静脉压较高的部位,且有恒定的穿通静脉,皮肤营养状况差。一旦损伤易引起难愈性溃疡,常并发感染。治疗有卧床休息、抬高患肢、加压治疗、抗感染、溃疡治疗等,但静脉性溃疡一般难以自愈,应进行手术。除上述静脉曲张手术外,有报道溃疡周围缝扎术和溃疡缝扎术有助于溃疡愈合。

(三)出血

曲张静脉管壁破裂,可致出血且难以自行停止,可抬高患肢,加压包扎止血,必要时可缝扎止血,应尽早行浅静脉手术,消除曲张浅静脉。

第七章　泌尿外科疾病

第一节　肾结石

尿路结石是泌尿系统的常见疾病之一。随着我国经济的发展和饮食结构的改变,我国尿路结石的发病率呈逐年上升的趋势。近 20 年来,微创技术的发展使得尿路结石的治疗发生了革命性的进步。尿路结石按部位可分为上尿路(肾和输尿管)结石和下尿路(膀胱和尿道)结石。其中上尿路结石约占 80%。肾结石是尿路结石中最常见的疾病,本节重点介绍肾结石,其他部位的结石分别在相应器官的章节中介绍。

我国尿路结石总的发病率为 1%～5%。结石的发生率与患者的性别、年龄、种族、体重指数、职业、水的摄入量、水质、气候和地理位置有关。

尿路结石多发于中年男性,男女比约为(2～3):1。男性的高发年龄为 30～50 岁,女性有两个发病高峰,35 岁和 55 岁,近年来女性的尿路结石发病率有增高趋势。肥胖患者容易患尿酸结石和草酸钙结石,可能与胰岛素抵抗造成低尿 pH 和高尿钙有关。从事高温作业的人员尿路结石的发病率高,与其出汗过多、机体水分丢失有关。南方地区和沿海诸省市区的发病率可高达 5%～10%,在这些地区,尿路结石患者可占泌尿外科住院患者的 50% 以上,这与日照时间长、机体产生较多 Vit D_3 和高温出汗水分丢失有关。水的硬度高低与尿路结石的发生率之间没有定论,但大量饮水确实可以降低尿路结石发生的风险。经济发达地区居民饮食中蛋白和碳水化合物比例较高,其肾结石的发生比例较高。

一、肾结石的种类

肾结石由基质和晶体组成,晶体占 97%,基质只占 3%。由于结石的主要成分为晶体,通常按照结石的晶体成分将肾结石主要分为含钙结石、感染性结石、尿酸结石和胱氨酸结石 4 大类。不同成分的结石的物理性质、影像学表现不同。结石可以由单一成分组成,也可以包含几种成分。

二、肾结石的病因

肾结石的形成原因非常复杂。包括四个层面的因素:外界环境、个体因素、泌尿系统因素以及尿液的成石因素。外界环境包括自然环境和社会环境,流行病学中提到的气候和地理位置属于自然环境,而社会经济水平和饮食文化属于社会环境。个体因素包括种族和遗传因素、饮食习惯、代谢性疾病和药物等。泌尿系统因素包括肾损伤、泌尿系统梗阻、感染、异物等。上述因素最终都导致尿液中各种成分过饱和、抑制因素的降低、滞留因素和促进因素的增加等机制,导致肾结石的形成。

与肾结石形成有关的各种代谢性因素包括:尿 pH 异常、高钙血症、高钙尿症、高草酸尿症、高尿酸尿症、胱氨酸尿症、低枸橼酸尿症等。其中常见的代谢异常疾病有:甲状旁腺功能亢进、远端肾小管性酸中毒、痛风、长期卧床、结节病、皮质醇增多或肾上腺功能不全、甲状腺功能亢进或低下、急性肾小管坏死恢复期、多发性骨髓瘤、小肠切除、Crohn 病、乳-碱综合征等。

药物引起的肾结石占所有结石的 1% 左右。药物诱发结石形成的原因有两类。一类为能够诱发结石形成的药物，包括钙补充剂、维生素 D、维生素 C（每天超过 4 g）、乙酰唑胺（利尿剂）等，这些药物在代谢的过程中导致了其他成分结石的形成。另一类为溶解度低的药物，在尿液浓缩时析出形成结石，药物本身就是结石的成分，包括磺胺类药物、氨苯蝶啶、茚地那韦（indinavir，抗病毒药物）等。

尿路梗阻、感染和异物是诱发肾结石的主要局部因素，而梗阻、感染和结石等因素可以相互促进。各种解剖异常导致的尿路梗阻是肾结石形成的重要原因，临床上容易引起肾结石的梗阻性疾病包括机械性梗阻和非机械性梗阻两大类。其中机械性梗阻原因包括：肾小管扩张（髓质海绵肾）、肾盏盏颈狭窄（包括肾盏憩室、肾盏扩张）、肾盂输尿管连接部狭窄、马蹄肾及肾旋转不良、重复肾盂输尿管畸形、输尿管狭窄（包括炎症性、肿瘤、外压性因素）、输尿管口膨出等。非机械性梗阻原因包括：神经源性膀胱、膀胱输尿管反流和先天性巨输尿管等。反复发作的泌尿系统感染、肾盂肾炎是导致感染性肾结石的常见原因。

了解结石的成分和病因，对于肾结石的治疗和预防有重要的指导意义。

三、症状

肾结石的临床表现多样。常见症状是腰痛和血尿，部分患者可以排出结石，此外还可以出现发热、无尿、肾积水、肾功能不全等表现。不少患者没有任何症状，只在体检时偶然发现。应当注意，无症状并不意味着患者的肾功能正常。

（一）疼痛

40%～50% 的肾结石患者有腰痛症状，发生的原因是结石造成肾盂梗阻。通常表现为腰部的酸胀、钝痛。如肾结石移动造成肾盂输尿管连接部或输尿管急性梗阻，肾盂内压力突然增高，可造成肾绞痛。肾绞痛是上尿路结石的典型症状，表现为突然发作的脊肋角和腰部的刀割样疼痛，常伴有放射痛，受累部位为同侧下腹部、腹股沟、股内侧，男性可放射到睾丸和阴茎头，女性患者放射至阴唇。发作时，患者表情痛苦、坐卧不宁、辗转反侧、排尿困难、尿量减少，可以出现面色苍白、出冷汗、恶心、呕吐、低热等症状，甚至脉搏细速、血压下降。肾绞痛发作持续数分钟或数小时，经对症治疗可缓解，也可以自行缓解，缓解后可以毫无症状。肾绞痛可呈间歇性发作。部分患者疼痛呈持续性，伴阵发性加重。

（二）血尿

血尿是肾结石的另一常见临床表现，常常在腰痛后发生。血尿产生的原因是结石移动或患者剧烈运动导致结石对集合系统的损伤。约 80% 患者可出现血尿，但大多数患者只表现为镜下血尿，其中只有 10% 左右的患者表现为全程肉眼血尿。部分患者可以只出现无痛性全程肉眼血尿，需要与泌尿系统肿瘤等其他疾病进行鉴别诊断。

（三）排石

患者尿中排除结石时，可以确诊尿路结石诊断。应收集排出的结石并进行成分分析，以发现可能的代谢因素，利于结石的治疗和预防。排石常在肾绞痛发作后出现，也可以不伴有任何痛苦。

(四)发热

肾绞痛时可能伴或不伴低热。由于结石、梗阻和感染可互相促进,肾结石造成梗阻可继发或加重感染,出现腰痛伴高热、寒战。部分患者可表现为间断发热。感染严重时可造成败血症。出现发热症状时,需要引起高度重视,及早进行抗感染、引流尿液处理,以预防全身严重感染的发生。

(五)无尿和急性肾功能不全

双侧肾结石、功能性或解剖性孤立肾结石阻塞造成尿路急性完全性梗阻,可以出现无尿和急性肾后性肾功能不全的表现,如水肿、恶心、呕吐、食欲减退等。出现上述情况,需紧急处理,引流尿液。无尿患者可以伴或不伴腰痛。

(六)肾积水和慢性肾功能不全

单侧肾结石造成的慢性梗阻常不引起症状,长期慢性梗阻的结果可能造成患侧肾积水、肾实质萎缩。孤立肾或双侧病变严重时可发展为尿毒症,出现贫血、水肿等相应临床表现。

四、体征

肾结石造成肾绞痛、钝痛时,临床表现为"症状重、体征轻"。典型的体征是患侧肾区叩击痛。脊肋角和腹部压痛可不明显,一般不伴腹部肌紧张。肾结石慢性梗阻引起巨大肾积水时,可出现腹部包块。

五、肾结石的诊断原则

(一)诊断依据

为病史、症状、体征、影像学检查和实验室检查。

(二)通过诊断需要明确

是否存在结石、结石的位置、数目、大小、形态、可能的成分、肾脏功能、是否合并肾积水、是否合并尿路畸形、是否合并尿路感染、可能的病因以及既往治疗等情况。这些因素都在肾结石的治疗和预防方法选择中起重要作用。

(三)鉴别诊断

肾结石应当与泌尿系统结核、各种可能出现肾脏钙化灶的疾病、各种引起上尿路梗阻的疾病相鉴别。

六、病史

对于所有怀疑尿路结石诊断者,都应当全面采集病史,包括家族史、个人史和既往结石症状的发作和治疗等。25%的肾结石患者存在结石家族史。了解患者的居住和工作环境、饮食习惯、水摄入量,以及是否存在痛风、甲状旁腺功能亢进、远端肾小管性酸中毒、长期卧床、结节病、维生素 D 中毒、皮质醇增多或肾上腺功能不全、甲状腺功能亢进或低下、急性肾小管坏死恢复期、多发性骨髓瘤等各种代谢性疾病。既往结石发作情况、排石情况、治疗方法及结局、结石成分分析结果等。

七、影像学检查

明确肾结石的主要影像学检查为 B 超、泌尿系统平片(plain film of kidneys ureters and bladder,KUB)及静脉尿路造影(intravenous urog-raphy,IVU)和腹部 CT。通过影像学检查不但要明确是否存在肾结石,还需明确肾结石的位置、数目、大小、形态、可能的成分、是否合并肾积水、是否合并尿路畸形等情况。当然,诊断肾结石的同时,还应当明确尿路其他部位是否存在结石。磁共振、逆行造影、顺行造影和放射性核素检查在肾结石及其相关诊断中也有一定的作用。

(一)B超

由于B超简便、快捷、经济、无创,对肾结石的诊断准确性较高,是《CUA尿路结石诊疗指南》推荐的检查项目。B超可以发现2 mm以上的肾结石,包括透X线的尿酸结石。B超还可以了解是否存在肾积水。肾结石的B超表现为肾脏集合系统中的强回声光团伴声影,伴或不伴肾盂肾盏扩张(图7-1)。肾结核的钙化在B超上的部位在肾实质,同时可能发现肾实质的破坏和空洞。但B超检查的不足之处是对于输尿管结石的诊断存在盲区,对肾功能的判断不够精确,对肾脏的钙化和结石的鉴别存在一定困难。

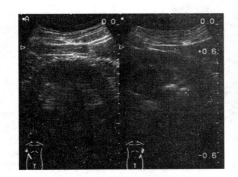

图7-1 肾结石伴肾盂肾盏积水

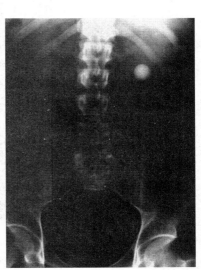

图7-2 左肾结石

(二)泌尿系统平片

KUB是《CUA尿路结石诊疗指南》推荐的常规检查方法。摄片前需要排空肠道,摄片范围包括全泌尿系统,从11胸椎至耻骨联合。90%左右的肾结石不透X线,在KUB平片上可显示出致密影。KUB平片可初步判断肾结石是否存在,以及肾结石的位置、数目、形态和大小,并且初步地提示结石的化学性质(图7-2)。在KUB平片上,不同成分的结石显影程度从高到低依次为:草酸钙、磷酸钙和磷酸镁铵、胱氨酸、含钙尿酸盐结石。纯尿酸结石和黄嘌呤结石能够透过X线,在KUB平片上不显影,称为透X线结石或阴性结石。胱氨酸结石的密度低,在KUB平片上的显影比较浅淡。应当注意,KUB片上致密影的病因有多种,初诊时不能只根据KUB平片确诊肾结石,更不能只凭KUB就进行体外碎石、手术等治疗。需要结合B超、静脉尿路造影或CT等与肾结核钙化、肿瘤钙化、腹腔淋巴结钙化、胆囊结石等其他致密影相鉴别。KUB可用于肾结石治疗后的复查。

(三)静脉尿路造影

又称静脉肾盂造影(intravenous pyelography,IVP)。IVU是《CUA尿路结石诊疗指南》

推荐的检查方法。在非肾绞痛发作期，KUB/IVU 是诊断尿路结石的"金标准"。IVU 应与 KUB 平片联合进行（图 7-3），通常在注射造影剂后 10 分钟和 20 分钟摄片。通过 IVU 可了解肾盂肾盏的解剖结构，确定结石在集合系统的位置，还可以了解分侧肾功能，确定肾积水程度，并与其他 KUB 平片上可疑的致密影相鉴别。KUB 平片上不显影的尿酸结石在 IVU 片上表现为充盈缺损。如一侧肾脏功能受损严重而不显影时，延迟至 30 分钟以上拍片常可以达到肾脏显影的目的，也可应用大剂量造影剂进行造影。应当注意，肾绞痛发作时，急性尿路梗阻可能会导致患侧尿路不显影或显影不良，对分肾功能的判断带来困难，应尽量避免在肾绞痛发作时行 IVU。

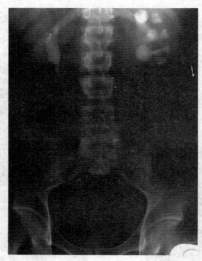

图 7-3　IVU

　　在使用造影剂时，应当注意以下问题：①使用前应进行造影剂过敏试验，对于有过敏史或可能存在造影剂过敏风险时，可在检查前应用糖皮质激素和（或）抗组胺药物，并且避免使用离子型造影剂。②静脉使用造影剂可能导致肾脏灌注减低和肾小管损害。使用造影剂 3 日内血清肌酐增高超过 44 μmol/L，如无其他合理解释，则考虑出现造影剂损害。危险因素包括：血清肌酐异常、脱水、超过 70 岁、糖尿病、充血性心衰、应用非甾体类抗炎药物或氨基糖苷类药物（应停药 24 小时以上）等。应当避免在 48 小时内重复使用造影剂。③糖尿病患者如服用二甲双胍，造影剂可能会加重其乳酸酸中毒。应在造影后停服二甲双胍 48 小时，如肾功能异常，还应在造影前停服 48 小时；如怀疑出现乳酸酸中毒，应检测血 pH、肌酐和乳酸。④未控制病情的甲状腺功能亢进者，禁用含碘造影剂。

（四）逆行造影

　　通过膀胱镜进行输尿管逆行插管进行造影，为有创检查，不作为肾结石的常规检查手段。在 IVU 尿路不显影或显影不良，或对造影剂过敏、不能明确 KUB 片上致密影的性质又无条件行 CT 检查时，可行逆行造影。逆行造影可以清晰直观地显示上尿路，判定是否同时存在肾盂输尿管连接部狭窄等解剖因素。传统的逆行插管双曝光已很少应用。

（五）顺行造影

　　已行肾穿刺造瘘者，可通过造瘘管顺行造影了解集合系统的解剖以及与结石的关系。

(六)CT

CT 是《CUA 尿路结石诊疗指南》可选检查方法。CT 在尿路结石诊断中的应用越来越普及。螺旋 CT 平扫(图 7-4)对肾结石的诊断准确、迅速,其准确率在 95% 以上,高于 KUB 和 IVU,能够检出其他影像学检查中可能遗漏的小结石。而且不需要肠道准备、不必使用造影剂、不受呼吸的影响。CT 片上结石的不同的 CT 值可以反映结石的成分、硬度及脆性,可以为体外碎石等治疗方法的选择提供参考。增强 CT 能够显示肾脏积水的程度、观察肾实质的血供和造影剂的排泄情况、测算肾实质的体积,从而反映肾脏的形态和功能。CT 还能明确肾脏的解剖、结石的空间分布和周围器官的解剖关系,指导经皮肾镜等治疗。此外,CT 还可以发现其他腹腔内的病变。CT 增强及三维重建可以进行 CT 尿路显像(CT U rography,CTU)(图 7-5),可以代替 IVU。由于 CT 的诸多优势,有逐步代替 KUB/IVU 成为尿路结石的首选检查方法的趋势。

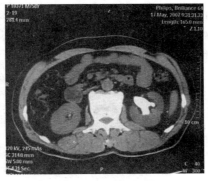

图 7-4 螺旋 CT 平扫

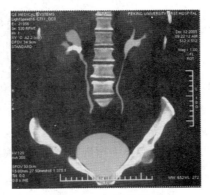

图 7-5 CT 尿路显像

(七)磁共振(MR)

MR 对尿路结石的诊断不敏感,结石在 MR 的 T_1、T_2 加权像上都表现为低信号。但磁共振水成像(MR urography,MRU)能够了解上尿路梗阻的形态(图 7-6),而且不需要造影剂即可获得与静脉尿路造影同样的效果,不受肾功能改变的影响。适合于对造影剂过敏者、肾功能受损者、未控制的甲亢患者以及儿童和妊娠妇女等。

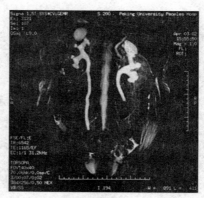

图 7-6 左肾结石

（八）放射性核素检查

肾图和肾动态显像可以评价肾功能，并不受肾功能异常的影响，在肾功能异常时可以进行该检查。肾动态显像可以了解肾脏血流灌注状况、测定分肾肾小球滤过率以及判断是否存在尿路梗阻以及梗阻性质等信息，因此对手术方案的选择以及手术疗效的评价具有一定价值。此外，甲状旁腺^{99m}Tc-MIBI（^{99}锝-甲氧异丁基异腈）显像是甲状旁腺功能亢进的定位诊断的最佳检查方法。

八、实验室检查

通过实验室检查可以辅助结石的诊断、了解患者的肾功能、是否合并感染、是否合并代谢性疾病等。

（一）尿常规

尿常规可以提供多种信息，在肾结石诊断中具有非常重要的意义。全部结石患者都应行尿常规检测。肾结石患者在绞痛发生后和运动后常出现镜下血尿。尿 WBC 增多和亚硝酸盐阳性表明结石合并细菌感染。尿 pH 与某些结石有关，如尿酸和胱氨酸在酸性尿中容易产生，用碱化尿液的方法进行溶石治疗时需要监测尿 pH；感染性结石患者的尿液呈碱性；如晨尿 pH 过高超过 5.8，应怀疑远端肾小管酸中毒的可能。尿中出现各种成分的结晶有助于结石的诊断。

（二）尿培养及细菌敏感药物试验

尿 WBC 增多者，应行此项检查，以指导临床进行敏感抗生素的选择。

（三）血常规

肾绞痛时可伴血 WBC 短时轻度增高。结石合并感染或发热时，血 WBC 可明显增高。结石导致肾功能不全时，可有贫血表现。

（四）血生化检查

血清肌酐、尿素氮和肾小球滤过率反映总肾功能。肾功能不全时可出现高血钾或二氧化碳结合力降低。远端肾小管酸中毒时，可出现低钾血症和血氯增高。甲状旁腺功能亢进时骨溶解增加，可导致血碱性磷酸酶增高。

（五）尿液代谢因素的检测

24 小时尿的尿量、钙、磷、镁、钠、钾、氯、草酸、枸橼酸、磷酸、尿酸、尿素、胱氨酸等。标本最好留两次。标本中加入适量盐酸可以预防尿液储存过程中析出草酸钙和磷酸钙沉淀,避免维生素 C 氧化成草酸,并预防尿液中细菌生长而改变尿液某些成分。在酸化尿液中尿酸和胱氨酸发生沉淀,如需检测其中的尿酸和胱氨酸,则必须加碱使其尿酸盐沉淀溶解。添加了叠氮化钠的尿液可以进行尿酸盐分析;由于尿液存放一段时间后其 pH 可能发生改变,检测尿 pH值时需要收集新鲜晨尿。

(六)血液代谢因素的有关检查

包括血钙、磷、钾、氯、尿酸、清蛋白等。测定血钙可以发现甲状旁腺功能亢进或其他导致高钙血症的原因,测定清蛋白可以矫正结合钙对血钙浓度的影响。如血钙浓度 ≥2.60 mmoL/L,应怀疑甲状旁腺功能亢进的可能,可以重复测定血钙并测定甲状旁腺激素(parathyroid hormone,PTH)水平。尿酸结石患者血尿酸可能增高。肾小管酸中毒可以表现为低钾血症、高氯性酸中毒。

(七)尿酸化试验

早餐后服用氯化铵 0.1 g/kg 体重,饮水 150 mL,上午九点开始每小时收集尿液测定 pH并饮水150 mL,共进行 5 次。如尿 pH≤5.4 则不存在肾小管酸中毒。

(八)结石成分分析

自发排出的结石、手术取石和体外碎石排出的结石应进行结石成分分析,以明确结石的性质,为溶石治疗和预防结石复发提供重要依据,还有助于缩小结石代谢异常的诊断范围。结石成分分析方法包括物理方法和化学方法两类。物理分析法比化学分析法精确,常用的物理分析法是 X 线晶体学和红外光谱法。红外光谱法既可分析各种有机成分和无机成分,又可分析晶体和非晶体成分,所需标本仅为 1 mg。化学分析法的主要缺点是所需标本量较多,而且分析结果不很精确,但该法简单价廉,可以基本满足临床需要。

九、肾结石的治疗原则

(1)肾结石治疗的总体原则是:解除痛苦、解除梗阻、保护肾功能、有效祛除结石、治疗病因、预防复发。

(2)保护肾功能是结石治疗的中心。

(3)具体的治疗方法需要个体化,根据患者的具体情况选择适宜的治疗方法。

影响肾结石治疗的因素多样,包括患者的具体病情和医疗条件两大类。其中患者的病情包括:结石的位置、数目、大小、形态、可能的成分、发作的急缓、肾脏功能、是否合并肾积水、是否合并尿路畸形、是否合并尿路感染、可能的病因、患者的身体状况以及既往治疗等情况,都影响结石治疗具体方法的选择。此外,医疗因素包括医生所掌握的治疗结石的技术和医院的医疗条件、仪器设备,也影响了结石的治疗方法的选择。

肾结石的治疗主要包括以下内容:严重梗阻的紧急处理、肾绞痛的处理、合理有效祛除结石、病因治疗等方面。

十、严重梗阻的紧急处理

结石引起的梗阻,如果造成肾积脓、肾功能不全、无尿等严重情况,危及患者生命,需要紧急处理。

梗阻合并感染可造成肾积脓、高热、甚至感染中毒性休克。体外冲击波碎石后输尿管"石街"形成时,容易造成急性梗阻感染。患者具有明显的腰部疼痛,体征出现明显肾区叩痛、腰大肌压迫症阳性,血白细胞明显增高。如广谱抗生素不能控制感染,需要紧急行超声或 CT 引导下经皮肾穿刺造瘘,充分引流,同时根据血培养或脓液的细菌培养、药物敏感试验结果,选择敏感抗生素。此时留置输尿管导管或双猪尾管也有一定效果,但由于脓液黏稠,引流可能不充分,甚至脓液堵塞管腔。如未能留置双猪尾管,或留置双猪尾管 3 日体温仍得不到有效控制,此时需行肾穿刺造瘘。如引流及时充分,感染通常可以得到控制。待病情稳定后,再处理结石。

孤立肾或双肾肾后性完全梗阻,可造成少尿、无尿、甚至肾功能不全及尿毒症。有时患者并无明显疼痛,以无尿、恶心呕吐等症状就诊,影像学检查发现肾积水,如患者无感染表现,可行留置输尿管双猪尾管引流,如逆行插管失败,行超声引导肾穿刺造瘘。如病变为双侧,通常急诊只需处理肾实质好的一侧即可。如为急性肾后性梗阻,影像学显示肾实质厚度正常,梗阻解除后肾功能可能恢复,不必行急诊血液透析,待肾功能恢复后再处理结石。如为慢性梗阻,影像学显示肾脏萎缩、肾实质结构紊乱,则肾功能是否能恢复及恢复的程度,需要持续引流观察,而且,在这种情况下,通常需要行双侧肾脏引流。如充分持续引流肾功能不恢复,则按照慢性肾功能不全处理。应当注意,在急性肾后性梗阻解除后,可出现多尿期,一般持续2~4 天,尿量可能每日超过 4000 mL,需要注意维持水电解质平衡。

十一、肾绞痛的治疗

肾绞痛是泌尿外科的常见急症,需紧急处理。结石导致肾绞痛的原因通常为较小结石移动到肾盂输尿管连接部或进入输尿管所导致的上尿路急性梗阻。肾绞痛治疗前应与其他急腹症相鉴别。肾绞痛的主要治疗方法为药物镇痛、解痉。

肾绞痛急性发作期可以适当限制水的入量,利尿剂的应用和大量饮水可以加重肾绞痛的发作。

肾绞痛的镇痛药物的使用遵循三级镇痛原则。一级镇痛药物为非甾体类镇痛抗炎药物。常用药物有双氯芬酸钠(扶他林,50 mg,口服)、布洛芬(芬必得,0.3 g,口服)和吲哚美辛栓(100 mg,肛塞)等,具有中等程度的镇痛作用。双氯芬酸钠还能够减轻输尿管水肿,双氯芬酸钠 50 mg 口服每日 3 次可明显减少肾绞痛的反复发作。但双氯芬酸钠会影响肾功能异常者的肾小球滤过率,但对肾功能正常者不会产生影响。二级药物为非吗啡类中枢镇痛剂,常用药物为:曲马朵(50 mg,口服),该药无呼吸抑制作用,无便秘,耐受性和依赖性很低。三级镇痛药物为较强的阿片类受体激动剂,具有较强的镇痛和镇静作用。常用药物有:布桂嗪(50~100 mg,肌内注射)、盐酸哌替啶(50 mg,肌内注射)、盐酸吗啡(5 mg,皮下或肌内注射)等。阿片类药物具有眩晕、恶心、便秘、呼吸抑制等不良反应,对于慢性肺通气功能障碍、支气管哮喘患者禁用。该类药物可加重肾绞痛患者的恶心呕吐,在治疗肾绞痛时避免单独使用阿片类药物,一般需要配合硫酸阿托品、氢溴酸山莨菪碱(654-2)等解痉类药物一起使用。

解痉药物:①M 型胆碱受体阻滞剂,常用药物有:硫酸阿托品(0.3~0.5 mg,皮下、肌肉或静脉注射)和氢溴酸山莨菪碱(654-2,10 mg,口服、肌肉或静脉注射),可以松弛输尿管平滑肌、缓解痉挛。青光眼患者禁用该类药物。②黄体酮(20 mg,肌内注射)可以抑制平滑肌的收缩而缓解痉挛,对止痛和排石有一定的疗效,尤其适用于妊娠妇女肾绞痛者。③钙离子拮抗剂,硝苯地平(10 mg,口服或舌下含化),对缓解肾绞痛有一定的作用。④α 受体阻滞剂(坦索罗辛 0.2 mg 口服、多沙唑嗪 4 mg 口服等),近期国内外的一些临床报道显示,α 受体阻滞剂在缓解输尿管平滑肌痉挛,治疗肾绞痛中具有一定的效果。

此外,针灸也有一定解痉止痛效果,常用穴位有肾俞、京门、三阴交或阿是穴等。

如经上述治疗肾绞痛不缓解,则可进行留置输尿管引流或急诊体外碎石、输尿管镜手术取石等处理。

十二、排石治疗

祛除肾结石的方法包括排石、溶石、体外冲击波碎石(extracorporeal shock-wave lithotripsy,ESWL)、输尿管镜碎石、经皮肾镜取石(percutaneous nephrolithotomy,PCNL)、腹腔镜或开放手术取石等方法。20 年来,由于各种微创方法的不断发展和推广,ESWL、输尿管镜碎石、PCNL 等技术的应用越来越普及,大多数肾结石可以通过上述微创方法得到有效治疗。传统的开放手术在肾结石的治疗中应用已逐步减少,但对那些需要同时解决解剖异常的结石患者,仍为一种有效治疗。具体采用何种方法治疗肾结石,主要取决于结石的大小、位置、数目、形态、成分。对于某位患者来说,应选择损伤相对更小、并发症发生率更低的治疗方式。此外,还要考虑肾脏功能、是否合并肾积水、是否合并尿路畸形、是否合并尿路感染、可能的病因、患者的身体状况以及既往治疗等情况。

(一)排石

排石治疗的适应证为:肾结石直径≤6 mm、未导致尿路梗阻或感染、疼痛症状可以得到有效控制。直径≤4 mm 的结石自然排石率为 80%,再辅以排石药物,可进一步提高排石率。直径≥7 mm 的结石自然排石率很低。

排石治疗的措施有:①每日饮水 3000 mL 以上,保持 24 小时尿量 2000 mL,且饮水量应 24 小时内均匀分配。②服用上述非甾体类药物或 α-受体阻滞剂、钙离子拮抗剂。③服用利湿通淋的中药,主要药物为车前子,常用成药有排石颗粒、尿石通等;常用的方剂如八正散、三金排石汤和四逆散等。④辅助针灸疗法,常用穴位有肾俞、中脘、京门、三阴交和足三里等。

较小肾盏结石可长期滞留,无临床表现。应严密观察,定期复查。如果结石增大,或引起的严重症状,或造成肾积水或肾盏扩张、继发感染时,应行其他外科治疗。

(二)溶石

溶石治疗是通过化学的方法溶解结石或结石碎片,以达到完全清除结石的目的,是一种有效的辅助治疗方式,常作为体外冲击波碎石、经皮肾镜取石、输尿管镜碎石及开放手术取石后的辅助治疗。主要用于尿酸结石和胱氨酸结石的治疗。溶石手段包括口服药物、增加尿量、经肾造瘘管注入药物等。其他结石也可尝试溶石治疗。

1.尿酸结石

(1)碱化尿液:口服枸橼酸氢钾钠 6~10 mmoL,每日 3 次,使尿液 pH 达到 6.5~7.2。尿液 pH 过高可能导致感染性结石的发生。

(2)大量饮水,使 24 小时尿量超过 2000~2500 mL。

(3)口服别嘌醇 300 mg,每日 1 次,减少尿尿酸排出。

(4)减少产生尿酸的食品的摄入,如动物内脏等,每日蛋白质入量限制在 0.8 g/(kg·d)。

(5)经皮溶石可选用三羟甲基氨基甲烷(tris-hydroxymethyl aminomethane,THAM)液。

2.胱氨酸结石

(1)碱化尿液:口服枸橼酸氢钾钠或碳酸氢钠,使尿液 pH 维持在 7.0 以上。

(2)大量饮水,使 24 小时尿量超过 3000 mL,且饮水量在 24 小时内保持均匀分配。

(3)24 小时尿胱氨酸排出高于 3 mmoL 时,可应用硫普罗宁(α-巯基丙酰甘氨酸)或卡托普利。

(4)经皮溶石可选用 0.3 mol/L 或 0.6 mol/L 的三羟甲基氨基甲烷(tris-hydroxymethyl amin-omethane,THAM)液,以及乙酰半胱氨酸。

3.感染性结石

磷酸镁铵和碳酸磷灰石能被 10% 的肾溶石酸素(pH 3.5~4)及 Suby 液所溶解。具体的方法是在有效的抗生素治疗的同时,溶石液从一根肾造瘘管流入,从另一根肾造瘘管流出。溶石时间的长短取决于结石的负荷,完全性鹿角形结石往往需要比较长的时间才能被溶解。冲击波碎石后结石的表面积增加,增加了结石和溶石化学液的接触面积,有利于结石的溶解。该疗法的最大优点是不需麻醉即可实施,因此,也可作为某些高危病例或者不宜施行麻醉和手术的病例的治疗选择。口服药物溶石的方案。①短期或长期的抗生素治疗。②酸化尿液:口服氯化铵 1 g,每日 2~3 次,或者甲硫氨酸 500 mg,每日 2~4 次。③对于严重感染者,使用尿酶抑制剂,如乙酰羟肟酸或羟基脲。建议使用乙酰羟肟酸 250 mg,每日 2 次,服用3~4 周。如果患者能耐受,则可将剂量增加到 250 mg,每日 3 次。

(三)有效祛除结石

祛除结石适应证包括结石直径≥7 mm、结石造成尿路梗阻、感染、肾功能损害等。祛除结石的方法包括:体外冲击波碎石 ESWL、输尿管镜碎石、经皮肾镜取石 PCNL、手术取石等。CUA 尿路结石诊疗指南对这些方法的选择提出了推荐性意见。下面分别对这些方法进行介绍。

1.体外冲击波碎石(extracorporeal shock-wave lithotripsy,ESWL)

20 世纪 80 年代初体外冲击波碎石的出现,为肾结石的治疗带来了革命性变化。其原理是将液电、压电、超声或电磁波等能量,会聚到一个焦点上,打击结石,实现不开刀治疗肾结石。曾经 ESWL 几乎用于治疗全部肾结石,包括鹿角形肾结石。但随着经验积累,人们发现了ESWL 的各种并发症,如肾被膜下血肿、肾破裂、肾萎缩、输尿管"石街"形成、肾积脓、大结石的治疗时间长等。20 多年来,随着临床经验的积累和碎石机技术的发展,对 ESWL 的适应证、治疗原则及并发症的认识有了新的改变。第三代碎石机与早期碎石机相比,碎石效率提高,更安全,费用降低,而且更灵巧,还实现了多功能化。现代体外碎石机可具备 X 线定位和 B 超定位双重方式。由于 ESWL 具有创伤小、并发症少、可门诊进行等优点。

(1)ESWL 的适应证:直径≥7 mm 的肾结石。对于直径 7~20 mm 大小的各种成分的肾结石,并且不合并肾积水和感染者,ESWL 是一线治疗。对于直径>20 mm 的肾结石,ESWL 虽然也能够成功碎石,但存在治疗次数多时间长、排石问题多等缺点,采用 PCNL 能够更快更有效地碎石。ESWL 可与 PCNL 联合应用于较大肾结石。

(2)ESWL 的禁忌证:妊娠妇女、未纠正的出血性疾病、未控制的尿路感染、结石远端存在尿路梗阻、高危患者如心力衰竭和严重心律失常、严重肥胖或骨骼畸形、腹主动脉瘤或肾动脉瘤、泌尿系活动性结核等。

（3）治疗过程和复查：现代碎石机都采用干式碎石方式，患者平卧在碎石机上碎石。对于痛觉敏感或精神紧张者，可给予静脉镇痛药物。儿童患者，可给予全身麻醉。碎石后患者可出现血尿。可给予排石药物进行辅助。应收集尿液中的结石，进行结石成分分析。患者停止排石 2～3 天复查 KUB，以观察碎石效果，严密观察是否形成输尿管"石街"。残余结石较大者，可再次行 ESWL。残余结石较小者，应进行跟踪随访。

（4）ESWL 治疗次数和治疗时间间隔：ESWL 治疗肾结石一般不超过 3～5 次（具体情况依据所使用的碎石机而定），如结石较大或硬度较大，应该选择经皮肾镜取石术。ESWL 治疗肾结石的间隔时间目前无确定的标准，公认不能短于 1 周。通过研究肾损伤后修复的时间，现认为两次 ESWL 治疗肾结石的间隔以 10～14 天为宜。

（5）影响 ESWL 效果的因素：碎石效率除了与碎石机的效率有关，还与结石的大小、数目、位置和硬度有关。

结石的大小：结石越大，需要再次治疗的可能性就越大。直径<20 mm 的肾结石应首选 ESWL 治疗；直径>20 mm 的结石和鹿角形结石可采用 PCNL 或联合应用 ESWL。若单用 ESWL 治疗，建议于 ESWL 前插入双 J 管，防止"石街"形成阻塞输尿管。

结石的位置：肾盂结石容易粉碎，肾中盏和肾上盏结石的疗效较下盏结石好。对于下盏漏斗部与肾盂之间的夹角为锐角、漏斗部长度较长和漏斗部较窄者，ESWL 后结石的清除不利。可结合头低脚高位进行体位排石。

结石的成分：磷酸铵镁和二水草酸钙结石容易粉碎，尿酸结石可配合溶石疗法进行 ESWL，一水草酸钙和胱氨酸结石较难粉碎。

解剖异常：马蹄肾、异位肾和移植肾结石等肾脏集合系统的畸形会影响结石碎片的排出，可以采取辅助的排石治疗措施。

ESWL 的效果还与操作医生的经验有关：由于通常碎石治疗需要持续 30 分钟左右，患者可以发生体位的变化，所以在碎石过程中，操作者需要经常校正碎石机焦点以对准结石，并且根据监测的碎石效果，调整碎石机的能量输出和打击次数。ESWL 是一项非常专业的技术，需要经过培训的泌尿外科医师进行操作。

（6）ESWL 并发症：ESWL 可能出现肾绞痛、肾被膜下血肿、肾破裂、局部皮肤瘀斑、输尿管"石街"形成、肾积脓、败血症等。长期并发症有肾萎缩。

对于出现肾绞痛的患者，按前述药物治疗方法进行治疗。局部皮肤瘀斑可以自愈，一般不需处理。

如患者出现较剧烈的腰部胀痛，怀疑肾被膜下血肿、肾破裂时，行 CT 检查明确。确诊者，严密监测腰部症状、体征、血红蛋白和影像学，通常卧床休息 1～2 周，对症治疗好转。对于不能控制的出血，可行选择性肾动脉栓塞。

输尿管"石街"形成、肾积脓、败血症者，应紧急行肾穿刺造瘘，同时应用敏感抗生素，输尿管"石街"的处理见输尿管结石章节。为避免这几种并发症，重点在于预防。尽量不对直径>20 mm 的肾结石行 ESWL 治疗，如需进行 ESWL，事先留置输尿管支架管。对于感染性结石，有发热历史，或尿 WBC 增高者，ESWL 前预防性应用抗生素，并持续到碎石后至少 4 天。

　　2.经皮肾镜取石

　　经皮肾镜取石术(percu-taneous nephrolithotomy，PCNL)于 20 世纪 80 年代中期开始在欧美一些国家开展。它是通过建立经皮肾操作通道，击碎并取出肾结石。由于可以迅速有效的祛除肾结石，很快得到推广。但是，早期的 PCNL 由于并发症较多、碎石效率低，经历了数年的低谷。随着各种肾镜的改进、激光、超声气压弹道碎石技术的开发，PCNL 在 20 世纪 90 年代以来，得到了更广泛的应用。1997 年国外学界提出微创经皮肾镜取石术(minimally inva-sive percuta-neous nephrolithotomy，MPCNL)，以减少手术并发症与肾实质的损伤，但仅用于治疗直径＜2 cm 的肾结石、小儿肾结石或需建立第二个经皮肾通道的病例。我国学者从 1992年开始采用"经皮肾微造瘘、输尿管镜碎石取石术"，随着手术技巧日趋熟练与腔镜设备的改进，1998 年提出有中国特点的微创经皮肾镜取石术(Chinese mPCNL)，并逐步在全国推广应用，使经皮肾镜取石技术的适应证不断扩大，并应用于大部分 ESWL 和开放手术难以处理的上尿路结石。近年来大宗回顾性临床报道表明此方法较标准 PCNL 更易掌握和开展，成功率高，并发症较国外技术低。现在，经皮肾镜取石技术在肾结石的治疗中发挥着越来越重要的作用。

　　(1)PCNL 适应证：各种肾结石都可经 PCNL 治疗，对于直径＞2 cm 的肾结石和＞1.5 cm的肾下盏结石是一线治疗(无论是否伴有肾积水)。还包括：ESWL 难以击碎的直径＜2 cm 的肾结石、肾结石合并肾积水者，胱氨酸结石，有症状的肾盏或憩室内结石，蹄铁形肾结石，移植肾合并结石，各种鹿角形肾结石等。

　　(2)禁忌证：①凝血异常者：未纠正的全身出血性疾病；服用阿司匹林、华法林等抗凝药物者，需停药 2 周，复查凝血功能正常才可以进行手术。②未控制的感染：合并肾积脓者，先行肾穿刺造瘘，待感染控制后，行Ⅱ期 PCNL。③身体状态差，严重心脏疾病和肺功能不全，无法承受手术者。④未控制的糖尿病和高血压者。⑤脊柱严重后凸或侧凸畸形、极度肥胖或不能耐受俯卧位者为相对禁忌证，可以采用仰卧、侧卧或仰卧斜位等体位进行手术。

　　(3)PCNL 技术特点：PCNL 技术的核心是建立并维持合理的经皮肾通道。合理的经皮肾通道的基本组成为：皮肤-肾皮质-肾乳头-肾盏-肾盂。皮肤穿刺点多选在腋后线，经肾的背外侧少血管区域(Brodel 线)进入肾实质，出血的风险较低。至于穿刺肾的上、中、下盏，要便于操作、能最大限度地取出肾结石。

　　PCNL 分为Ⅰ期和Ⅱ期。Ⅰ期 PCNL 是建立通道后马上进行碎石，适用于各种肾结石；Ⅱ期 PCNL 是在建立通道 5～7 天后再行碎石，适用于合并感染、肾后性肾功能不全者需要引流者；Ⅰ期操作出血明显或残余结石者。Ⅰ期的优点是：一次操作、患者痛苦小、住院时间短、费用低，结石是否合并肾积水都可进行。缺点是：容易出血、视野不清，由于窦道未形成，操作鞘脱出后容易失败。Ⅱ期手术的优点是：窦道已经形成，出血少、视野清晰。缺点是患者治疗时间长，对于不积水的肾结石不易建立通道，而且由非手术医生建立的皮肾通道可能不是最佳通道，不利于术者操作。

　　通道的大小可以 F14～F30。一般将 F14～F20 称为微造瘘 mPCNL，F22～F24 称为标准通道，F26～F30 称为大通道。大多数肾结石可以通过单个通道治疗，对于复杂肾结石可以建立两个或多个通道。

（4）术前准备：①影像学检查：术前需要进行必要的影像学检查，包括 KUB/IVP 加 CT 平扫，或 KUB 加 CT 增强。术前需要明确肾结石的数目、大小、分布，并对肾脏及周围器官的解剖进行仔细评估，以选择最佳穿刺通道，以避免并发症的发生。②控制感染：尿常规异常、与结石有关的发热者，需要控制感染。治疗前应根据尿培养药敏试验选择敏感的抗生素，即使尿培养阴性，手术当天也应选用广谱抗生素预防感染。③签署患者知情同意书：虽然 PCNL 是一种微创手术，但它仍然存在一定风险，手术前应将残余结石、出血、周围器官损伤、情况严重时需中转开放手术、甚至需要行肾切除等情况以书面的形式告知患者及其家属。

（5）Ⅰ期 PCNL 手术步骤如下。

麻醉：连续硬膜外麻醉，或蛛网膜下腔麻醉联合连续硬膜外麻醉，或全麻。

留置输尿管导管：膀胱镜下留置 F5～F7 输尿管导管，作用是：①向肾盂内注水造成人工"肾积水"，利于经皮肾穿刺，对于不积水的肾结石病例更有作用；注入造影剂使肾盂肾盏显影，指导 X 线引导穿刺针。②指导肾盂输尿管的位置。③碎石过程中防止结石碎块进入输尿管。④碎石过程中，通过输尿管导管加压注水，利于碎石排出。

体位：多采用俯卧位，但俯卧位不便于施行全麻。也可采用侧卧位、斜侧卧位。

定位：建立经皮肾通道需要 B 超或 X 线定位。X 线的优点是直观；缺点是有放射性，而且不能观察穿刺是否损伤周围脏器。B 超的优点是无辐射、可以实时监测穿刺避免周围脏器损伤、熟练掌握后穿刺成功快；术中还能明确残余结石位置，指导寻找结石，提高结石取净机会；缺点是不够直观，需要经过特殊培训才能掌握。

穿刺：穿刺点可选择在 12 肋下至 10 肋间腋后线到肩胛线之间的区域，穿刺经后组肾盏入路，方向指向肾盂。对于输尿管上段结石、肾多发性结石以及合并输尿管肾盂的接合处 UPJ 狭窄需同时处理者，可首选经肾后组中盏入路，通常选 11 肋间腋后线和肩胛下线之间的区域作穿刺点。穿刺上、下组肾盏时，须注意可能会发生胸膜和肠管的损伤。穿刺成功后，有尿液溢出。将导丝经穿刺针送入肾盂。该导丝在 PCNL 中具有重要作用，在随后的操作中，必须保持导丝不脱出。撤穿刺针，记住穿刺针的方向和穿刺深度。

扩张：用扩张器沿导丝逐级扩张至所需要的管径。扩张器进入的方向要与穿刺针进入的方向一致。扩张器进入的深度不能超过穿刺针进入的深度。否则，进入过深容易造成肾盂壁的损伤，或穿透对侧肾盂壁，造成出血，而且无法用肾造瘘管压迫止血。扩张器可使用筋膜扩张器、Amplatz 扩张器、高压球囊扩张器或金属扩张器扩张，具体使用哪种扩张器以及扩张通道的大小，必须根据医师的经验以及当时具备的器械条件决定。扩张成功后，将操作鞘置入肾盏。

腔内碎石与取石：较小结石可直接取出，较大结石可利用钬激光、气压弹道、超声、液电器械等击碎。碎石过程中需保持操作通道通畅，避免肾盂内压力增高，造成水中毒或菌血症。碎石可用冲洗和钳取方式取出。带吸引功能的超声气压弹道碎石器可在碎石同时吸出结石碎片，使肾内压降低，尤其适用于体积较大的感染性结石患者。根据情况决定是否放置双 J 管。手术结束时留置肾造瘘管可以压迫穿刺通道、引流肾集合系统、减少术后出血和尿外渗，有利于再次处理残石，而且不会增加患者疼痛的程度和延长住院的时间。有些医生尝试术后不留置造瘘管,对于初学者不适用。

术后处理:监测生命体征和引流液颜色,防治水中毒、感染等。术后 1 日复查 KUB,如无残余结石,可于术后 1～2 日拔除肾造瘘管。如存在残余结石,根据情况进行Ⅱ期 PCNL,或多通道 PCNL,或联合 ESWL、残余尿酸胱氨酸结石可通过造瘘管进行溶石治疗。

(6)常见并发症及其处理如下。

肾实质出血:是Ⅰ期经皮肾镜操作的常见并发症。通常为静脉性出血。术中肾实质出血常可通过操作鞘压迫控制,如术中出血严重,应停止手术,用气囊导管压迫控制,择期行Ⅱ期手术。术后出血可夹闭肾造瘘管,通常出血可得到控制。如出血较多,需要及时输血。动脉性出血较严重,如出血不能得到控制、血红蛋白进行性下降者,可行动脉造影检查,必要时行选择性肾动脉栓塞,若出血凶险难以控制,应及时改开放手术,以便探查止血,必要时切除患肾。

邻近脏器损伤:肋间穿刺可能损伤胸膜、肝、脾,利用超声引导穿刺可以避免。一旦发现患者出现胸痛、呼吸异常、怀疑气胸或液气胸,应立即停止手术,留置肾造瘘管并保持引流通畅,留置胸腔闭式引流。穿刺位点偏下或偏前,可能损伤肠管。重在预防和及时发现,并做出符合外科原则的处理。

集合系统穿孔:操作中器械移动幅度过大、碎石器械损可造成集合系统穿孔,如保持操作通道通畅,小的穿孔可不必处理。如穿孔造成出血、水吸收等应停止手术,放置输尿管支架管及肾造瘘管,充分引流。择期行Ⅱ期手术。

稀释性低钠血症:手术时间过长、高压灌注造成水吸收过多所致。停止手术,急查电解质,予高渗盐水、利尿、吸氧等治疗可缓解。

感染和肾周积脓:重在预防,术前控制泌尿系统感染,肾积水明显者予充分引流。手术后保持输尿管导管、肾造瘘管通常非常重要,并予抗生素治疗。

(7)开展 PCNL 注意事项:PCNL 是一项技术要求很高的操作,需要术者具有相当的专业技术和经验,应在有条件的医院施行。开展 PCNL 前,应利用模拟器械、动物手术等进行模拟训练。开展手术早期宜选择简单病例,如:单发肾盂结石合并中度以上肾积水,患者体形中等,无其他伴随疾病。复杂或体积过大的肾结石手术难度较大,应在经验丰富的医生指导下手术。合并肾功能不全者或肾积脓先行经皮肾穿刺造瘘引流,待肾功能改善及感染控制后再Ⅱ期取石。完全鹿角形肾结石可分期多次多通道取石,但手术次数不宜过多(一般单侧取石不超过 3 次),每次手术时间不宜过长,需视患者耐受程度而定。

3.开放手术或腹腔镜手术取石

近年来,随着体外冲击波碎石和腔内泌尿外科技术的发展,特别是经皮肾镜和输尿管镜碎石取石术的广泛应用,开放性手术在肾结石治疗中的运用已经显著减少。在某些医院,肾结石病例中开放手术仅占 1％～5.4％。但是,开放性手术取石在某些情况下仍具有极其重要的临床应用价值。

(1)适应证:①ESWL、PCNL、URS 手术或治疗失败,或上述治疗方式出现并发症须开放手术处理。②骨骼系统异常不能摆 ESWL、PCNL、URS 体位者。③肾结石合并解剖异常者,如肾盂输尿管连接部狭窄、漏斗部狭窄、肾盏憩室等。这些解剖异常需要在取石同时进行处理。④异位肾、马蹄肾等不易行 ESWL、PCNL、URS 等手术者。⑤同时需要开放手术治疗其他疾病。⑥无功能肾需行肾切除。⑦小儿巨大肾结石,开放手术简单,只需一次麻醉。

(2)手术方法:包括肾盂切开取石术、肾盂肾实质联合切开取石术、无萎缩性肾实质切开取石术、无功能肾切除术和肾脏部分切除术、肾盂输尿管连接部成形术等。这些手术方式现在基本可以通过腹腔镜手术来完成。一般来说,腹腔镜手术比开放手术出血少、并发症少、住院时间短、恢复快,但手术时间较长。腹腔镜手术需要经过专门培训,还需要完善的设备支持。

(四)特殊情况的治疗

1.鹿角形肾结石

鹿角形肾结石是指充满肾盂和至少 1 个肾盏的结石。部分性鹿角状结石仅仅填充部分集合系统,而完全性鹿角状结石则填充整个肾集合系统。新发的鹿角形肾结石都应该积极地治疗,患者必须被告知积极治疗的益处与相关的风险。在大多数的情况下,PCNL 应作为首选的治疗手段;若肾解剖正常,体积小的鹿角形肾结石可考虑单用 ESWL 治疗,碎石前应先保证充分的引流;若结石无法通过合理次数的微创技术处理,可考虑采用开放手术。

鹿角形肾结石以单通道的经皮肾取石术有时无法清除所有结石,可以建立第二、第三条微创经皮肾通道,进行多通道碎石取石术。多通道的建立时间,通常在第一通道变为成熟通道的基础上才可以进行,一般在 Ⅰ 期手术后 5～7 日。对于操作熟练者如手术顺利,可一期进行多通道穿刺。由于第 2、3 通道仅需扩张至 F14～F18,损伤和出血的危险较小,安全性较高。多通道形成后可加快取石的速度,提高对鹿角形肾结石的清除能力。

完全性鹿角形肾结石可分期多次取石,对巨大的结石可采用多通道取石,但手术的次数不宜过多(一般单侧取石≤3 次),每次手术的时间不宜过长。必要时需视患者的耐受程度和医生的经验,联合应用 ESWL 辅助或 PCNL-ESWL-PCNL"三明治疗法"。

若无很好的条件和经验开展 PCNL,鹿角形结石可采用开放性手术治疗。可以选择的手术包括扩大的肾盂肾盏切开取石术、无萎缩性肾实质切开取石术、复杂的放射状肾实质切开术和低温下肾脏手术。

2.马蹄肾肾结石

马蹄肾肾结石可采用 PCNL,也可采用开放手术取石。马蹄肾的两肾下极多在脊柱前方融合成峡部,输尿管与肾盂高位连接,伴有肾旋转不良,各组肾盏朝向背侧。因肾脏位置较正常低,肾上极更靠后外侧,故穿刺时多从背部经肾上盏或中盏入路。由于输尿管上段在峡部前侧位跨越行走并与肾盂连接,UPJ 处成坡状,肾盏漏斗部狭长,造成术后残石很难自行排出,尤其是肾下盏结石,所以手术中应尽量清除所有结石,必要时进行多通道碎石取石术。如果UPJ 的高位连接未造成明显的功能性梗阻,一般可不予处理。

马蹄肾结石如需行 ESWL,应根据肾在体表的投影,取俯卧位行 ESWL 治疗(即冲击波从前腹进入体内)。

3.孤立肾肾结石

孤立肾肾结石孤立肾患者由于代偿性肾增大,肾皮质厚,在 PCNL 手术中,穿刺、扩张时容易出血。可采用微造瘘 mPCNL,建立 F14～F18 皮肾通道,对肾皮质的损伤减少、出血的概率较低。另外,分两期手术较安全。手术的关键在于解除梗阻,改善肾功能,采用合理的通道大小和取石次数。对于难以取净的残石可术后结合 ESWL 治疗。每次治疗后必须监测肾功能的变化,治疗间隔的时间适当延长。

若无很好的条件和经验开展 PCNL,也可采用开放手术取石。

4.移植肾肾结石

移植肾为孤立功能肾,患者长期服用免疫抑制剂,抵抗力低下,合并肾结石时应采取创伤小、效果确切的治疗方法。推荐肾移植伴肾结石的患者采用 ESWL 和 PCNL 治疗。由于移植肾位于髂窝,位置表浅,经皮肾穿刺容易成功。

移植肾及输尿管均处于去神经状态,因此,可以在局麻＋静脉镇痛下进行手术。一般来说,患者采用仰卧位。但是,如果合并输尿管狭窄,则采用截石位。

移植肾的输尿管膀胱吻合口多位于膀胱顶侧壁,输尿管逆行插管不易成功。术中可先 B 超定位,穿刺成功后注入造影剂,然后在 X 线定位下穿刺目标肾盏。

手术时间不宜过长,出血明显时应待 Ⅱ 期手术取石。

5.肾盏憩室结石

肾盏憩室结石可采用 PCNL 或逆行输尿管软镜来处理。后腹腔镜手术也可用于治疗肾盏憩室结石。通常不采用 ESWL 治疗,因为肾集合系统和憩室之间的连接部相对狭窄,即使碎石效果较好,结石仍有可能停留在原处而无法排出。

mPCNL 治疗时,术中经预置的导管逆行注入亚甲蓝帮助寻找狭小的漏斗部开口,取石后将狭窄部切开或扩张,并放置一根 F6 双 J 管,并留置 30 天。

腹侧的肾盏憩室可以经腹腔镜下切除,祛除结石、缝合憩室口。

6.盆腔肾肾结石

对于肾脏位于盆腔的患者,推荐使用 ESWL 治疗。PCNL 的难度大,一般不宜采用,必要时可采取开放手术或腹腔镜手术。

7.髓质海绵肾结石

海绵肾表现为部分肾髓质集合管的囊状扩张,形成的结石一般位于肾乳头的近端,结石细小呈放射状分布。只要结石不引起梗阻,一般不需处理其肾结石。经皮肾取石术难以处理此类结石,而且极易损伤肾乳头,日后形成的瘢痕会造成集合管的梗阻。较大的结石或结石排至肾盂或肾盏引起梗阻时,可采用ESWL、RIRS 或 PCNL 治疗。口服枸橼酸制剂及维生素 B6、增加液体的摄入以抑制结石的生长。

8.小儿肾结石

小儿肾结石一般可用 ESWL 治疗,因小儿的代偿能力较强,排石能力较成人强,单纯碎石的指征较成人稍宽。若结石较大而梗阻不严重,应先置双 J 管后碎石;如碎石效果不佳或结石梗阻严重,则可采取微创经皮肾取石解决。一般情况下不宜双侧同时碎石或经皮取石。

9.过度肥胖的患者

对于过度肥胖的患者,患者皮肤至结石的距离过大,ESWL 定位困难,因而不易成功,推荐选用 PNL 或开放手术。标准经皮肾取石术使用的肾镜太短,不适合这类患者的手术操作,过去曾被认为是手术的禁忌证。但是,微创经皮肾取石术由于使用了长而纤细的内镜,只需在扩张通道时使用加长的工作鞘。

肥胖患者对俯卧位耐受差,易发生通气障碍,体位可采用患侧垫高 45°的斜仰卧位,患者相对更易耐受手术。必要时可采取气管插管全麻。

由于皮肾通道较长,留置的肾造瘘管术后容易脱出,可以放置 F14～F16 的末端开口的气囊导尿管,向外轻轻牵引后皮肤缝线固定。X 线透视下注入造影剂,确保气囊位于肾盏内。

(五)结石治疗的注意事项

1.双侧上尿路结石的处理原则

双侧上尿路同时存在结石约占结石患者的 15％,传统的治疗方法一般是对两侧结石进行分期手术治疗,随着体外碎石、腔内碎石设备的更新与泌尿外科微创技术的进步,对于部分一般状况较好、结石清除相对容易的上尿路结石患者,可以同期微创手术治疗双侧上尿路结石。

双侧上尿路结石的治疗原则为:①双侧输尿管结石,如果总肾功能正常或处于肾功能不全代偿期,血肌酐值<178.0 μmol/L,先处理梗阻严重一侧的结石;如果总肾功能较差,处于氮质血症或尿毒症期,先治疗肾功能较好一侧的结石,条件允许,可同时行对侧经皮肾穿刺造瘘,或同时处理双侧结石。②双侧输尿管结石的客观情况相似,先处理主观症状较重或技术上容易处理的一侧结石。③一侧输尿管结石,另一侧肾结石,先处理输尿管结石,处理过程中建议参考总肾功能、分肾功能与患者一般情况。④双侧肾结石,一般先治疗容易处理且安全的一侧,如果肾功能处于氮质血症或尿毒症期,梗阻严重,建议先行经皮肾穿刺造瘘,待肾功能与患者一般情况改善后再处理结石。⑤孤立肾上尿路结石或双侧上尿路结石致急性梗阻性无尿,只要患者情况许可,应及时外科处理,如不能耐受手术,应积极试行输尿管逆行插管或经皮肾穿刺造瘘术,待患者一般情况好转后再选择适当治疗方法。⑥对于肾功能处于尿毒症期,并有水电解质和酸碱平衡紊乱的患者,建议先行血液透析,尽快纠正其内环境的紊乱,并同时行输尿管逆行插管或经皮肾穿刺造瘘术,引流肾脏,待病情稳定后再处理结石。

2.合并尿路感染的结石的处理原则

由于结石使尿液淤滞易并发感染,同时结石作为异物促进感染的发生,两者可相互促进,对肾功能造成严重破坏。在未祛除结石之前,感染不易控制,严重者可并发菌血症或脓毒血症,甚至危及生命。

所有结石患者都必须进行菌尿检查,必要时行尿培养。当菌尿试验阳性,或者尿培养提示细菌生长,或者怀疑细菌感染时,在取石之前应该使用抗生素治疗,对于梗阻表现明显、集合系统有感染的结石患者,需进行置入输尿管支架管或经皮肾穿刺造瘘术等处理。

上尿路结石梗阻并发感染,尤其是急性炎症期的患者不宜碎石,否则易发生炎症扩散甚至出现脓毒血症,而此类患者单用抗生素治疗又难以奏效,此时也不宜行输尿管镜取石。通过经皮肾微穿刺造瘘及时行梗阻以上尿路引流可减轻炎症,使感染易于控制,避免感染及梗阻造成肾功能的进一步损害。经皮肾微穿刺造瘘术的应用扩大了体外冲击波碎石及腔镜取石的适应证,可减少并发症,提高成功率,两者合并应用是上尿路结石梗阻伴感染的理想治疗方法。

结石并发尿路真菌感染是临床治疗的难点,常见于广谱抗生素使用时间过长。出现尿路真菌感染时,应积极应用敏感的抗真菌药物。但是,全身应用抗真菌药物毒副作用大,可能加重肾功能的损害,采用局部灌注抗真菌药治疗上尿路结石并发真菌感染是控制真菌感染的好方法。

3.残石碎片的处理

残石碎片常见于 ESWL 术后,也可见于 PCNL、URS 术以及复杂性肾结石开放取石术后,最多见于下组肾盏。结石不论大小,经 ESWL 治疗后都有可能形成残石碎片。结石残余物的直径不超过 4 mm,定义为残余碎片,直径≥5 mm 的结石则称为残余结石。

残石碎片可导致血尿、疼痛、感染、输尿管梗阻及肾积水等并发症的发生。无症状的肾脏残余结石增加了结石复发的风险,残石可以为新结石的形成提供核心。感染性结石的患者在进行治疗后,如伴有结石残留,则结石复发的可能性更大。对于无症状、石块不能自行排出的患者,应该依据结石情况进行相应的处理。有症状的患者,应积极解除结石梗阻,妥善处理可能出现的问题;同时应采取必要的治疗措施以消除症状。有残余碎片或残余结石的应定期复查以确定其致病因素,并进行适当预防。

关于"无临床意义的残石碎片"的定义存在很多争论。对伴有残余结石碎片的患者,长期随访研究表明:随着时间延长,残片逐渐增大,结石复发率增加,部分患者需重复进行取石治疗。

对下组肾盏存在结石或碎片且功能丧失的患者,下极肾部分切除术可以作为治疗选择之一。对于上、中组肾盏的结石,可采用输尿管软镜直接碎石。经皮化学溶石主要适用于含有磷酸镁铵、碳酸盐、尿酸及胱氨酸和磷酸氢钙的结石。

对于残余结石直径>20 mm 的患者,可采用 ESWL 或 PCNL 治疗,在行 ESWL 前,推荐置入双 J 管,可以减少结石在输尿管的堆积,避免出现"石街"。

4."石街"的治疗

"石街"为大量碎石在输尿管与男性尿道内堆积没有及时排出,堆积形成"石街",阻碍尿液排出,以输尿管"石街"为多见。

输尿管"石街"形成的原因有:①一次粉碎结石过多。②结石未能粉碎为很小的碎片。③两次碎石间隔时间太短。④输尿管有炎症、息肉、狭窄和结石等梗阻。⑤碎石后患者过早大量活动。⑥ESWL 引起肾功能损害,排出碎石块的动力减弱。⑦ESWL术后综合治疗关注不够。如果"石街"形成 2 周后不及时处理,肾功能恢复将会受到影响;如果"石街"完全堵塞输尿管,6 周后肾功能将会完全丧失。

在对较大的肾结石进行 ESWL 之前常规放置双 J 管,"石街"的发生率大为降低。无感染的"石街"可继续用 ESWL 治疗,重点打击"石街"的远侧较大的碎石。对于有感染迹象的患者,给予抗生素治疗,并尽早予以充分引流,常采用经皮肾穿刺造瘘术,通常不宜放置输尿管支架管。待感染控制后,行输尿管镜手术,可联合 PCNL。

5.妊娠合并结石的治疗

妊娠合并尿路结石较少见,发病率小于 0.1%,其中,妊娠中、晚期合并泌尿系结石较妊娠早期者多见。妊娠合并结石的临床表现主要有腰腹部疼痛、恶心呕吐、膀胱刺激征、肉眼血尿和发热等,与非妊娠期症状相似,且多以肾绞痛就诊。

鉴于 X 线对胎儿的致畸等影响,妊娠合并结石患者禁用放射线检查包括 CT。MRI 检查对肾衰竭患者以及胎儿是安全的,特别是结石引起的肾积水,采用磁共振泌尿系水成像(MRU)能清楚地显示扩张的集合系统,能明确显示梗阻部位。B 超对结石的诊断准确率高且对胎儿无损害,可反复应用,为首选的方法。通过 B 超和尿常规检查结合临床表现诊断泌尿系结石并不困难。

妊娠合并结石首选保守治疗,禁止行 ESWL(无论是否为 B 超定位)。应根据结石的大小、梗阻的部位、是否存在着感染、有无肾实质损害以及临床症状来确定治疗方法。原则上对于结石较小、没有引起严重肾功能损害者,采用综合排石治疗,包括多饮水、适当增加活动量、输液利尿、解痉、止痛和抗感染等措施促进排石。

对于妊娠的结石患者,保持尿流通畅是治疗的主要目的。通过局麻下经皮肾穿刺造瘘术、置入双 J 管或输尿管支架等方法引流尿液,可协助结石排出或为以后治疗结石争取时间。妊娠期间麻醉和手术的危险很难评估,妊娠前 3 个月(早期)全麻会导致畸胎的概率增加,但是,一般认为这种机会很小。提倡局麻下留置输尿管支架,建议每 2 个月更换 1 次支架管以防结石形成被覆于支架管。肾积水并感染积液者,妊娠 22 周前在局麻及 B 超引导下进行经皮肾造瘘术为最佳选择,引流的同时尚可进行细菌培养以指导治疗。与留置输尿管支架管一样,经皮肾穿刺造瘘也可避免在妊娠期进行对妊娠影响较大的碎石和取石治疗。

十三、尿路结石的预防

(一)含钙尿路结石的预防

由于目前对各种预防含钙结石复发的治疗措施仍然存在着一定的争议,而且,患者往往需要长期甚至终身接受治疗,因此,充分地认识各种预防措施的利弊是最重要的。对于任何一种预防性措施来说,不仅需要其临床效果确切,同时,还要求它简单易行,而且没有不良反应。否则,患者将难以遵从治疗。

含钙尿路结石患者的预防措施应该从改变生活习惯和调整饮食结构开始,保持合适的体重指数、适当的体力活动、保持营养平衡和增加富含枸橼酸的水果摄入是预防结石复发的重要措施。只有在改变生活习惯和调整饮食结构无效时,再考虑采用药物治疗。

1.增加液体的摄入

增加液体的摄入能增加尿量,从而降低尿路结石成分的过饱和状态,预防结石的复发。推荐每天的液体摄入量在 4 L 以上,使每天的尿量保持在 2.0～2.5 L 以上。建议尿石症患者在家中自行测量尿的比重,使尿的比重低于 1.010 为宜,以达到并维持可靠的尿液稀释度。

关于饮水的种类,一般认为以草酸含量少的非奶制品液体为宜。饮用硬水是否会增加含钙结石的形成,目前仍然存在不同的看法。应避免过多饮用咖啡因、红茶、葡萄汁、苹果汁和可口可乐。推荐多喝橙汁、柠檬水。

2.饮食调节

维持饮食营养的综合平衡,强调避免其中某一种营养成分的过度摄入。

(1)饮食钙的含量:饮食钙的含量低于 20 mmoL/d(800 mg/d)就会引起体内的负钙平衡。低钙饮食虽然能够降低尿钙的排泄,但是可能会导致骨质疏松和增加尿液草酸的排泄。摄入正常钙质含量的饮食、限制动物蛋白和钠盐的摄入比传统的低钙饮食具有更好的预防结石复发的作用。正常范围或者适当程度的高钙饮食对于预防尿路含钙结石的复发具有临床治疗的价值。但是,饮食含钙以外的补钙对于结石的预防可能不利,因为不加控制的高钙饮食会增加尿液的过饱和水平。通过药物补钙来预防含钙结石的复发仅适用于肠源性高草酸尿症,口服

200～400 mg 枸橼酸钙在抑制尿液草酸排泄的同时,可以增加尿液枸橼酸的排泄。推荐多食用乳制品(牛奶、干酪、酸乳酪等)、豆腐等食品。成人每天钙的摄入量应为 20～25 mmoL(800～1000 mg)。推荐吸收性高钙尿症患者摄入低钙饮食,不推荐其他患者摄入限钙饮食。

(2)限制饮食中草酸的摄入:虽然仅有 10%～15% 的尿液草酸来源于饮食,但是,大量摄入富含草酸的食物后,尿液中的草酸排泄量会明显地增加。草酸钙结石患者尤其是高草酸尿症的患者应该避免摄入诸如甘蓝、杏仁、花生、甜菜、欧芹、菠菜、大黄、红茶和可可粉等富含草酸的食物。其中,菠菜中草酸的含量是最高的,草酸钙结石患者更应该注意忌食菠菜。低钙饮食会促进肠道对草酸盐的吸收,增加尿液草酸盐的排泄。补钙对于减少肠道草酸盐的吸收是有利的,但仅适用于肠源性高草酸尿症患者。

(3)限制钠盐的摄入:高钠饮食会增加尿钙的排泄,每天钠的摄入量应少于 2 g。

(4)限制蛋白质的过量摄入:低碳水化合物和高动物蛋白饮食与含钙结石的形成有关。高蛋白质饮食引起尿钙和尿草酸盐排泄增多的同时,使尿的枸橼酸排泄减少,并降低尿的 pH,是诱发尿路含钙结石形成的重要危险因素之一。推荐摄入营养平衡的饮食,保持早、中、晚 3餐营养的均衡性非常重要。避免过量摄入动物蛋白质,每天的动物蛋白质的摄入量应该限制在 150 g 以内。其中,复发性结石患者每天的蛋白质摄入量不应该超过 80 g。

(5)减轻体重:研究表明,超重是尿路结石形成的至关重要的因素之一。建议尿路结石患者维持适度的体重指数(bodymass index,BMI)。

(6)增加水果和蔬菜的摄入:饮食中水果和蔬菜的摄入可以稀释尿液中的成石危险因子,但并不影响尿钾和尿枸橼酸的浓度。因此,增加水果和蔬菜的摄入可以预防低枸橼酸尿症患者的结石复发。

(7)增加粗粮及纤维素饮食:米麸可以减少尿钙的排泄,降低尿路结石的复发率,但要避免诸如麦麸等富含草酸的纤维素食物。

(8)减少维生素 C 的摄入:维生素 C 经过自然转化后能够生成草酸。服用维生素 C 后尿草酸的排泄会显著增加,形成草酸钙结晶的危险程度也相应增加。尽管目前还没有资料表明大剂量的维生素 C 摄入与草酸钙结石的复发有关,建议复发性草酸钙结石患者避免摄入大剂量的维生素 C。推荐他们每天维生素 C 的摄入不要超过 1.0 g。

(9)限制高嘌呤饮食:伴高尿酸尿症的草酸钙结石患者应避免高嘌呤饮食,推荐每天食物中嘌呤的摄入量少于 500 mg。富含嘌呤的食物有:动物的内脏(肝脏及肾脏)、家禽皮、带皮的鲱鱼、沙丁鱼、凤尾鱼等。

3.药物预防性治疗

用于含钙结石预防性治疗的药物虽然种类很多,但是,目前疗效较为肯定的只有碱性枸橼酸盐、噻嗪类利尿剂和别嘌醇。

(1)噻嗪类利尿药:噻嗪类利尿药(如苯氟噻、三氯噻嗪、氢氯噻嗪和吲达帕胺等)可以降低尿钙正常患者的尿钙水平,降低尿液草酸盐的排泄水平,抑制钙的肠道吸收。另外,噻嗪类药物可以抑制骨质吸收,增加骨细胞的更新,防止伴高钙尿症结石患者发生骨质疏松现象。因此,噻嗪类利尿药的主要作用是减轻高钙尿症,适用于伴高钙尿症的含钙结石患者。常用剂量为氢氯噻嗪 25 mg,或者三氯噻嗪 4 mg/d。

噻嗪类利尿药的主要不良反应是低钾血症和低枸橼酸尿症,与枸橼酸钾一起应用可以减轻不良反应,并且可以增强预防结石复发的作用。部分患者长期应用后可能会出现低血压、疲倦和勃起障碍,应该注意用药后发生低镁血症和低镁尿症的可能性。

(2)正磷酸盐:正磷酸盐能够降低 $1,25(OH)_2$-D_3 的合成,主要作用是减少钙的排泄并增加磷酸盐及尿枸橼酸的排泄,可以抑制结石的形成。其中,中性正磷酸盐的效果比酸性正磷酸盐好。

正磷酸盐主要应用于伴有高钙尿症的尿路含钙结石患者,但是,目前还缺乏足够的证据来证明其治疗的有效性。因此,临床上可选择性地应用于某些尿路结石患者,不作为预防性治疗的首选药物。

(3)磷酸纤维素:磷酸纤维素和磷酸纤维钠可以通过与钙结合形成复合物而抑制肠道对钙的吸收,从而降低尿钙的排泄。主要适用于伴吸收性高钙尿症的结石患者,但临床效果还不肯定。由于用药后可能会出现高草酸尿症和低镁尿症,因此目前不推荐将磷酸纤维素用于预防结石复发的治疗。

(4)碱性枸橼酸盐:碱性枸橼酸盐能够增加尿枸橼酸的排泄,降低尿液草酸钙、磷酸钙和尿酸盐的过饱和度,提高对结晶聚集和生长的抑制能力,能有效地减少含钙结石的复发。

临床上用于预防含钙结石复发的碱性枸橼酸盐种类包括枸橼酸氢钾钠、枸橼酸钾、枸橼酸钠、枸橼酸钾钠和枸橼酸钾镁等制剂。枸橼酸钾和枸橼酸钠都具有良好的治疗效果,但是,钠盐能够促进尿钙排泄,单纯应用枸橼酸钠盐时,降低尿钙的作用会有所减弱。临床研究也表明枸橼酸钾盐的碱化尿液效果比钠盐好,而且,钾离子不会增加尿钙的排泄。因此,枸橼酸钾预防结石复发的作用比枸橼酸钠强。枸橼酸氢钾钠(友来特)具有便于服用、口感较好等优点,患者依从性较高。

尽管碱性枸橼酸盐最适用于伴低枸橼酸尿症的结石患者,但是,目前认为其适应证可能可以扩大至所有类型的含钙结石患者。常用剂量为枸橼酸氢钾钠(友来特)1～2 g,每日 3 次,枸橼酸钾 1～2 g 或者枸橼酸钾钠 3 g,每日 2～3 次。

碱性枸橼酸盐的主要不良反应是腹泻,患者服用后依从性较差。

(5)别嘌醇:别嘌醇可以减少尿酸盐的产生,降低血清尿酸盐的浓度,减少尿液尿酸盐的排泄。此外,别嘌醇还可以减少尿液草酸盐的排泄。

推荐别嘌醇用于预防尿酸结石和伴高尿酸尿症的草酸钙结石患者,用法为 100 mg,每天 3 次,或者 300 mg,每天 1 次。

(6)镁剂:镁通过与草酸盐结合而降低草酸钙的过饱和度,从而抑制含钙尿路结石的形成。补充镁剂在促进尿镁增加的同时,可以增加尿枸橼酸的含量,并提高尿的 pH。因此,镁剂能有效地降低草酸钙结石的复发。适用于伴有低镁尿症或不伴有低镁尿症的草酸钙结石患者。由于含钙结石患者伴低镁尿症者并不多(<4%),因此,除枸橼酸盐以外,目前不推荐将其他的镁盐单独用于预防含钙尿路结石复发的治疗。

(7)葡胺聚糖:葡胺聚糖可以抑制草酸钙结石的生长,适用于复发性草酸钙结石的治疗,但目前还缺乏关于合成的或半合成的葡胺聚糖应用于预防含钙尿路结石复发的依据。

(8)维生素 B_6:维生素 B_6 是体内草酸代谢过程中的辅酶之一,体内维生素缺乏可以引起草酸的排泄增高。大剂量的维生素 B_6（300～500 mg/d）对于原发性高草酸尿症患者有治疗作用。维生素 B_6 主要用于轻度高草酸尿症和原发性高草酸尿症的患者。

（9）中草药：目前认为对含钙结石具有一定预防作用的中草药包括泽泻、胖大海、金钱草、玉米须及芭蕉芯等。但是，尚缺乏临床疗效观察的报道。

（二）感染结石的预防

推荐低钙、低磷饮食。氢氧化铝或碳酸铝凝胶可与小肠内的磷离子结合形成不溶的磷酸铝，从而降低肠道对磷的吸收和尿磷的排泄量。对于由尿素酶细菌感染导致的磷酸铵镁和碳酸磷灰石结石，应尽可能用手术方法清除结石。

推荐根据药物敏感试验使用抗生素治疗感染。强调抗感染治疗需要足够的用药疗程。在抗生素疗法的起始阶段，抗生素的剂量相对较大（治疗量），通过1～2周的治疗，使尿液达到无菌状态，之后可将药物剂量减半（维持量）并维持3个月。要注意每月作细菌培养，如又发现细菌或患者有尿路感染症状，将药物恢复至治疗量以更好地控制感染。

酸化尿液能够提高磷酸盐的溶解度，可以用氯化铵 1 g，2～3 次/天或蛋氨酸 500 mg，2～3 次/天。严重感染的患者，应该使用尿酶抑制剂。推荐使用乙酰羟肟酸和羟基脲等，建议乙酰羟肟酸的首剂为 250 mg，每天 2 次持续 4 周，如果患者能耐受，可将剂量增加 250 mg，每天 3 次。

（三）尿酸结石的预防

预防尿酸结石的关键在于增加尿量、提高尿液的 pH 和减少尿酸的形成和排泄 3 个环节。

1.大量饮水

尿量保持在每日 2000 mL 以上。

2.碱化尿液

使尿的 pH 维持在 6.5～6.8 之间，可以给予枸橼酸氢钾钠（友来特）1～2 g，3 次/天，枸橼酸钾 2～3 g 或者枸橼酸钾钠 3～6 g，2～3 次/天，或者碳酸氢钠 1.0 g，3 次/天。

3.减少尿酸的形成

血尿酸或尿尿酸增高者，口服别嘌醇 300 mg/d。叶酸比别嘌醇能够更有效地抑制黄嘌呤氧化酶活性，推荐口服叶酸 5 mg/d。

（四）胱氨酸结石的预防

注意大量饮水以增加胱氨酸的溶解度，保证每天的尿量在 3000 mL 以上，即饮水量至少要达到 150 mL/h。

碱化尿液，使尿的 pH 达到 7.5 以上。可以服枸橼酸氢钾钠（友来特）1～2 g，每日 3 次。避免进食富含蛋氨酸的食品，如大豆、小麦、鱼、肉、豆类和蘑菇等，低蛋白质饮食可减少胱氨酸的排泄。

限制钠盐的摄入，推荐钠盐的摄入量限制在 2 g/d 以下。

尿液胱氨酸的排泄高于 3 mmoL/24 h 时，应用硫普罗宁（α-巯基丙酰甘氨酸）250～2000 mg/d 或者卡托普利 75～150 mg/d。

(五)其他少见结石的预防

1. 药物结石的预防

含钙药物结石的预防:补钙和补充维生素 D 引起的结石与尿钙的排泄增加有关,补充大剂量的维生素 C 可能会促进尿液草酸的排泄。因此,含钙药物结石的预防主要是减少尿钙和尿草酸的排泄,降低尿液钙盐和草酸盐的饱和度。

非含钙药物结石的预防:预防茚地那韦结石的最好方法是充分饮水,每日进水量达到 3000 mL 以上,可以防止药物晶体的析出。酸化尿液使尿 pH 在 5.5 以下,可能有利于药物晶体的溶解。

氨苯蝶啶、乙酰唑胺、磺胺类药物结石的预防方法是大量饮水以稀释尿液,适当应用碱性药物来提高尿液的 pH,从而增加药物结晶的溶解度。

2. 嘌呤结石的预防

嘌呤结石(主要包括 2,8-二羟腺嘌呤结石和黄嘌呤结石)的预防上应该采取低嘌呤饮食;别嘌醇能够抑制黄嘌呤氧化酶,可减少 2,8-二羟腺嘌呤的排泄,从而起防止结石发生的作用。理论上说,碱化尿液可以促进 2,8-二羟腺嘌呤的溶解。

十四、尿路结石的随访

(一)尿路结石临床治疗后的随访

尿路结石临床治疗的目的是最大限度地祛除结石、控制尿路感染和保护肾功能。因此,无石率、远期并发症的发生情况和肾功能的恢复情况是临床随访复查的主要项目。

1. 无石率

定期(1 周、1 个月、3 个月、半年)复查 X 线照片、B 超或者 CT 扫描,并与术前对比,可以确认各种治疗方法的无石率。尿路结石临床治疗后总的无石率以 PNL 最高,开放性手术次之,联合治疗再次,而 ESWL 最低。

2. 远期并发症

不同的治疗方法可能出现的并发症种类不一样,其中,PCNL 的远期并发症主要是肾功能丧失、肾周积液、复发性尿路感染、集合系统狭窄、输尿管狭窄和结石复发等;联合治疗的远期并发症主要是肾功能丧失、复发性尿路感染、残石生长和结石复发等;单纯 ESWL 的远期并发症包括肾功能丧失和结石复发等;开放性手术的远期并发症有漏尿、输尿管梗阻、肾萎缩、结石复发和反复发作的尿路感染等。术后注意定期复查有利于尽早发现并发症的存在。

3. 肾功能

术后 3 个月至半年复查排泄性尿路造影,以了解肾功能的恢复情况。

(二)尿路结石预防性治疗后的随访

尿路结石患者大致可以分为不复杂的和相对复杂的两类。第一类包括初发结石而结石已排出的患者以及轻度的复发性结石患者,第二类包括病情复杂、结石频繁复发、经治疗后肾脏仍有残留结石,或者有明显的诱发结石复发的危险因素存在的患者。其中,第一类患者不需要随访,第二类患者需要随访。

推荐 2 次重复收集 24 小时尿液标本做检查的做法,这样可以提高尿液成分异常诊断的准确性。

空腹晨尿(或早上某一时点的尿标本)pH＞5.8时,则应怀疑伴有完全性或不完全性肾小管性酸中毒。同样,空腹晨尿或早上某一时点尿标本可以作细菌学检查和胱氨酸测定。测定血清钾浓度的目的主要是为诊断肾小管性酸中毒提供更多的依据。

第二节　膀胱结石

膀胱结石是较常见的泌尿系结石,好发于男性,男女比例约为 10∶1。膀胱结石的发病率有明显的地区和年龄差异。总的来说,在经济落后地区,膀胱结石以婴幼儿为常见,主要由营养不良所致。随着我国经济的发展,膀胱结石的总发病率已显著下降,多见于 50 岁以上的老年人。

一、病因

膀胱结石分为原发性和继发性两种。原发性膀胱结石多由营养不良所致,现在除了少数发展中国家及我国一些边远地区外,其他地区该病已少见。继发性膀胱结石主要继发于下尿路梗阻、膀胱异物等。

(一)营养不良

婴幼儿原发性膀胱结石主要发生于贫困饥荒年代,营养缺乏,尤其是动物蛋白摄入不足是其主要原因。只要改善婴幼儿的营养,使新生儿有足够的母乳或牛乳喂养,婴幼儿膀胱结石是可以预防的。

(二)下尿路梗阻

一般情况下,膀胱内的小结石以及在过饱和状态下形成的尿盐沉淀常可随尿流排出。但当有下尿路梗阻时,如良性前列腺增生、膀胱颈部梗阻、尿道狭窄、先天畸形、膀胱膨出、憩室、肿瘤等,均可使小结石和尿盐结晶沉积于膀胱而形成结石。

此外,造成尿流不畅的神经性膀胱功能障碍、长期卧床等,都可能诱发膀胱结石的出现。尿液潴留容易并发感染,以细菌团、炎症坏死组织及脓块为核心,可诱发晶体物质在其表面沉积而形成结石。

(三)膀胱异物

医源性的膀胱异物主要有长期留置的导尿管、被遗忘取出的输尿管支架管、不被机体吸收的残留缝线、膀胱悬吊物、由子宫内穿至膀胱的 Lippes 环等,非医源性异物如发夹、蜡块等。膀胱异物可作为结石的核心而使尿盐晶体物质沉积于其周围而形成结石。此外,膀胱异物也容易诱发感染,继而发生结石。

当发生血吸虫病时,其虫卵也可成为结石的核心而诱发膀胱结石。

(四)尿路感染

继发于尿液潴留及膀胱异物的感染,尤其是分泌尿素酶的细菌感染,由于能分解尿素产生氨,使尿 pH 升高,使尿磷酸钙、铵和镁盐的沉淀而形成膀胱结石。这种由产生尿素酶的微生物感染所引起、由磷酸镁铵和碳磷灰石组成的结石,又称为感染性结石。

含尿素酶的细菌大多数属于肠杆菌属,其中最常见的是奇异变形杆菌,其次是克雷白杆菌、假单孢菌属及某些葡萄球菌。少数大肠埃希菌、某些厌氧细菌及支原体也可以产生尿素酶。

(五)代谢性疾病

膀胱结石由人体代谢产物组成,与代谢性疾病有着极其密切的关系,包括胱氨酸尿症、原发性高草酸尿症、特发性高尿钙、原发性甲状旁腺功能亢进症、黄嘌呤尿症、特发性低柠檬酸尿症等。

(六)肠道膀胱扩大术

肠道膀胱扩大术后膀胱结石的发生率高达36%~50%,主要原因是肠道分泌黏液所致。

(七)膀胱外翻-尿道上裂

膀胱外翻-尿道上裂患者在膀胱尿道重建术前因存在解剖及功能方面的异常,易发生膀胱结石。在重建术后,手术引流管、尿路感染、尿液潴留等又增加了结石形成的危险因素。

二、病理

膀胱结石的继发性病理改变主要表现为局部损害、梗阻和感染。由于结石的机械性刺激,膀胱黏膜往往呈慢性炎症改变。继发感染时,可出现滤泡样炎性病变、出血和溃疡,膀胱底部和结石表面均可见脓苔。偶可发生严重的膀胱溃疡,甚至穿破到阴道、直肠,形成尿瘘。晚期可发生膀胱周围炎,使膀胱和周围组织粘连,甚至发生穿孔。

膀胱结石易堵塞于膀胱出口、膀胱颈及后尿道,导致排尿困难。长期持续的下尿路梗阻可使膀胱逼尿肌出现代偿性肥厚,并逐渐形成小梁、小房和憩室,使膀胱壁增厚和肌层纤维组织增生。长期下尿路梗阻还可损害膀胱输尿管的抗反流机制,导致双侧输尿管扩张和肾积水,使肾功能受损,甚至发展为尿毒症。肾盂输尿管扩张积水可继发感染而发生肾盂肾炎及输尿管炎。

当尿路移行上皮长期受到结石、炎症和尿源性致癌物质刺激时,局部上皮组织可发生增生性改变,甚至出现乳头样增生或者鳞状上皮化生,最后发展为鳞状上皮癌。

三、临床表现

膀胱结石的主要症状是排尿疼痛、排尿困难和血尿。疼痛可为耻骨上或会阴部疼痛,由结石刺激膀胱底部黏膜而引起,常伴有尿频和尿急,排尿终末时疼痛加剧。如并发感染,则尿频、尿急更加明显,并可发生血尿和脓尿。排尿过程中结石常堵塞膀胱出口,使排尿突然中断并突发剧痛,疼痛可向阴茎、阴茎头和会阴部放射。排尿中断后,患者须晃动身体或采取蹲位或卧位,移开堵塞的结石,才能继续排尿,并可缓解疼痛。

小儿发生结石堵塞,往往疼痛难忍,大声哭喊,大汗淋漓,常用手牵扯阴茎或手抓会阴部,并变换各种体位以减轻痛苦。结石嵌顿于膀胱颈口或后尿道,则出现明显排尿困难,尿流呈滴沥状,严重时发生急性尿潴留。

膀胱壁由于结石的机械性刺激,可出现血尿,并往往表现为终末血尿。尿流中断后再继续排尿也常伴有血尿。

老年男性膀胱结石多继发于前列腺增生症,可同时伴有前列腺增生症的症状;神经性膀胱功能障碍、尿道狭窄等引起的膀胱结石也伴有相应的症状。

少数患者,尤其是结石较大,且有下尿路梗阻及残余尿者,可无明显的症状,仅在做 B 超或 X 线检查时发现结石。

四、诊断

根据膀胱结石的典型症状,如排尿终末疼痛、排尿突然中断,或小儿排尿时啼哭牵拉阴茎等,可做出膀胱结石的初步诊断。但这些症状绝非膀胱结石所独有,常需辅以 B 超或 X 线检查才能确诊,必要时做膀胱镜检查。

体检对膀胱结石的诊断帮助不大,多数病例无明显的阳性体征。结石较大者,经双合诊可扪及结石。婴幼儿直肠指检有时也可摸到结石。经尿道将金属探条插入膀胱,可探出金属碰击结石的感觉和声音。目前此法已被 B 超及 X 线检查取代而很少采用。

实验室检查可发现尿中有红细胞或脓细胞,伴有肾功能损害时可见血肌酐、尿素氮升高。

超声检查简单实用,结石呈强光团并有明显的声影。当患者转动身体时,可见到结石在膀胱内移动。膀胱憩室结石则变动不大。

腹部平片也是诊断膀胱结石的重要手段,结合 B 超检查可了解结石大小、位置、形态和数目,还可了解双肾、输尿管有无结石。应注意区分平片上的盆部静脉石、输尿管下段结石、淋巴结钙化影、肿瘤钙化影及粪石。必要时行静脉肾盂造影检查以了解上尿路情况,作膀胱尿道造影以了解膀胱及尿道情况。纯尿酸和胱氨酸结石为透 X 线的阴性结石,用淡的造影剂进行膀胱造影有助于诊断。

尿道膀胱镜检查是诊断膀胱结石最可靠的方法,尤其对于透 X 线的结石。结石在膀胱镜可一目了然,不仅可查清结石的大小、数目及其具体特征,还可明确有无其他病变,如前列腺增生、尿道狭窄、膀胱憩室、炎症改变、异物、癌变、先天性后尿道瓣膜及神经性膀胱功能障碍等。膀胱镜检查后,还可同时进行膀胱结石的碎石治疗。

五、治疗

膀胱结石的治疗应遵循两个原则,一是取出结石,二是去除结石形成的病因。膀胱结石如果来源于肾、输尿管结石,则同时处理;来源于下尿路梗阻或异物等病因时,在清除结石的同时必须去除这些病因。有的病因则需另行处理或取石后继续处理,如感染、代谢紊乱和营养失调等。

一般来说,直径小于 0.6 cm,表面光滑,无下尿路梗阻的膀胱结石可自行排出体外。绝大多数的膀胱结石均需行外科治疗,方法包括体外冲击波碎石术、内腔镜手术和开放性手术。

(一)体外冲击波碎石术

小儿膀胱结石多为原发性结石,可首选体外冲击波碎石术;成人原发性膀胱结石≤3 cm者也可以采用体外冲击波碎石术。膀胱结石进行体外冲击波碎石时多采用俯卧位或蛙式坐位,对阴囊部位应做好防护措施。由于膀胱空间大,结石易移动,碎石时应注意定位。较大的结石碎石前膀胱需放置 Foley 尿管,如需作第 2 次碎石,两次治疗间断时间应大于 1 周。

(二)腔内治疗

几乎所有类型的膀胱结石都可以采用经尿道手术治疗。在内镜直视下经尿道碎石是目前治疗膀胱结石的主要方法,可以同时处理下尿路梗阻病变,如前列腺增生、尿道狭窄、先天性后尿道瓣膜等,也可以同时取出膀胱异物。

相对禁忌证:①严重尿道狭窄经扩张仍不能置镜者。②合并膀胱挛缩者,容易造成膀胱损伤和破裂。③伴严重出血倾向者。④泌尿系急性感染期。⑤严重全身性感染。⑥全身情况差不能耐受手术者。⑦膀胱结石合并多发性憩室应视为机械碎石的禁忌证。

一般采用蛛网膜下腔麻醉、骶管阻滞麻醉或硬膜外麻醉均可，对于较小、单发的结石也可选择尿道黏膜表面麻醉。小儿患者可采用全身静脉麻醉。手术体位取截石位。

目前常用的经尿道碎石方式包括机械碎石、液电碎石、气压弹道碎石、超声碎石、激光碎石等。

1.经尿道机械碎石术

经尿道机械碎石是用器械经尿道用机械力将结石击碎。常用器械有大力碎石钳（图7-7）及冲压式碎石钳（图7-8），适用于2 cm左右的膀胱结石。如同时伴有前列腺增生，尤其是中叶增生者，最好先行前列腺切除，再行膀胱碎石，两种手术可同时或分期进行。

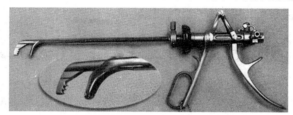

图7-7　大力碎石钳

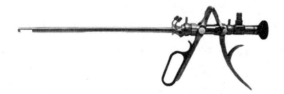

图7-8　冲压式碎石钳

机械碎石有盲目碎石和直视碎石两种，盲目碎石现已很少使用，基本上被直视碎石所取代。直视碎石是先插入带内镜的碎石钳，充盈膀胱后，在镜下观察结石的情况并在直视下将碎石钳碎。操作简便，效果满意且安全。

由于膀胱结石常伴有膀胱黏膜的充血水肿，若碎石过程中不慎夹伤黏膜或结石刺破黏膜血管，有可能导致膀胱出血。因此，碎石前必须充盈膀胱，使黏膜皱褶消失，尽量避免夹到黏膜；碎石钳夹住结石后，应稍上抬离开膀胱壁，再用力钳碎结石。术后如无出血，一般无需留置导尿管。如伴有出血或同时做经尿道前列腺切除手术，则需留置导尿管引流，必要时冲洗膀胱。

膀胱穿通伤是较严重的并发症，由碎石钳直接戳穿或钳破膀胱壁所致。此时灌注液外渗，患者下腹部出现包块，有压痛，伴有血尿。如穿通至腹膜外，只需停留导尿管引流膀胱进行保守治疗和观察即可；如出现明显腹胀及大量腹水，说明穿通至腹腔内，需行开放手术修补膀胱。

2.经尿道液电碎石术

液电碎石的原理是通过置入水中的电极瞬间放电，产生电火花，生成热能制造出空化气泡，并进一步诱发形成球形的冲击波来碎石。

液电的碎石效果不如激光和气压弹道,而且其热量的非定向传播往往容易导致周围组织损伤,轰击结石时如果探头与膀胱直接接触可造成膀胱的严重损伤甚至穿孔,目前已很少使用。

3.经尿道超声碎石术

超声碎石是利用超声转换器,将电能转变为声波,声波沿着金属探条传至碎石探头,碎石探头产生高频震动使与其接触的结石碎裂。超声碎石常用内含管腔的碎石探头,其末端接负压泵,能反复抽吸进入膀胱的灌注液,一方面吸出碎石,另一方面使视野清晰并可使超声转换器降温,碎石、抽吸和冷却同时进行。

在膀胱镜直视下,将碎石探头紧触结石,并将结石压向膀胱壁而可进行碎石。注意碎石探头与结石间不能有间隙。探头不可直接接触膀胱壁,以减少其淤血和水肿。负压管道进出端不能接错,否则会使膀胱变成正压,导致膀胱破裂。

超声碎石的特点是简单、安全性高,碎石时术者能利用碎石探头将结石稳住,同时可以边碎边吸出碎石块。但由于超声波碎石的能量小,碎石效率低,操作时间较长。

4.经尿道气压弹道碎石术

气压弹道碎石于 1990 年首先在瑞士研制成功,至今已发展到第三代、同时兼备超声碎石和气压弹道碎石的超声气压弹道碎石清石一体机。

气压弹道碎石的原理是通过压缩的空气驱动金属碎石杆,以一定的频率不断撞击结石而使之破碎。气压弹道能有效击碎各种结石,整个过程不产生热能及有害波,是一种安全、高效的碎石方法。其缺点是碎石杆容易推动结石,结石碎片较大,常需取石钳配合使用。膀胱结石用气压弹道碎石时结石在膀胱内易移动,较大的结石需要时间相对比较长,碎石后需要用冲洗器冲洗或用取石钳将结石碎片取出膀胱。

使用超声气压弹道碎石清石一体机可同时进行超声碎石和气压弹道碎石,大大加快碎石和清石的速度,有效缩短手术时间。

5.经尿道激光碎石术

激光碎石是目前治疗膀胱结石的首选方法,目前常用的激光有钕-钇铝石榴石(Nd:YAG)激光、Nd:YAG 双频激光(FREDDY 波长 532 nm 和 1064 nm)和钬-钇铝石榴石(Ho:YAG)激光,使用最多的是钬激光。

钬激光是一种脉冲式近红外线激光,波长为 2140 nm,组织穿透深度不超过 0.5 mm,对周围组织热损伤极小。有直射及侧射光纤,365 μm 的光纤主要用于半硬式内镜,220 μm 的光纤用于软镜。钬激光能够粉碎各种成分的结石,碎石速度较快,碎石充分,出血极少,其治疗膀胱结石的安全性、有效性和易用性已得到确认,成功率可达 100%。同时,钬激光还能治疗引起结石的其他疾病,如前列腺增生、尿道狭窄等。

膀胱镜下激光碎石术只要视野清晰,常不易伤及膀胱黏膜组织,术后无需作任何特殊治疗,嘱患者多饮水冲洗膀胱即可。

(三)开放手术治疗

耻骨上膀胱切开取石术不需特殊设备,简单易行,安全可靠,但随着腔内技术的发展,目前采用开放手术取石已逐渐减少,开放手术取石不应作为膀胱结石的常规治疗方法,仅适用于需要同时处理膀胱内其他病变时使用。

开放手术治疗的相对适应证：①较复杂的儿童膀胱结石。②大于 4 cm 的大结石。③严重的前列腺增生、尿道狭窄或膀胱颈挛缩者。④膀胱憩室内结石。⑤膀胱内围绕异物形成的大结石。⑥同时合并需开放手术的膀胱肿瘤。⑦经腔内碎石不能击碎的膀胱结石。⑧肾功能严重受损伴输尿管反流者。⑨全身情况差不能耐受长时间手术操作者。

开放手术治疗的相对禁忌证：①合并严重内科疾病者，先行导尿或耻骨上膀胱穿刺造瘘，待内科疾病好转后再行腔内或开放取石手术。②膀胱内感染严重者，先行控制感染，再行手术取石。③全身情况极差，体内重要器官有严重病变，不能耐受手术者。

第三节 输尿管结石

输尿管结石是泌尿系统结石中的常见疾病，发病年龄多为 20～40 岁，男性略高于女性。其发病率约占上尿路结石的 65%。其中 90% 以上是继发性结石，即结石在肾内形成后降入输尿管。原发于输尿管的结石较少见，通常合并输尿管梗阻、憩室等其他病变。所以输尿管结石的病因与肾结石基本相同。从形态上看，由于输尿管的塑形作用，结石进入输尿管后常形成圆柱形或枣核形，也可由于较多结石排入，形成结石串俗称"石街"。

解剖学上输尿管的三个狭窄部将其分为上、中、下三段：①肾盂输尿管连接部。②输尿管与髂血管交叉处。③输尿管的膀胱壁内段，此三处狭窄部常为结石停留的部位。除此之外，输尿管与男性输精管或女性子宫阔韧带底部交叉处以及输尿管与膀胱外侧缘交界处管径较狭窄，也容易造成结石停留或嵌顿。过去的观点认为，下段输尿管结石的发病率最高，上段次之，中段最少。但最新的临床研究发现，结石最易停留或嵌顿的部位是输尿管的上段，约占全部输尿管结石的 58%，其中又以第 3 腰椎水平最多见；而下段输尿管结石仅占 33%。在肾盂及肾盂输尿管连接部起搏细胞的影响下，输尿管有节奏的蠕动，推动尿流注入膀胱。因此，在结石下端无梗阻的情况下，直径≤0.4 cm 的结石约有 90% 可自行降至膀胱随尿流排出，其他情况则多需要进行医疗干预。

一、症状

（一）疼痛

1.中、上段输尿管结石

当结石停留在一个特定区域而无移动时，常引起输尿管完全或不完全性的梗阻，尿液排出延迟引起肾脏积水，可出现腰部胀痛、压痛及叩痛。随着肾脏"安全阀"开放引起尿液静脉、淋巴管或肾周反流，肾内压力降低，疼痛可减轻，甚至完全消失。而当结石随输尿管蠕动和尿流影响，发生移动时，则表现为典型的输尿管绞痛。上段输尿管结石一般表现为腰区或胁腹部突发锐利的疼痛，并可放射到相应的皮肤区及脊神经支配区，如可向同侧下腹部、阴囊或大阴唇放射。值得注意的是，腰背部皮肤的带状疱疹经常以单侧腰胁部的疼痛出现，在疱疹出现前几乎无法确诊，因此常与肾脏或输尿管上段的结石相混淆，需要仔细询问病史以排除可能性。中段的输尿管结石表现为中、下腹部的剧烈疼痛。这种患者常以急腹症就诊，因此常需与腹部其他急症相鉴别。例如右侧需考虑急性阑尾炎、胃、十二指肠溃疡穿孔;左侧需考虑急性肠憩室炎、肠梗阻、肠扭转等疾病。在女性还需要注意排除异位妊娠导致输卵管破裂、卵巢扭转、卵巢破裂等疾病,以免造成误诊。

2.下段输尿管结石

下段输尿管结石引起疼痛位于下腹部,并向同侧腹股沟放射。当结石位于输尿管膀胱连接处时,由于膀胱三角区的部分层次由双侧输尿管融合延续而来,因此可表现为耻骨上区的绞痛,伴有尿频、尿急、尿痛等膀胱刺激征,排尿困难。在男性还可放射至阴茎头。牵涉痛产生于髂腹股沟神经和生殖股神经的生殖支神经。因此在排除泌尿系统感染等疾病后,男性患者需要与睾丸扭转或睾丸炎相鉴别。在女性则需要与卵巢疾病相鉴别。

(二)血尿

约90%的患者可出现血尿,而其中10%为肉眼血尿,还有一部分患者由于输尿管完全梗阻而无血尿。输尿管结石产生血尿的原因为:结石进入输尿管引起输尿管黏膜受损出血或引起感染。因此一般认为,先出现输尿管绞痛而后出现血尿的患者应首先考虑输尿管结石;而当先出现大量肉眼血尿,排出条索状或蚯蚓状血块,再表现为输尿管绞痛的患者则可能是由于梗阻上端来源的大量血液排入输尿管后未及时排出,凝固形成血块引起绞痛,因此需要首先排除肾脏出血性疾病,例如肾盂恶性肿瘤或者肾小球肾炎等肾脏内科疾病。

(三)感染与发热

输尿管结石可引起梗阻导致继发感染引起发热,其热型以弛张热、间歇热或不规则发热为主。严重时还可引起中毒性休克症状,出现心动过速、低血压、意识障碍等症状。产脲酶的细菌感染(如变形杆菌、铜绿假单胞菌、枯草杆菌、产气肠杆菌等)还可形成感染性结石进一步加重梗阻。尽管抗生素治疗有时可以控制症状,但许多情况下,在解除梗阻以前,患者的发热不能得到有效的改善。

(四)恶心、呕吐

输尿管与胃肠有共同的神经支配,因此输尿管结石引起的绞痛常引起剧烈的胃肠症状,表现出恶心、呕吐等症状。这一方面为其诊断提供了重要的线索,但更多情况下往往易与胃肠或胆囊疾病相混淆,造成误诊。当与血尿等症状同时出现时,有助于鉴别。

(五)排石

部分患者以排尿过程中发现结石为主诉就诊,其中有部分患者已确诊患有结石,行碎石治疗后,结石排出;还有部分患者既往无结石病史。排石的表现不一,从肉眼可见的结石颗粒到浑浊的尿液,常与治疗方式及结石的成分有关。

(六)其他

肾脏移植术后输尿管结石的患者,由于移植物在手术过程中神经、组织受到损伤,发生结石后一般无明显症状,多在移植术后随访过程中通过超声波探查发现。妊娠后子宫增大,压迫输尿管,导致尿液排出受阻可并发结石,其发病率<0.1%,其中又以妊娠中、晚期合并泌尿系结石较多见。临床表现主要有腰腹部疼痛、恶心呕吐、膀胱刺激征、肉眼血尿和发热等,与非妊娠期症状相似,且多以急腹症就诊,但需要与妇产科急症相鉴别。尽管输尿管结石的患者多由于上述主诉而就医,但不可忽视少数患者可无任何临床症状,仅在体检或者治疗结石后随访中

发现输尿管结石。

二、体征

输尿管绞痛的患者,表情痛苦,卧位、辗转反复变换体位。输尿管上段结石常可表现为肾区、胁腹部的压痛和叩击痛。输尿管走行区域可有深压痛,但除非伴有尿液外渗,否则无腹膜刺激征,可与腹膜腔内的脏器穿孔、感染相鉴别。有时经直肠指诊可触及输尿管末端的结石,是较方便的鉴别手段。

三、输尿管结石的诊断

与肾结石一样,完整的输尿管结石诊断应包括:①结石自身的诊断,包括结石部位、体积、数目、形状、成分等。②结石并发症的诊断,包括感染、梗阻的程度、肾功能损害等。③结石病因的评价。对通过病史、症状和体检后发现,具有泌尿系统结石或者排石病史,出现肉眼或镜下血尿和(或)运动后输尿管绞痛的患者,应进入下述诊断过程。

(一)实验室检查

1.尿液检查

尿液常规检查可见镜下血尿,运动后血尿加重具有一定意义。伴感染时有脓尿。结晶尿多在肾绞痛时出现。尿液 pH 可为分析结石成分提供初步依据。尿液培养可指导尿路感染抗生素的使用。

2.血液常规检查

剧烈的输尿管绞痛可导致交感神经高度兴奋,机体发生应激反应,出现血白细胞升高;当其升到$13×10^9$/L以上则提示存在尿路感染。血电解质、尿素和肌酐水平是评价总肾功能的重要指标,当由于输尿管梗阻导致肾脏积水、肾功能损害时,常需要结合上述指标指导制订诊疗方案。

(二)影像学检查

影像学检查是确诊结石的主要方法。目的在于明确结石的位置、数目、大小、可能的成分、可能的原因、肾功能、是否合并肾积水、是否合并感染、是否合并尿路畸形、既往治疗情况等。所有具有泌尿系结石临床症状的患者都应该行影像学检查,其结果对于结石的进一步检查和治疗具有重要的参考价值。

1.B超

超声波检查是一种简便、无创伤的检查,是使用最广泛的输尿管结石的筛查手段。它可以发现 2 mm 以上非 X 线透光结石即通常所称"阳性"结石及 X 线透光结石即"阴性"结石。超声波检查还可以了解结石以上尿路的扩张程度,间接了解肾皮质、实质厚度和集合系统的情况。超声检查能同时观察膀胱和前列腺,寻找结石形成的诱因和并发症。但输尿管壁薄,缺乏一个良好的"声窗"衬托结石的背景,因此输尿管结石检出率低于肾结石。不过一旦输尿管结石引起上尿路积水,则可沿积水扩张的输尿管下行,扫查到输尿管上段的结石或提示梗阻的部位。由于受肠道及内容物的影响,超声波检查诊断输尿管中段结石较困难。而采用充盈尿液的膀胱作为"声窗",则能发现输尿管末端的结石。此外,经直肠超声波检查(TRUS)也能发现输尿管末端的结石。尽管超声波检查存在一定的缺陷,但其仍是泌尿系结石的常规检查方法,尤其是在肾绞痛时可作为首选方法。

2.尿路平片(KUB平片)

尿路平片可以发现90％左右非X线透光结石,能够大致地确定结石的位置、形态、大小和数量,并且通过结石影的明暗初步提示结石的化学性质。因此,可以作为结石检查的常规方法。在尿路平片上,不同成分的结石显影程度依次为:草酸钙、磷酸钙和磷酸铵镁、胱氨酸、含尿酸盐结石。单纯性尿酸结石和黄嘌呤结石能够透过X线,胱氨酸结石的密度低,后者在尿路平片上的显影比较淡。最近还有研究者采用双重X线吸光度法(dual X-ray absorptiometry)检测结石矿物质含量(stone mineral content,SMC)和密度(stone mineral density,SMD)。并在依据两者数值评估结石脆性的基础上,为碎石方法的选择提供重要依据。他们认为当结石SMC＞1.27 gm时,应采用PCNL或URSL等方法,而不宜选择ESWL。

与肾或膀胱结石相比,输尿管结石一般体积较小,同时输尿管的走形区域有脊椎横突及骨盆组织重叠,因此即使质量优良的KUB平片,尽管沿输尿管走行区域仔细寻找可能增加结石检出的概率,但仍有约50％急诊拍片的结石患者无法明确诊断。腹部侧位片有助于胆囊结石与输尿管结石的鉴别,前者结石影多位于脊柱的前侧;后者多位于脊柱的前缘之后。钙化的淋巴结、静脉石、骨岛等也可能被误认为结石,需仔细鉴别。可插入输尿管导管拍摄双曝光平片,如钙化影移动的距离和导管完全一致,则表明阴影在导管的同一平面。另外,由于输尿管的走行不完全位于一个冠状平面,因此KUB片上结石影存在不同的放大倍数,输尿管中段放大率最大,下段最小。因此,中段结石下移,结石影会缩小,此时不应认为结石溶解。

3.静脉尿路造影(IVU)

静脉尿路造影应该在尿路平片的基础上进行,其价值在于了解尿路的解剖,发现有无尿路的发育异常,如输尿管狭窄、输尿管瓣膜、输尿管膨出等。确定结石在尿路的位置,发现尿路平片上不能显示的X线透光结石,鉴别KUB平片上可疑的钙化灶。此外,还可以初步了解分侧肾脏的功能,确定肾积水程度。在一侧肾脏功能严重受损或者使用普通剂量造影剂而肾脏不显影的情况下,采用加大造影剂剂量或者延迟拍片的方法往往可以达到肾脏显影的目的。在肾绞痛发作时,由于急性尿路梗阻往往会导致肾脏排泄功能减退,尿路不显影或显影不良,进而轻易诊断为无肾功能。因此建议在肾绞痛发生2周后,梗阻导致的肾功能减退逐渐恢复时,再行IVU检查。

IVU的禁忌证主要包括:①对碘剂过敏、总肾功能严重受损、妊娠早期(3个月内)、全身状况衰竭者为IVU绝对禁忌证。②肝脏功能不全、心脏功能不全,活动性肺结核、甲状腺功能亢进、有哮喘史及其他药物过敏史者慎用。③总肾功能中度受损者、糖尿病、多发性骨髓瘤的患者肾功能不全时避免使用。如必须使用,应充分水化减少肾脏功能损害。

4.CT扫描

随着CT技术的发展,越来越多复杂的泌尿系统结石需要做CT扫描以明确诊断。CT扫描不受结石成分、肾功能和呼吸运动的影响,而且螺旋CT还能够同时对所获取的图像进行二维及三维重建,获得矢状或冠状位成像,因此,能够检出其他常规影像学检查中容易遗漏的微小结石(如0.5 mm的微结石)。关于CT扫描的厚度,有研究者认为,采用3 mm厚度扫描可能更易发现常规5 mm扫描容易遗漏的微小的无伴随症状的结石,因而推荐这一标准。而通过CT扫描后重建得到的冠状位图像能更好地显示结石的大小,为结石的治疗提供更为充分的依据,但这也将增加患者的额外费用。CT 诊断结石的敏感性比尿路平片及静脉尿路造影高,尤其适用于急性肾绞痛患者的确诊,可以作为 B 超、X 线检查的重要补充。CT 片下,输尿管结石表现为结石高密度影及其周围水肿的输尿管壁形成的"框边"现象。近期研究发现,双侧肾脏 CT 值相差 5.0 Hu 以上,CT 值较低一侧常伴随输尿管结石导致的梗阻。另外,结石的成分及脆性可以通过不同的 CT 值(Hu 单位)改变进行初步的评估,从而对治疗方法的选择提供参考。对于碘过敏或者存在其他 IVU 禁忌证的患者,增强 CT 能够显示肾脏积水的程度和肾实质的厚度,从而反映肾功能的改变情况。有的研究认为,增强 CT 扫描在评价总肾和分肾功能上,甚至可以替代放射性核素肾脏扫描。

5.逆行(RP)或经皮肾穿刺造影

属于有创性的检查方法,不作为常规检查手段,仅在静脉尿路造影不显影或显影不良以及怀疑是X线透光结石、需要作进一步的鉴别诊断时应用。逆行性尿路造影的适应证包括:①碘过敏无法施行 IVU。②IVU 检查显影效果不佳,影响结石诊断。③怀疑结石远端梗阻。④需经输尿管导管注入空气作为对比剂,通过提高影像反差显示 X 线透光结石。

6.磁共振水成像(MRU)

磁共振对尿路结石的诊断效果极差,因而一般不用于结石的检查。但是,磁共振水成像(MRU)能够了解上尿路梗阻的情况,而且不需要造影剂即可获得与静脉尿路造影同样的效果,不受肾功能改变的影响。因此,对于不适合做静脉尿路造影的患者(例如碘造影剂过敏、严重肾功能损害、儿童和妊娠妇女等)可考虑采用。

7.放射性核素显像

放射性核素检查不能直接显示泌尿系结石,但是,它可以显示泌尿系统的形态,提供肾脏血流灌注、肾功能及尿路梗阻情况等信息,因此对手术方案的选择以及手术疗效的评价具有一定价值。此外,肾动态显影还可以用于评估体外冲击波碎石对肾功能的影响情况。

8.膀胱镜、输尿管镜检查

输尿管结石一般不需要进行膀胱镜检查,其适应证主要有:①需要行 IVU 或输尿管插管拍双曝光片。②需要了解碎石后结石是否排入膀胱。

四、治疗方法的选择

目前治疗输尿管结石的主要方法有保守治疗(药物治疗和溶石治疗)、体外冲击波碎石(ESWL)、输尿管镜(URSL)、经皮肾镜碎石术(PCNL)、开放及腹腔镜手术。大部分输尿管结石通过微创治疗如体外冲击波碎石和(或)输尿管镜、经皮肾镜碎石术治疗均可取得满意的疗效。输尿管结石位于输尿管憩室内、狭窄段输尿管近端的结石以及需要同时手术处理先天畸形等结石病因导致微创治疗失败的患者往往需要开放或腹腔镜手术取石。

对于结石体积较小(一般认为直径<0.6 cm)可通过水化疗法,口服药物排石。较大的结石,除纯尿酸结石外,其他成分的结石,包括含尿酸铵或尿酸钠的结石,溶石治疗效果不佳,多不主张通过口服溶石药物溶石。对于 X 线下显示低密度影的结石,可以利用输尿管导管或双J 管协助定位试行 ESWL。尿酸结石在行逆行输尿管插管进行诊断及引流治疗时,如导管成功到达结石上方,可在严密观察下行碱性药物局部灌注溶石,此方法较口服药物溶石速度更快。

关于 ESWL 和输尿管镜碎石两者在治疗输尿管结石上哪种更优的争论一直存在。相对于输尿管镜碎石术而言,ESWL 再次治疗的可能性较大,但其拥有微创、无需麻醉、不需住院、价格低廉等优点,即使加上各种辅助治疗措施,ESWL 仍然属于微创的治疗方法。另一方面,越来越多的文献认为,输尿管镜是一种在麻醉下进行的能够"一步到位"的治疗方法。有多篇文献报道了输尿管镜和 ESWL 之间的对照研究,对于直径≤1 cm 的上段输尿管结石,意见较一致,推荐 ESWL 作为一线治疗方案;而争论焦点主要集中在中、下段输尿管结石的治疗上。对于泌尿外科医生而言,一位患者具体选择何种诊疗方法最合适,取决于经验及所拥有的设备等。

五、保守治疗

(一)药物治疗

临床上多数尿路结石需要通过微创的治疗方法将结石粉碎并排出体外,少数比较小的尿路结石可以选择药物排石。排石治疗的适应证包括:①结石直径<0.6 cm。②结石表面光滑。③结石以下无尿路梗阻。④结石未引起尿路完全梗阻,局部停留少于 2 周。⑤特殊成分(尿酸结石和胱氨酸结石)推荐采用排石疗法。⑥经皮肾镜、输尿管镜碎石及 ESWL 术后的辅助治疗。

排石方法:①每日饮水 2000～3000 mL,保持昼夜均匀。②双氯芬酸钠栓剂肛塞:双氯芬酸钠能够减轻输尿管水肿,减少疼痛发作风险,促进结石排出,推荐应用于输尿管结石,但对于有哮喘及肝肾功能严重损害的患者应禁用或慎用。③口服 α-受体阻滞剂(如坦索罗辛)或钙离子通道拮抗剂。坦索罗辛是一种高选择性 α-肾上腺素能受体阻滞剂,使输尿管下段平滑肌松弛,尤其可促进输尿管下段结石的排出。此外,越来越多的研究表明口服 α-受体阻滞剂作为其他碎石术后的辅助治疗,有利于结石碎片,特别是位于输尿管下段的结石排出。④中医中药:治疗以清热利湿,通淋排石为主,佐以理气活血、软坚散结。常用的成药有尿石通等;常用的方剂如八正散、三金排石汤和四逆散等。针灸疗法无循证医学的证据,可以作为辅助疗法。包括体针、电针、穴位注射等。常用穴位有肾俞、中脘、京门、三阴交和足三里等。⑤适度运动:根据结石部位的不同选择体位排石。

(二)溶石治疗

近年来,我国在溶石治疗方面处于领先地位。其主要应用于纯尿酸结石和胱氨酸结石。尿酸结石:口服别嘌醇,根据血、尿的尿酸值调整药量;口服枸橼酸氢钾钠或碳酸氢钠片,以碱化尿液维持尿液 pH 在6.5～6.8。胱氨酸结石:口服枸橼酸氢钾钠或碳酸氢钠片,以碱化尿液,维持尿液 pH 在 7.0 以上。治疗无效者,应用青霉胺,但应注意药物不良反应。

六、体外冲击波碎石术

体外冲击波碎石术(ESWL)可使大多数输尿管结石行原位碎石治疗即可获得满意疗效,并发症发生率较低。但由于输尿管结石在尿路管腔内往往处于相对嵌顿的状态,其周围缺少一个有利于结石粉碎的液体环境,与同等大小的肾结石相比,粉碎的难度较大。因此,许多学者对 ESWL 治疗输尿管结石的冲击波能量和次数等治疗参数进行了有益的研究和探讨。以往的观点认为冲击波能量、次数越高治疗效果越好。但最近,有研究表明,当结石大小处于1～2 cm 之间时,低频率冲击波(SR 60～80 次/分钟)较高频率(FR 100～120 次/分钟)效果更好。

这样一来,相同时间下冲击波对输尿管及周围组织的损伤总次数减少,因而出现并发症的概率随之降低。

ESWL 疗效与结石的大小、结石被组织包裹程度及结石成分有关,大而致密的结石再次治疗率比较高。大多数输尿管结石原位碎石治疗即可获得满意的疗效。有些输尿管结石需放置输尿管支架管通过结石或者留置于结石的下方进行原位碎石;也可以将输尿管结石逆行推入肾盂后再行 ESWL 治疗。但 ESWL 的总治疗次数应限制在 3 次以内。对直径≤1 cm 的上段输尿管结石首选 ESWL,>1 cm 的结石可选择 ESWL、输尿管镜(URSL)和经皮肾镜碎石术(PCNL);对中、下段输尿管结石可选用 ESWL 和 URSL。当结石嵌顿后刺激输尿管壁,引起炎症反应,导致纤维组织增生,常可引起结石下端输尿管的梗阻,影响 ESWL 术后结石排出。因此对于结石过大或纤维组织包裹严重,需联合应用 ESWL 和其他微创治疗方式(如输尿管支架或输尿管镜、经皮肾镜碎石术)。

随着计算机技术和医学统计学以及循证医学的发展,研究者在计算机软件对输尿管结石 ESWL 术预后的评估方面进行了有益的探索。Gomha 等人将结石部位、结石长度、宽度、术后是否留置双 J 管等数据纳入了人工神经网络(artificial neural network,ANN)和 logistic 回归模型(logistic regression model,LR)系统,对比两者在输尿管结石 ESWL 术后无结石生存情况方面的预测能力。结果显示,两者在 ESWL 有效患者的评估中均具有较高价值,两者无明显差别。但对于 ESWL 碎石失败的输尿管结石患者 ANN 的评估效果更好。

七、输尿管镜

自 20 世纪 80 年代输尿管镜应用于临床以来,输尿管结石的治疗发生了根本性的变化。新型小口径硬性、半硬性和软性输尿管镜的应用,与新型碎石设备如超声碎石、液电碎石、气压弹道碎石和激光碎石的广泛结合,以及输尿管镜直视下套石篮取石等方法的应用,极大地提高了输尿管结石微创治疗的成功率。

(一)适应证及禁忌证

输尿管镜取石术的适应证包括:①输尿管中、下段结石。②ESWL 失败后的输尿管上段结石。③ESWL术后产生的"石街"。④结石并发可疑的尿路上皮肿瘤。⑤X 线透光的输尿管结石。⑥停留时间超过 2 周的嵌顿性结石。禁忌证:①不能控制的全身出血性疾病。②严重的心肺功能不全,手术耐受差。③未控制的泌尿道感染。④腔内手术后仍无法解决的严重尿道狭窄。⑤严重髋关节畸形,摆放截石位困难。

(二)操作方法

1.输尿管镜的选择

输尿管镜下取石或碎石方法的选择,应根据结石的部位、大小、成分、合并感染情况、可供使用的仪器设备、泌尿外科医生的技术水平和临床经验以及患者本身的情况和意愿等综合考虑。目前使用的输尿管镜有硬性、半硬性和软性三类。硬性和半硬性输尿管镜适用于输尿管中、下段输尿管结石的碎石取石,而软输尿管镜则多适用于肾脏、输尿管中、上段结石特别是上段的碎石及取石。

2.手术步骤

患者取截石位,先用输尿管镜行膀胱检查,然后在安全导丝的引导下,置入输尿管镜。输尿管口是否需要扩张,取决于输尿管镜的粗细和输尿管腔的大小。输尿管硬镜或半硬性输尿管镜均可以在荧光屏监视下逆行插入上尿路。软输尿管镜需要借助一个 10～13F 的输尿管镜镜鞘或通过接头导入一根安全导丝,在其引导下插入输尿管。在入镜过程中,利用注射器或者液体灌注泵调节灌洗液体的压力和流量,保持手术视野清晰。经输尿管镜发现结石后,利用碎石设备(激光、气压弹道、超声、液电等)将结石粉碎成0.3 cm以下的碎片。对于小结石以及直径≤0.5 cm 的碎片也可用套石篮或取石钳取出。目前较常用的设备有激光、气压弹道等,超声、液电碎石的使用已逐渐减少。钬激光为高能脉冲式激光,激光器工作介质是包含在钇铝石榴石(YAG)晶体中的钬,其激光波长 2100 nm,脉冲持续时间为 0.25 ms,瞬间功率可达10 kW,具有以下特点:①功率强大,可粉碎各种成分的结石,包括坚硬的胱氨酸结石。②钬激光的组织穿透深度仅为 0.4 mm,很少发生输尿管穿孔,较其他设备安全。③钬激光经软光纤传输,与输尿管软、硬镜配合可减少输尿管创伤。④具有切割、气化及凝血等功能,对肉芽组织、息肉和输尿管狭窄的处理方便,出血少,笔者推荐使用。但在无该设备的条件下,气压弹道等碎石设备也具有同样的治疗效果。最近还有研究人员在体外低温环境中对移植肾脏进行输尿管镜检及碎石,从很大程度上减低了对移植肾脏的损伤。

3.术后留置双 J 管

输尿管镜下碎石术后是否放置双 J 管,目前尚存在争议。有研究者认为,放置双 J 管会增加术后并发症,而且并不能通过引流而降低泌尿系统感染的发病率。但下列情况下,建议留置双 J 管:①较大的嵌顿性结石(>1 cm)。②输尿管黏膜明显水肿或有出血。③术中发生输尿管损伤或穿孔。④伴有输尿管息肉形成。⑤术前诊断输尿管狭窄,有(无)同时行输尿管狭窄内切开术。⑥较大结石碎石后碎块负荷明显,需待术后排石。⑦碎石不完全或碎石失败,术后需行 ESWL 治疗。⑧伴有明显的上尿路感染,一般放置双 J 管 1～2 周。如同时行输尿管狭窄内切开术,则需放置 4～6 周。如果留置时间少于 1 周,还可放置输尿管导管,一方面降低患者费用,另一方面有利于观察管腔是否通畅。

留置双 J 管常见的并发症及其防治主要有以下几点:①血尿:留置双 J 管可因异物刺激,致输尿管、膀胱黏膜充血、水肿,导致血尿。就诊者多数为肉眼血尿。经卧床、增加饮水量、口服抗生素 2～3 天后,大部分患者血尿可减轻,少数患者可延迟至拔管后,无需特殊处理。②尿道刺激症状:患者常可出现不同程度的尿频、尿急、尿痛等尿路刺激征,还可能同时伴有下尿路感染。这可能与双 J 管膀胱端激惹膀胱三角区或后尿道有关,口服解痉药物后,少部分患者症状能暂时缓解,但大多患者只能在拔管后完全解除症状。③尿路感染:输尿管腔内碎石术可导致输尿管损伤,留置双 J 管后肾盂输尿管蠕动减弱,易引起膀胱尿液输尿管反流,引起逆行性上尿路感染。术后可给予抗感染对症处理。感染严重者在明确为置管导致的前提下可提前拔管。④膀胱输尿管反流:留置双 J 管后,膀胱输尿管抗反流机制消失,膀胱内尿液随着膀胱收缩产生与输尿管的压力差而发生反流,因此,建议置管后应持续导尿约 7 天,使膀胱处于空虚的低压状态,防止术后因反流导致上尿路感染或尿瘘等并发症。⑤双 J 管阻塞引流不畅:如术中出血较多,血凝块易阻塞管腔,导致引流不畅,引起尿路感染。患者常表现为发热、腰痛等症状,一旦怀疑双 J 管阻塞应及时予以更换。⑥双 J 管移位:双 J 管放置正确到位,很少发生移动。双 J 管上移者,多由于管末端圆环未放入膀胱内,可在预定拔管日期经输尿管镜拔管;管下移者,多由于上端圆环未放入肾盂,还可见到由于身材矮小的女性患者双 J 管长度不匹配而脱出尿道的病例,可拔管后重新置管,并酌情留置导尿管。⑦管周及管腔结石生成:由于双 J 管制作工艺差别很大,部分产品的质量欠佳,表面光洁度不够,使尿液中的盐溶质易于沉积。此外,随着置管时间的延长,输尿管蠕动功能受到的影响逐渐增大。因此,医生应于出院前反复、详细告知患者拔管时间,有条件的地区可做好随访工作,置普通双 J 管时间一般不宜超过6 周,如需长期留置可在内镜下更换或选用质量高的可长期留置型号的双 J 管。术后适当给予抗感染、碱化尿液药物,嘱患者多饮水,预防结石生成。一旦结石产生,较轻者应果断拔管给予抗感染治疗;严重者可出现结石大量附着,双 J 管无法拔除。此时可沿双 J 管两端来回行ESWL 粉碎附着结石后,膀胱镜下将其拔出。对于形成单发的较大结石可采用输尿管镜碎石术后拔管,还可考虑开放手术取管,但绝不可暴力强行拔管,以免造成输尿管黏膜撕脱等更严重的损伤。

4.输尿管镜碎石术失败的原因及对策

与中、下段结石相比,输尿管镜碎石术治疗输尿管上段结石的清除率最低。手术失败的主要原因如下。

(1)输尿管结石或较大碎石块易随水流返回肾盂,落入肾下盏内,输尿管上段结石返回率可高达16.1%。一般认为直径≥0.5 cm 的结石碎块为碎石不彻底,术后需进一步治疗。对此应注意:①术前、术中预防为主:术前常规 KUB 定位片,确定结石位置。手术开始后头高臀低位,在保持视野清楚的前提下尽量减慢冲水速度及压力。对于中下段较大结石(直径≥1 cm)可以采用较大功率和“钻孔法”碎石以提高效率,即从结石中间钻洞,贯穿洞孔,然后向四周蚕食,分次将结石击碎。然而对于上段结石或体积较小(直径<1 cm)、表面光滑、质地硬、活动度大的结石宜采用小功率(<1.0 J/8~10 Hz,功率过大可能产生较大碎石块,不利于结石的粉碎,而且易于结石移位)、细光纤、“虫噬法”碎石,即用光纤抵住结石的侧面,从边缘开始,先产生一个小腔隙,再逐渐扩大碎石范围,使多数结石碎块<0.1 cm。必要时用“三爪钳”或套石篮将结石固定防止结石移位。结石松动后较大碎块易冲回肾内,此时用光纤压在结石表面,从结石近端向远端逐渐击碎。②如果手术时看不到结石或发现结石已被冲回肾内,这时输尿管硬镜应置入肾盂内或换用软输尿管镜以寻找结石,找到后再采用“虫噬法”碎石,如肾积水严重或结石进入肾盏,可用注射器抽水,抬高肾脏,部分结石可能重新回到视野。

(2)肾脏和上段输尿管具有一定的活动性,受积水肾脏和扩张输尿管的影响,结石上、下段输尿管容易扭曲、成角,肾积水越重,角度越大,输尿管镜进镜受阻。具体情况有:①输尿管开口角度过大,若导管能进入输尿管口,这时导管尖一般顶在壁内段的内侧壁,不要贸然入镜,可借助灌注泵的压力冲开输尿管口,缓慢将镜体转为中立位,常可在视野外侧方找到管腔,将导管后撤重新置入,再沿导管进镜;无法将导管插入输尿管口时,可用电钩切开输尿管口游离缘,再试行入镜。②输尿管开口、壁内段狭窄且导丝能通过的病例,先用镜体扩张,不成功再用金属橄榄头扩张器进行扩张,扩张后入镜若感觉镜体较紧,管壁随用力方向同向运动,不要强行进镜,可在膀胱镜下电切输尿管开口前壁 0.5~1.0 cm 扩大开口,或者先留置输尿管导管 1 周后再行处理。③结石远端输尿管狭窄,在导丝引导下保持视野在输尿管腔内,适当增加注水压力,用输尿管硬镜扩张狭窄处,切忌暴力以防损伤输尿管壁。如狭窄较重,可用钬激光纵向切开输尿管壁至通过输尿管镜。④结石远端息肉或被息肉包裹,导致肾脏积水、肾功能较差,术后结石排净率相对较低。可绕过较小息肉碎石,如息肉阻挡影响碎石,需用钬激光先对息肉进行气化凝固。⑤输尿管扭曲,选用 7F 细输尿管和"泥鳅"导丝,试插导丝通过后扭曲可被纠正;如导丝不能通过,换用软输尿管镜,调整好角度再试插导丝,一旦导丝通过,注意不可轻易拔除导丝,若无法碎石可单纯留置双 J 管,这样既可改善肾积水,又能扩张狭窄和纠正扭曲,术后带双 J 管 ESWL 或 1 个月后再行输尿管镜检。中、上段迂曲成角的病例,可等待该处输尿管节段蠕动时或呼气末寻找管腔,并将体位转为头低位,使输尿管拉直便于镜体进入,必要时由助手用手托起肾区;若重度肾积水造成输尿管迂曲角度过大,导管与导丝均不能置入,可行肾穿刺造瘘或转为开放手术。

(三)并发症及其处理

并发症的发生率与所用的设备、术者的技术水平和患者本身的条件等因素有关。目前文献报道并发症的发生率为 5%～9%,较为严重的并发症发生率 0.6%～1%。

1.近期并发症及其处理

(1)血尿:一般不严重,为输尿管黏膜挫伤造成,可自愈。

(2)胁腹疼痛:多由术中灌注压力过高造成,仅需对症处理或不需处理。

(3)发热:术后发热≥38℃者,原因有:①术前尿路感染或脓肾。②结石体积大、结石返回肾盂内等因素增加了手术时间,视野不清加大了冲水压力。体外研究表明压力大于 35 mmHg 会引起持续的肾盂-静脉、淋巴管反流,当存在感染或冲洗温度较高时,更低的压力即可造成反流。

处理方法:①针对术前尿培养、药敏结果应用抗生素,控制尿路感染。如术前怀疑脓肾,可先行肾造瘘术,二期处理输尿管结石以避免发生脓毒症。②术中如发现梗阻近端尿液呈浑浊,应回抽尿液,查看有无脓尿并送细菌培养和抗酸染色检查,呋喃西林或生理盐水冲洗,必要时加用抗生素。尽量缩短手术时间,减小冲水压力。

(4)黏膜下损伤:放置双 J 支架管引流 1～2 周。

(5)假道:放置双 J 支架管引流 4～6 周。

(6)穿孔:为主要的急性并发症之一,小的穿孔可放置双 J 管引流 2～4 周,如穿孔严重,应进行输尿管端端吻合术等进行输尿管修复。

(7)输尿管黏膜撕脱:为最严重的急性并发症之一,应积极手术重建(如自体肾移植、输尿管膀胱吻合术或回肠代输尿管术等)。

2.远期并发症及其处理

输尿管狭窄为主要的远期并发症之一,其发生率约为 0.6%～1%,输尿管黏膜损伤、假道形成或者穿孔、输尿管结石嵌顿伴息肉形成、多次 ESWL 致输尿管黏膜破坏等是输尿管狭窄的主要危险因素。远期并发症及其处理如下。

(1)输尿管狭窄:输尿管狭窄内(激光)切开或狭窄段切除端端吻合术。

(2)输尿管闭塞:狭窄段切除端端吻合术,下段闭塞,应行输尿管膀胱再植术。

(3)输尿管反流:轻度者随访每 3～6 个月行 B 超检查,了解是否存在肾脏积水和(或)输尿管扩张;重度者宜行输尿管膀胱再植术。

八、经皮肾镜取石术

经皮肾镜取石术（PCNL）能快速去除结石，但术后康复时间较长以及手术并发症相对较高。其主要适应证有：①上段输尿管体积巨大的结石（第3腰椎水平以上）。②远段输尿管狭窄。③行各种尿流改道手术的输尿管上段结石患者。

对于伴有肾积水的嵌顿性输尿管上段结石，PCNL具有明显的优势，理由如下：①对于伴有肾脏积水的输尿管上段结石，积水的肾脏行穿刺、扩张简单，不容易造成肾脏损伤，只要从肾脏中、上盏进针，即能进入输尿管上段进行碎石，部分肾重度积水患者，无需超声或X线引导，盲穿即可进行。术中处理完肾脏结石后将扩张鞘推入输尿管，使其紧靠结石，可避免碎石块随水流冲击返回肾盂，引起结石残留。②结石被息肉包裹的患者，逆行输尿管硬镜碎石须先处理息肉后才能发现结石，可能造成输尿管穿孔，导致碎石不完全或者需转为其他手术方式；PCNL在内镜进入输尿管后可直接窥见结石，碎石过程直接、安全。③结石取净率高，无需考虑肾功能以及输尿管息肉对术后排石的影响，短期内就可以达到较好的疗效。④对结石体积大的患者，与URSL相比PCNL手术时间较短。⑤可同时处理同侧肾结石。

九、开放手术、腹腔镜手术

输尿管结石的开放手术仅用在需要同时进行输尿管自身疾病的手术治疗，如输尿管成形术或者ESWL和输尿管镜碎石、取石治疗失败的情况下。此外，开放手术还可应用于输尿管镜取石或ESWL存在着禁忌证的情况下。后腹腔镜下的输尿管切开取石可以作为开放手术的另一种选择。

十、双侧上尿路结石的处理原则

双侧上尿路同时存在结石约占泌尿系结石患者的15%，传统的治疗方法一般是对两侧结石进行分期手术治疗，随着体外碎石、腔内碎石设备的更新与泌尿外科微创技术的进步，对于部分一般状况较好、结石清除相对容易的上尿路结石患者，可以同期微创手术治疗双侧上尿路结石。

双侧上尿路结石的治疗原则为：①双侧输尿管结石，如果总肾功能正常或处于肾功能不全代偿期，血肌酐值<178.0 μmol/L，先处理梗阻严重一侧的结石；如果总肾功能较差，处于氮质血症或尿毒症期，先治疗肾功能较好一侧的结石，条件允许，可同时行对侧经皮肾穿刺造瘘，或同时处理双侧结石。②双侧输尿管结石的客观情况相似，先处理主观症状较重或技术上容易处理的一侧结石。③一侧输尿管结石，另一侧肾结石，先处理输尿管结石，处理过程中建议参考总肾功能、分肾功能与患者一般情况。④双侧肾结石，一般先治疗容易处理且安全的一侧，如果肾功能处于氮质血症或尿毒症期，梗阻严重，建议先行经皮肾穿刺造瘘，待肾功能与患者一般情况改善后再处理结石。⑤孤立肾上尿路结石或双侧上尿路结石致急性梗阻性无尿，只要患者情况许可，应及时外科处理，如不能耐受手术，应积极试行输尿管逆行插管或经皮肾穿刺造瘘术，待患者一般情况好转后再选择适当治疗方法。⑥对于肾功能处于尿毒症期，并有水电解质和酸碱平衡紊乱的患者，建议先行血液透析，尽快纠正其内环境的紊乱，并同时行输尿管逆行插管或经皮肾穿刺造瘘术，引流肾脏，待病情稳定后再处理结石。

十一、"石街"的治疗

"石街"为大量碎石在输尿管与男性尿道内堆积没有及时排出，堆积形成"石街"，阻碍尿液排出,以输尿管"石街"为多见。输尿管"石街"形成的原因有:①一次粉碎结石过多。②结石未能粉碎为很小的碎片。③两次碎石间隔时间太短。④输尿管有炎症、息肉、狭窄和结石等梗阻。⑤碎石后患者过早大量活动。⑥ESWL引起肾功能损害,排出碎石块的动力减弱。⑦ESWL术后综合治疗关注不够。如果"石街"形成3周后不及时处理,肾功能恢复将会受到影响;如果"石街"完全堵塞输尿管,6周后肾功能将会完全丧失。

在对较大的肾结石进行 ESWL 之前常规放置双J管,"石街"的发生率明显降低。对于有感染迹象的患者,给予抗生素治疗,并尽早予以充分引流。通过经皮肾穿刺造瘘术放置造瘘管通常能使结石碎片排出。对于输尿管远端的"石街",可以用输尿管镜碎石以便将其最前端的结石击碎。总之,URSL 治疗为主,联合 ESWL、PCNL 是治疗复杂性输尿管"石街"的好方法。

十二、妊娠合并输尿管结石的治疗

妊娠合并输尿管结石临床发病率不高,但由于妊娠期的病理、生理改变,增加了治疗难度。妊娠期间体内雌、孕激素的分泌大量增加,雌激素使输尿管等肌层肥厚,孕激素则使输尿管扩张及平滑肌张力降低导致蠕动减弱,尿流减慢。孕期膨大的子宫压迫盆腔内输尿管而形成机械性梗阻,影响尿流,并易发生尿路感染。

妊娠合并结石首选保守治疗,应根据结石的大小、梗阻的部位、是否存在着感染、有无肾实质损害以及临床症状来确定治疗方法。原则上对于结石较小、没有引起严重肾功能损害者,采用综合排石治疗,包括多饮水、补液、解痉、止痛和抗感染等措施促进排石。

对于妊娠的结石患者,保持尿流通畅是治疗的主要目的。通过局麻下经皮肾穿刺造瘘术、置入双J管或输尿管支架等方法引流尿液,可协助结石排出或为以后治疗结石争取时间。妊娠期间麻醉和手术的危险很难评估,妊娠前 3 个月(早期)全麻会导致畸胎的风险增加。提倡局麻下留置双J管,并且建议每 4 周更换 1 次,防止结石形成被覆于双J管。肾积水并感染积液者,妊娠 22 周前在局麻及 B 超引导下进行经皮肾造瘘术为最佳选择,引流的同时尚可进行细菌培养以指导治疗。与留置双J管一样,经皮肾穿刺造瘘也可避免在妊娠期进行对妊娠影响较大的碎石和取石治疗。还要强调的是,抗生素的使用应谨慎,即使有细菌培养、药敏作为证据,也必须注意各种药物对胎儿的致畸作用。

约30%的患者因保守治疗失败或结石梗阻而并发严重感染、急性肾衰竭而最终需要手术治疗。妊娠合并结石不推荐进行 ESWL、PCNL 与 URSL 治疗。但也有报道对妊娠合并结石患者进行手术,包括经皮肾穿刺造瘘术、置入双J管或输尿管支架管、脓肾切除术、肾盂输尿管切开取石术、输尿管镜取石或碎石甚至经皮肾镜取石术。但是,如果术中一旦出现并发症则较难处理。

第四节　尿道结石

尿道结石占泌尿系结石的 0.3%,绝大部分尿道结石为男性患者,女性只有在有尿道憩室、尿道异物和尿道阴道瘘等特殊情况下才出现。尿道结石分原发性和继发性两种,传统认为尿道结石常继发于膀胱结石,多见于儿童与老年人。一般认为,尿道结石在发展中国家以六水合磷酸镁铵和尿酸结石多见,发达国家草酸钙和胱氨酸结石多见。

男性尿道结石中,结石多见于前列腺部尿道,球部尿道,会阴尿道的阴茎阴囊交界处后方和舟状窝。有报道,后尿道占 88%(图 7-9),阴囊阴茎部尿道占 8%,舟状窝占 4%。

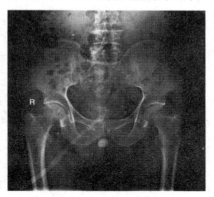

图 7-9　后尿道结石,图中可见膀胱造瘘管

一、临床表现

(一)疼痛

原发性尿道结石常是逐渐长大,或位于尿道憩室内,早期可无疼痛症状。继发性结石多系上尿路排石排入尿道时,突然嵌入尿道内,常常突然感到局部剧烈疼痛及排尿痛,常放射至阴茎头部。阴茎部结石在疼痛部位可触及结石,位于后尿道内的结石,则会出现会阴部和阴囊部疼痛,可呈刀割样剧烈疼痛。

(二)排尿困难

尿道结石阻塞尿道发生不同程度的排尿困难。表现为排尿费力,可呈滴沥状,尿线变细或分叉,射出无力,有时骤然出现尿流中断,并有强烈尿意,阻塞严重时出现残余尿和尿潴留,出现充盈性尿失禁。有时可出现急迫性尿失禁。

(三)血尿及尿道分泌物

急症病例常有终末血尿或初始血尿,或排尿终末有少许鲜血滴出,伴有剧烈疼痛。慢性病例或伴有尿道憩室者,尿道口可有分泌物溢出,结石对尿道的刺激及尿道壁炎症溃疡,也可出现脓尿。

(四)尿道硬结与压痛

前尿道结石可在结石部位扪及硬结,并有压痛,后尿道结石应通过直肠指诊扪及后尿道部位的硬结。

(五)其他症状

结石长期对局部的刺激,可引起尿道炎症、狭窄、尿道周围脓肿及尿道皮肤瘘、尿道直肠瘘,甚至引起一系列上尿路损害。后尿道结石可产生性交痛及性功能障碍。

二、诊断

(一)病史及体检

除上述症状外,患者既往多有肾绞痛病史及尿道排出结石史。男性患者如发生排尿困难,排尿疼痛者,应考虑此病。男性前尿道结石在阴茎或会阴部可以摸到结石,后尿道结石可经直肠摸到。女性患者经阴道可摸到尿道憩室内结石。

(二)金属尿道探杆检查

在结石部位能探知尿道梗阻和结石的粗糙摩擦感。

(三)尿道镜检查

能直接观察到结石,肯定尿道结石的诊断,并可发现尿道并发症。

(四)X 线检查

是尿道结石的主要诊断依据。因为绝大部分尿道结石是 X 线阳性结石,平片检查即可显示结石阴影和结石的部位、大小、形状。应行全尿路平片检查以明确有无上尿路结石,必要时行尿道造影或泌尿系造影,以明确尿路有无其他病变。

三、治疗

治疗应根据尿道结石的大小、形态、部位,尿道局部病变,以及有无并发症等情况而决定。有自行排石、尿道内注入麻醉润滑剂协助排石、尿道内原位或推入膀胱内行腔内碎石和开放手术切开取石等多种方法。新近进入尿道内的较小的继发性尿道结石,如尿道无明显病变,结石有自行排出的可能,或者经尿道注入利多卡因凝胶或者其他润滑剂将结石挤出。位置较深者,可插入细橡胶导尿管于结石停留之处,低压注入润滑剂数毫升,排尿时可能将结石冲出。前尿道的结石,可经止血钳夹出,但切忌盲目钳夹牵拉,或粗暴地企图用手法挤出,否则,会造成尿道黏膜的广泛损伤,继发炎症、狭窄。

后尿道的结石可先推至膀胱再行碎石治疗,如结石过大或固定于后尿道内,不能推入膀胱,可通过耻骨上切开膀胱,以示指探入后尿道内轻轻松动结石并扩张膀胱颈部,再将其取出。尿道憩室结石,处理结石的同时憩室应一并切除。随着腔内泌尿外科的发展,目前已可采用尿道镜或输尿镜气压弹道碎石或液电、钬激光碎石等腔内手术的方法处理前、后尿道结石。国内报道较多的有输尿管镜直视下钬激光碎石术,具有损伤小、成功率高、并发症少的优点,国内连惠波等报道用海绵体麻醉加尿道黏膜表面麻醉下行输尿管镜下尿道结石气压弹道碎石术,对于处理急诊尿道结石成功率高,安全方便。开放性手术仅适用于合并有尿道憩室、尿道狭窄、脓肿、尿道瘘等尿道生殖道解剖异常的病例及医疗技术条件较差,无法实施腔内技术的地区。

第八章　骨外科疾病

第一节　肩袖损伤

一、功能解剖

肩关节外侧有两层肌肉,外侧层为三角肌,内侧层为冈上肌、冈下肌、肩胛下肌及小圆肌。其肌肉和腱性部分在肱骨头的前、上、后方形成袖套样组织,附着于肱骨大结节和解剖颈的边缘,称为肩袖。

肩袖可使肱骨头与肩胛盂紧密接触,使肩关节在运动或静息状态下均能对抗三角肌的收缩,防止肱骨头被拉向肩峰,以三角肌的拮抗作用保持肩关节的稳定。不仅如此,肩袖还以杠杆的轴心作用协助肩关节进行外展和旋转。其中冈上肌能使上臂外展及轻度外旋,冈下肌和小圆肌在肩下垂时能使上臂外旋,肩胛下肌在肩下垂时能使上臂内旋,所以有人将肩袖又称为"旋转袖"。

冈上肌、肩胛下肌的肌腱伸出在喙肩弓的下方,当肩关节在内收、外展、上举、前屈及后伸等大范围运动时(如吊环、蛙泳、体操等),冈上肌与肩胛下肌在喙肩弓下被反复夹挤、频繁碰撞而造成损伤。在解剖上,冈上肌、冈下肌腱止点末端 1.5 cm 长度内是无血管的"危险区",有人认为这是肌腱近侧滋养血管与来自骨膜的微细血管的吻合交接处,此处血供应减弱,是肌腱退行变性和撕裂的好发部位。

二、发病原因

肩袖损伤的发病原因学说较多,主要有以下各点。

(一)撞击学说

肩撞击综合征首先由 Neer(1972)提出,他在解剖 100 例肩关节中发现 11 例的肩盂边缘有骨刺出现和肩峰前突下骨赘增生,这是肩袖与肱骨头多次反复撞击的结果。冈上肌腱从喙肩弓下方穿出向外下方附着于肱骨大结节,肩关节前屈时很容易被肩峰前突所撞击(图 8-1)。

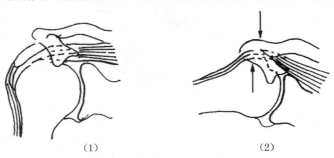

(1)　　　　　　　　　　(2)

图 8-1　肩袖撞击损伤示意图

(1)肩自然下垂;(2)肩外展撞击

（二）退变学说

肩袖疾病的病因是多方面的,肩袖肌腱维持肱骨头的稳定,其力臂较短,又在肱骨的顶端即突出部分,容易发生肌腱退行变。其病理表现往往是细胞变性坏死,钙盐沉积,纤维蛋白玻璃样变性,肌纤维部分断裂,肩袖止点出现潮线复制及不规则。退变后的肌腱在运动中稍加用力即行断裂,一般在 40 岁以上者易发生。

（三）创伤学说

由于创伤导致肌腱损伤已不容置疑。例如肩关节脱位无其他合并伤,复位后肩关节仍不能外展,其根源很可能就是肩袖损伤。肱骨头大结节撕脱骨折大多伴有不同程度的肩袖损伤。运动损伤在肩袖损伤中占有一定的比例。暴力作用于肩袖造成急性损伤的方式较多,主要有以下几种。

（1）肩部被直接撞伤,造成冈上肌腱损伤。

（2）上臂突然过度内收,冈上肌被极度牵拉而撕裂。

（3）上臂接受纵轴牵拉暴力而使肩袖损伤。

（4）暴力从腋下向上冲击,冈上肌受到顶撞对冲而损伤。

三、损伤机制

体操运动员在单杠、吊环、高低杠上运动时进行"转肩""压十字"动作,标枪投掷运动员上臂上举做反弓爆发力时,因反复外展、急剧转肩,肩袖受到摩擦、劳损、牵拉,造成肌腱纤维反复磨损变性,呈慢性炎症样改变,同时可发生肩峰下滑囊炎症改变和退行性改变。这种情况也可见于游泳时的肩部旋转、举重时的抓举、篮球的转手及排球的扣球动作等。追问病史大多有一次损伤史可以追溯,但也有部分运动员何时损伤难以清晰回忆。

肩袖损伤的病理牵涉到肌腱、关节软骨、滑囊及肩峰。在正常情况下,冈上肌、冈下肌对抗三角肌的收缩力,拉紧肱骨头使其在一定的范围内活动。一旦冈上肌、冈下肌损伤(急性或慢性),三角肌丧失拮抗力量,收缩时肩峰下组织与肩峰撞击,关节盂和肱骨头因机械力量受到破坏,出现关节退行变。肩袖肌腱损伤后发生玻璃样变性或断裂,断端之间充斥瘢痕并发生挛缩。肩袖损伤时因局部渗血、出血及积液,加上机械性压迫和劳损,终于产生肩峰下滑囊炎。滑囊壁玻璃样变性,滑膜浅层出现纤维素,导致组织增生和粘连。由于反复劳损和机械力的重复叩击,肩峰骨膜增厚,刺激成骨细胞产生骨唇,造成肩关节活动受限或疼痛(图 8-2)。

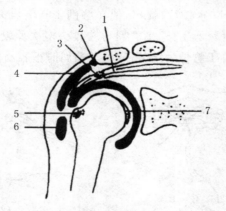

图 8-2　肩袖损伤病理变化

1.肩袖钙化;2.肩峰骨赘;3.肩袖断裂(冈上肌);4.肩峰下滑囊炎;

5.肱骨大结节骨质硬化;6.三角肌下滑囊炎;7.肱骨头软骨退变

四、症状及诊断

(一)慢性损伤

此型较为多见。肩痛不明显,当上臂外展至某一特定部位时突然疼痛而停止活动。平时能全程参加训练,但成绩进步不快,有肩部不舒适的感觉。

(二)亚急性损伤

此型最多见。系反复慢性挫伤积累而形成。检查肩外展试验:伤员伸肘旋后位,做肩部外展运动至80°～110°时出现肩部疼痛,外展动作突然中止或卡住,这可能是肩袖与喙肩韧带或肩峰摩擦挤压造成。一些病例训练前做好准备活动后外展时无疼痛。多数病例按压肩外侧肱骨大结节部位有压痛,肩关节外展和上臂抗阻内外旋有疼痛。如已迁延时日,未经正规治疗可出现三角肌萎缩现象。

(三)急性损伤

此型少见。大多为一次急性损伤所致。肩部疼痛、活动受限均较显著。检查臂下落试验:将患肩被动外展90°位去除扶持,患肢不能维持外展,伤臂迅速下落,说明肩袖明显损伤。

五、治疗

(一)非手术治疗

(1)由急性炎症或急性损伤所形成的肩部剧烈疼痛,应暂停训练。可将上臂外展30°位支架外固定,卧床休息3天后可适当活动。

(2)慢性或亚急性损伤,可用1%普鲁卡因溶液10～20 mL加入泼尼松龙1 mL局部封闭,疗效非常理想。

(3)物理治疗:人工太阳灯,紫外线(4～5生物剂量)及直流电碘离子透入对肩袖损伤的康复有明显的辅助作用。

(4)运动训练适当改变,慢性挫伤可继续一般训练,对于引起疼痛的外展动作可适当减少或避免,要加强三角肌力量训练。

(二)手术治疗

肩袖肌腱断裂如面积较大,断端分离较多,残端缺血或经非手术治疗4～6周后症状未见改善,可选择手术治疗。术中可将断端褥式缝合,如不能对合,取阔筋膜修补缝合。也可在肱骨大结节上钻孔缝合肩袖,术后以外展支架将患肢固定于外展、前屈及外旋位,6周后拆除外固定积极进行功能锻炼活动。

六、预防

(1)在进行大范围转肩运动训练前应循序渐进并加强肩关节各组肌肉力量训练,如三角肌肌力加强训练等。

(2)每次训练前应严格认真做好准备活动,以适应运动,减少损伤。

第二节　胫骨平台骨折

胫骨平台骨折在普通人群中较为常见。体育运动中如高速极限运动及高处坠落也有发生。胫骨平台骨折多数涉及负重关节面,常合并韧带及半月板损伤。在诊断和治疗中既要考虑关节面的精确对位,又要创造条件,争取关节的早期功能活动。

一、功能解剖

胫骨平台似马鞍形,是支持和承重股骨髁的主要结构。胫骨平台内侧缘有内侧副韧带及比目鱼肌附着点,内侧面稍下有缝匠肌、股薄肌及半腱肌附着其上。外侧缘与腓骨小头之间称为骨间缘,与腓骨小头关节面组成上胫腓关节。外侧缘稍凹处有胫前肌附着,腓骨小头有外侧副韧带附着其上。胫骨平台正面观呈凹形,有内外半月板镶嵌其上。

内外平台之间有一骨性隆起,称为胫骨隆突,上有半月板前后角、前后交叉韧带附着点及胫骨棘。胫骨上端周缘骨皮质较胫骨中段骨皮质薄弱,平台骨皮质内纵向骨小梁与横向骨小梁交叉排列,以支撑体重。由于外侧平台骨小梁密度低于内侧平台,又因膝外侧容易遭受外来暴力打击,所以外侧胫骨平台骨折较内侧多见。

二、损伤机制及分类

(一)压缩并外展

运动员从高处坠落,膝关节伸直并外展位,由于外侧平台外侧缘较股骨外髁宽约 0.5 cm,股骨外髁如楔子插向外侧平台,形成平台塌陷或劈裂骨折。塌陷骨折块挤压腓骨头,造成腓骨头或颈部骨折。若外翻幅度大,可同时发生内侧副韧带和前交叉韧带断裂(图 8-3)。

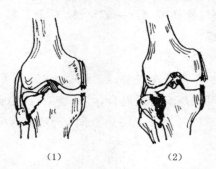

    (1)   (2)

图 8-3　压缩并外展致胫骨外髁骨折

(1)胫骨外髁塌陷骨折;(2)胫骨外髁劈裂骨折

(二)压缩并内收

高处坠落,膝关节伸直并内收,由于股骨内髁与胫骨内侧平台的边缘基本对齐,股骨内髁冲压股骨平台,致使胫骨内侧平台骨折塌陷。骨折后因内侧副韧带的牵拉作用,骨折块向内向下移位(图 8-4)。若内收严重,可合并发生腓骨头撕脱骨折或腓总神经损伤。

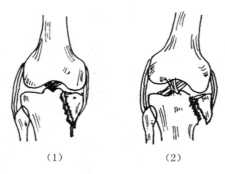

（1）　　　　　　　　（2）

图 8-4　压缩并内收致胫骨内髁骨折

（1）胫骨内髁塌陷骨折；（2）胫骨内髁塌陷骨折合并旋转移位

（三）垂直压缩

高处坠落，足跟着地，股骨内外髁垂直撞击胫骨平台，地面的反作用力使胫骨平台由下向上加大撞击力，造成内外两侧平台分离骨折或粉碎骨折（图 8-5）。坠跌落地若同时伴有外翻力，外侧平台损伤较重或移位较多，若同时伴随内收力，则内侧平台损伤较重。

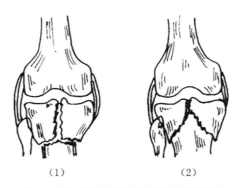

（1）　　　　　　　　（2）

图 8-5　膝部垂直压缩致胫骨双髁骨折

（1）胫骨髁 T 形骨折；（2）胫骨髁 Y 形骨折

三、分类

（一）Hohl 将胫骨平台骨折分为六型

Ⅰ型：骨折无移位。

Ⅱ型：骨折处部分压缩。

Ⅲ型：胫骨髁劈裂又压缩骨折。

Ⅳ型：髁部压缩。

Ⅴ型：髁部劈裂。

Ⅵ型：胫骨平台严重粉碎骨折（图 8-6）。

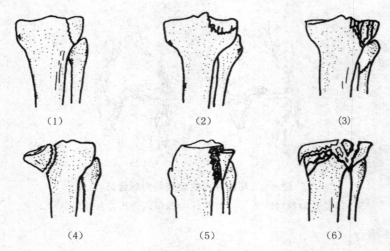

图 8-6 胫骨髁骨折 Hohl 分型

(1)骨折无移位;(2)部分压缩;(3)劈裂压缩;(4)全髁塌陷;(5)劈裂骨折;(6)粉碎骨折

(二)Morre 分类法

另有特征,它将胫骨平台骨折分为两大类:

1.平台骨折

(1)轻度移位。

(2)局部压缩。

(3)劈裂压缩。

(4)全髁压缩。

(5)双髁骨折。

2.骨折脱位

(1)劈裂骨折。

(2)全髁骨折。

(3)边缘撕脱骨折。

(4)边缘压缩骨折。

(5)四部骨折(图 8-7)。

四、症状及诊断

(一)损伤史

强大暴力作用于膝部的损伤史,如高处坠落损伤等。

(二)肿胀疼痛

膝部肿胀,疼痛剧烈,严重者有膝外翻或内翻畸形。

(三)功能障碍

膝关节及小腿功能障碍或丧失,不能站立行走。膝关节有异常侧向活动。

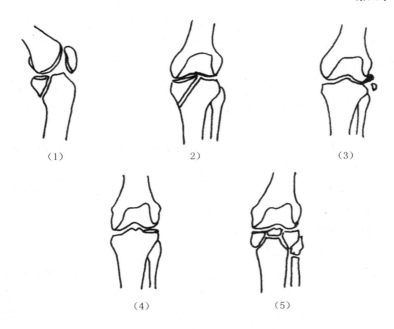

图 8-7 胫骨髁骨折 Morre 分类

(1)劈裂骨折;(2)全髁骨折;(3)边缘撕脱骨折;(4)边缘压缩骨折;(5)四部骨折

(四)X 线检查

可显示骨折形式或骨折块移位的方向。部分病例若仅有轻微塌陷骨折,X 线片难以显示。分析膝关节 X 线片时应注意:①膝关节面切线。膝关节 X 线正位片,股骨关节面切线与胫骨关节面切线成平行关系。股骨纵轴与股骨关节面切线外侧夹角,正常值为 75°～85°。胫骨纵轴与胫骨关节面连线的外侧夹角为 85°～100°。膝关节内外侧副韧带损伤、胫骨髁骨折移位或膝外翻时这种关系紊乱(图 8-8)。②膝反屈角。膝关节 X 线侧位片,胫骨纵轴线与胫骨关节面连线后方之夹角称为膝反屈角,正常值少于 90°。可以此衡量胫骨平台骨折移位及复位情况(图8-9)。

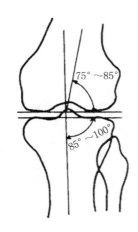

图 8-8 膝关节面切线与外侧夹角

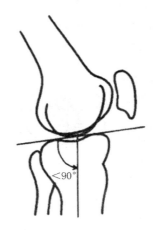

图 8-9 膝反屈角,正常值＜90°

胫骨平台关节面正常时后倾 10°～15°,故摄取正位片时球管也应后斜 10°～15°,这样能更好地显示平台情况。有时须加拍左右斜位片,以防漏诊。

(五)CT 及 MRI 检查

清晰地显示关节面破坏情况及骨折移位的细微变化,可以客观地评估关节面压缩程度及骨折块的立体形状,从而为选择治疗方案提供依据。

五、治疗

胫骨平台骨折的治疗目的是解剖对位和恢复关节面的平整,维持轴向对线,同时修复韧带和半月板的损伤,重建关节的稳定性。

胫骨平台骨折有各种治疗方法,观点各有不同。确定治疗方案应根据患者全身情况、运动项目、年龄、有无合并损伤、骨折类型和程度等全面考虑,综合分析。

(一)无移位或轻度移位骨折

无移位骨折均可保守治疗,如 Hohl I 型。抽净关节积血,加压包扎,以石膏托制动 3～4 周。固定期间每周进行 1～2 次膝关节主动伸屈活动,负重行走应在 8 周后进行。

轻度移位塌陷及侧方移位不超过 1 cm,膝关节无侧向不稳定也可非手术治疗,如 Hohl II 型。石膏托固定 4～6 周,固定期间进行股四头肌舒缩活动。每周进行 1～2 次膝关节主动伸屈活动。伤后 8 周膝部伸屈幅度应达到正常或接近正常。

(二)塌陷劈裂骨折

胫骨平台骨折塌陷明显或劈裂骨折,如塌陷超过 1 cm,关节不稳或合并膝关节交叉韧带损伤、侧副韧带损伤,宜手术切开内固定。如有神经血管损伤,应首先处理。侧副韧带及交叉韧带损伤应以可靠方式重建。对于一些塌陷明显的骨折,虽已将其撬起复位固定,由于下方空虚,复位后有可能又回复到原来塌陷的位置。如平台塌陷严重,复位后空隙较大,须用骨松质或人工骨充填。若关节面已严重粉碎或不复存在,可将与胫骨髁关节面相似的髂骨软骨面放在关节面的位置上,下方空隙处填以骨松质,填实嵌紧,然后实施内固定(图 8-10)。胫骨髁骨折可采用骨松质螺钉加骨栓内固定(图 8-11),也可以支撑钢板内固定。胫骨双髁严重粉碎骨折可采用支撑钢板或加骨栓内固定(图 8-12、图 8-13)。此类骨折内固定要坚固可靠,防止因骨折块松动而导致关节面错位和不平整。术后外固定 3～4 周拆除,行膝关节伸屈练习直至正常活动。术后第 2 周开始,每周安排 1～2 次股四头肌主动伸屈活动。

胫骨平台骨折如合并骨筋膜室综合征,应早期切开筋膜室减压,避免肢体因血液循环障碍而坏死。

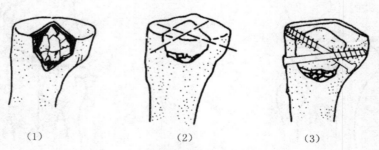

(1)	(2)	(3)

图 8-10　胫骨髁塌陷骨折植骨内固定

(1)胫骨内髁塌陷骨折;(2)先以克氏针将植骨块临时固定;(3)螺钉交叉内固定

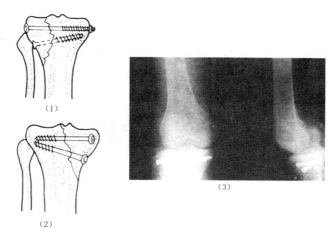

(1)

(2)

(3)

图 8-11　胫骨单髁骨折骨松质螺钉并骨栓内固定

(1)、(2)胫骨单髁骨折骨松质螺钉或加骨栓内固定;(3)胫骨单髁骨折骨松质螺钉内固定术后 X 线片

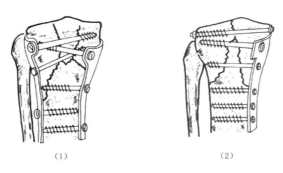

(1)　　　　　　　　　　　　(2)

图 8-12　胫骨双髁粉碎骨折内固定

(1)胫骨双髁骨折双钢板内固定;(2)胫骨双髁骨折钢板加骨栓内固定

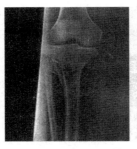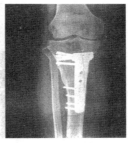

图 8-13　胫骨平台骨折及内固定

(三)关节镜监测下复位固定

　　通过关节镜监测可了解平台塌陷状况及有无韧带、半月板损伤。关节外开窗撬拔复位,植骨加支撑钢板固定,在关节镜辅助监测下可了解复位情况,关节面是否平整等。韧带或半月板损伤可在关节镜下修复或切除。利用关节镜手术可减少创伤干扰,有利于膝关节功能的尽快恢复。

第九章　周围神经的损伤与康复

第一节　周围神经损伤

一、臂丛神经损伤

(一)病因

臂丛神经损伤主要有牵拉、切断、缺血和压迫以及放射伤等几种。战争时期臂丛损伤多为穿刺伤。和平时期除了穿刺伤,多由牵拉致伤,如汽车或摩托车事故或从高处跌下,肩部和头部着地,重物压伤颈肩部以及胎儿难产等。暴力使头部与肩部向相反方向分离,常引起臂丛上干损伤,重者可累及中干。许多下臂丛损伤是由难产、上臂外展位摔伤或腋杖引起损伤造成的。如患肢被皮带或传送带卷入,肢体向上被牵拉,造成臂丛下干损伤,水平方向牵拉则可造成全臂丛损伤,甚至神经根从脊髓发出处撕脱。大组病例中,摩托车事故为最常见原因。80%臂丛损伤的患者伴有其他的严重身体损伤。20%的患者有腋动脉或锁骨下动脉断裂。常见的并发伤为肱骨近端、肩胛骨、肋骨、锁骨及颈椎横突骨折,以及肩关节、肩锁关节和胸锁关节脱位。臂丛损伤也可伴有肩袖撕裂。

(二)病理机制

上肢神经来自臂丛,由第 5、6、7、8 颈神经及第 1 胸神经前支组成,在前斜角肌外缘由 $C_{5、6}$ 组成上干,C_8 为中干,C_8、T_1 组成下干。三干向外下方延伸,于锁骨中段平面,各干分为前后两股。上、中干前股组成外侧束,下干前股为内侧束,三干的后股组成后束。各束在喙突平面分出神经交,外侧束分为肌皮神经和正中神经外侧头,内侧束分出尺神经和正中神经内侧头,后束分出腋神经和桡神经。正中神经的内、外侧头分别在肱动脉两侧至其前方组成正中神经。

臂丛神经干根、干、束部分别发出很多分支,支配肩、背部的肌肉,分出的几条重要神经中腋神经支配三角肌和小圆肌,肌皮神经支配肱二头肌和肱肌,桡神经、正中神经和尺神经分别支配上臂伸肌和前臂伸屈肌及手内部肌。

臂丛神经损伤后,可出现组织结构的退行性改变、假性神经瘤和神经再生等几种病理改变。依损伤原因不同其病理机制不同。如臂丛牵拉损伤,可为轴索断裂,也可为全断。锐器伤一般导致神经完全断裂。缺血、压迫、放射伤可使神经传导功能障碍、神经轴索中断、神经断裂。如果损伤没有断开神经内膜管及其 Schwann 细胞,神经轴突在发生逆行性退变、Wallerian 变性后长出的支芽可以容易地沿着原来的通道生长,依旧支配原来的终末器官。如果损伤严重,已中断神经内膜管及其所包含的 Schwann 细胞,那么从每个轴索残端长入的上百个神经支芽就漫无目的地通过损伤区,长入神经外膜、神经束膜或相邻区域形成残端神经瘤或连续性神经瘤。其他轴突支芽则被瘢痕组织阻挡,未能进入各自神经内膜管的轴突支芽可以进入其他损伤轴索的空神经内膜管内,有可能导致部分支配终末器官。

（三）临床表现

臂丛神经损伤主要分为上臂丛、下臂丛和全臂丛神经损伤。

上臂丛包括 $C_{5、6、7}$，由于 C_7 神经单独支配的肌肉功能障碍不明显，主要临床表现与上干神经损伤相似。典型的姿势为患侧上肢肘关节伸直，松弛地摆在躯干侧，内收和内旋。由于三角肌和冈上肌麻痹，上肢不能外展。由于冈下肌和小圆肌麻痹，上臂不能外旋。由于肱二头肌、肱肌和肱桡肌麻痹，肘关节不能主动屈曲。旋后肌麻痹造成前臂旋前畸形并且不能旋后。三角肌表面、前臂外侧和手的外侧面皮肤感觉丧失。

下臂丛为 C_8、T_1 神经，其与下干神经相同，主要临床表现为尺神经及部分正中神经和桡神经麻痹，初始功能障碍主要表现在手内在肌萎缩及屈腕屈指肌麻痹。上臂、前臂及手的内侧感觉缺失，而肩、肘、腕关节活动基本正常。

全臂丛损伤表现为整个上肢肌呈弛缓性麻痹，全部关节主动活动功能丧失，臂丛神经如为根性撕脱伤，则其特征性的表现为：C_5 至 C_7——肩胛提肌、菱形肌麻痹及前锯肌麻痹；C_8 及 T_1——出现 Horner 征，即患侧眼裂变窄，眼球轻度下陷，瞳孔缩小，面颈部不出汗。臂丛神经根的感觉支配为：C_5——上臂外侧，C_6——前臂外侧及拇、示指，C_7——中指，C_8——环、小指及前臂内侧，T_1——上臂内侧中、下部。

束损伤所致的功能障碍相当典型。外侧束的损伤导致肌皮神经（肱二头肌麻痹）、正中神经外侧支（桡侧屈腕肌和旋前圆肌麻痹）和胸外侧神经（胸大肌的锁骨头麻痹）分布区的感觉和运动障碍，可以产生肩关节半脱位。在肌皮神经自主支配的前臂前外侧小范围区域可探及感觉障碍。后束的损伤产生下列神经分布区的感觉及运动障碍：肩胛下神经（肩胛下肌和大圆肌麻痹）、胸背神经（背阔肌麻痹）、腋神经（三角肌和小圆肌麻痹）及桡神经（伸肘、伸腕、伸指肌麻痹）。功能障碍主要包括肩关节不能内旋，上肢不能上举，前臂和手不能伸展。感觉丧失最常见位于三角肌表面腋神经自主支配区。内侧束损伤导致的正中神经和尺神经联合病损包括运动障碍（不包括桡侧屈腕肌和旋前圆肌）以及上臂和手内侧广泛感觉缺失。

（四）诊断

上臂丛损伤诊断依据为 C_5、C_6。神经根所支配节段的运动和感觉丧失。上臂丛神经根从脊髓处撕脱造成的根性损伤不能进行手术修复，所以要予以鉴别。前锯肌、肩胛提肌和菱形肌的麻痹提示神经根损伤在支配这些肌肉的胸长神经和肩胛背神经发出处的内侧。长束体征存在与否取决于脊髓是否损伤。由后支支配的节段性椎旁肌去神经电位可证实该诊断。脊髓造影见到假性脊膜膨出或撕脱节段的神经根阴影缺失对诊断可能极有帮助。皮轴反射对鉴别节前椎管内病损和节后椎管外病损有帮助，虽然它们不能提示损伤的严重程度。反射可这样引出：在被检神经分布区的皮肤上滴一滴组胺溶液，在该处皮肤上划一痕，正常时依次出现血管扩张反应、风疹块形成和潮红反应。如果神经在节前损伤，皮神经分布区麻痹，但仍有正常的皮轴反射。如果神经在节后损伤，同样有皮神经分布区麻痹，可看到血管扩张和风疹块形成，但是没有潮红反应；皮轴反射阴性提示损伤发生在神经修复后有可能恢复的部位。寒冷血管扩张试验及感觉神经速度测定对鉴别损伤平面有帮助。

通过 C_8 和 T_1，支配区的感觉和运动障碍节段性表现，伴有或没有 C_7，功能紊乱可诊断下臂丛损伤。如伴有 Horner 综合征，检查者应警惕下臂丛撕脱性损伤的可能性，脊髓造影和肌电图有助于排除该损伤。肌电图仅表明肌肉是否有神经支配,并不能确定神经损伤平面。所以要测定神经支配的每一块肌肉,最近端的麻痹平面提示损伤平面。

肱三头肌的功能改善而不伴有三角肌的功能恢复提示腋神经在四边孔受到嵌压。

(五)治疗

臂丛损伤可分为两大类:开放性损伤和闭合损伤。臂丛神经损伤的治疗原则为:如为开放性损伤、手术伤及药物性损伤,应早期探查和一期修复神经。闭合性牵拉伤,应确定损伤部位、范围和程度,定期观察恢复情况,3个月无明显功能恢复者应行手术探查,根据情况行神经松解、缝合或移植术。

如患者臂丛被锐器致伤,且伤后很快就诊,就应一期探查臂丛神经并予以修复。然而,患者往往合并有邻近的血管伤、纵隔伤及胸脏器伤,因此必须延迟臂丛神经修复。这种情况下应检查臂丛,损伤处用硅胶膜将神经结构与修复的血管或移植物分隔,以便于后期检查和治疗。如患者伤后未立即就诊,最好等待伤口愈合和其他损伤稳定。在观察期间应仔细检查肢体并记录神经障碍情况以确定损伤平面,为后期检查做参照。伤后3~4周进行肌电图检查对判断损伤平面也有帮助。损伤后4~6周可以行臂丛探查,神经缝合,自体神经束间移植及神经松解术。有时很难确定探查的时间,但伤后4~6周的观察是可以接受的。

闭合性损伤常见原因为牵拉伤,或由上臂用力外展或由上臂内收而颈部向对侧偏斜所致。和开放性臂丛神经损伤一样,闭合性臂丛神经损伤应在3~4周时行肌电图检查。应继续进行观察和理疗,在6~8周时如未发现功能恢复应做脊髓造影和皮轴反射试验等进一步检查。外侧束的损伤产生的肩关节半脱位,可以通过未损伤肌肉积极的康复训练阻止肩关节半脱位的发生。如果功能没有恢复,或功能恢复业已停止,或患者呈现孤立性的近端功能丧失而远端神经恢复良好这样的非解剖性功能恢复,或者有证据说明损伤平面在神经节后,伤后3~6个月应行手术探查。

上臂丛损伤如能排除神经根撕脱伤,可进行手术探查,有时可修复神经。如为根性撕脱伤,则应早期探查,采用膈神经、副神经、颈丛神经、肋间神经和健侧 C_8 神经移位,以恢复患肢和手部部分重要功能。臂丛神经部分损伤,神经修复后功能无恢复者,可采用剩余有功能的肌肉行肌腱移位术或关节融合术重建部分重要功能。外科医生应有合理、清晰的手术目的,优先顺序如下:①屈肘功能的恢复。②肩外展功能的恢复。③前臂及手内侧感觉的恢复。依据损伤的程度选择不同的手术方法,包括一期神经缝合、神经松解、神经间移植和神经肌肉埋入术。

一些臂丛神经损伤,通常是那些闭合性损伤,采用非手术治疗可望获得相对好的结果。根据临床观察,锁骨下臂丛神经损伤的预后相当好。这类损伤通常伴有闭合性骨折或肩关节脱位。一般都能获得手近端的肌肉的正常肌力,正中神经和尺神经支配的手内在肌肌力也有部分恢复,并且恢复了有用的感觉功能。过去,臂丛神经损伤行神经移植术意义不大。Narakas认为在下述位置用神经移植术修复臂丛神经损伤有望功能恢复:①上干、中干或锁骨下后方束的损伤。②神经离开臂丛的起始部。③ C_5 至 C_8 的任何两根在椎间孔以外断裂,但不伴有多于一个的撕裂或 C_8、T_1 和正中神经及尺神经损伤。④没有根性撕脱的上臂丛部分损伤,臂丛修复附加肌腱转位恢复手的功能。

有些情况下,特别是锐器切割伤,可选择神经缝合术。通常 C_5、C_6 神经根损伤和上干损伤、外侧束在发出肌皮神经以近损伤经神经缝合术可能获得一些成功,而臂丛的其他部位损伤效果不一定良好。C_8、T_1 神经根损伤经修复后,手内在肌的功能恢复少见。

在探查时如发现神经成分完整,经电刺激后有传导功能,则有神经松解的指征。对于单纯行神经松解术的患者很难判断神经功能恢复由手术所致或为自发恢复。

神经根撕脱伤后行神经转位是治疗某些神经根撕脱伤的一种有效方法,特别是仅需恢复一项功能时。

臂丛损伤后疼痛的外科治疗结果无法预测。

二、腋神经损伤

(一)解剖

腋神经为臂丛后束的分支,与旋肱后动脉伴行,穿四边孔,发出分支到小圆肌后,由后向前包绕肱骨外科颈,分出皮支及肌支。皮支分布于三角肌表面皮肤,肌支由后向前,支配三角肌和小圆肌。

(二)损伤机制

腋神经断裂的机制一般是肩关节前下脱位或肩关节压低和后退运动,甚至是沿上肢牵拉等所致。很少合并锁骨或肱骨上端骨折。腋神经几乎成直角起自臂丛后侧束,有一短的神经干,绕肱骨颈,然后进入三角肌。腋神经通过四边间隙的行程中有一个固定点。大部分断裂发生在这个固定点,所以容易找到远侧断端,一般很少出现神经在三角肌内的撕脱。神经近端位于臂丛后束起始部的远侧 $2\sim3$ cm,即恰在胸背神经分出之后,有些病例腋神经可以从后束撕脱。这样的病例臂丛后束的连续性存在,束内形成一个神经瘤,手术治疗较困难,且效果不好。

(三)检查与诊断

1.病史

(1)肩部外伤史:如肩关节脱位、肩后外侧重物击伤、肩外侧锐器伤或使用拐杖等。

(2)肩部手术史:见于肩外侧手术,纵形劈开三角肌时。

2.主要症状

肩关节主动外展功能丧失,三角肌表面皮肤感觉消失。晚期出现三角肌萎缩,失去肩部丰满外形,肩关节松弛,呈半脱位。有些患者借助肩袖肌能够获得充分的外展,另一些患者有明显的外展功能受限,外展仅仅 30°左右。

3.肌电图检查

三角肌呈失神经支配表现。

(四)治疗

(1)对闭合性腋神经损伤,可观察 2 个月,一般可以自行恢复。对不恢复者可手术探查。

(2)开放性神经损伤应及早手术探查。

(3)腋神经损伤手术治疗的效果常不令人满意。手术时视神经损伤情况做松解或吻合,神经缺损时可行游离神经移植修复。对神经缺损的病例可从前侧三角肌-胸大肌入路暴露腋神经近端并修成新鲜断面。沿麻痹的三角肌后缘的后侧入路,显露四边间隙。在此平面游离腋神经并追踪到四边间隙深面。尽量靠近端切断,断端移向后侧切口,在正常部位修剪成新鲜断面。切取腓肠神经 $2\sim3$ 束,先缝合到腋神经远侧断端。然后将移植神经经四边间隙引向前侧伤口内,与腋神经近端缝合,移植长度一般不超过 5 cm。

(4)对不可逆的腋神经损伤,可行斜方肌移位术恢复肩外展功能。同时合并其他神经损伤时,可行肩关节融合术。

三、桡神经损伤

(一)病因

桡神经在肱骨中、下 1/3 交界处紧贴肱骨,该处骨折所致的桡神经损伤最为常见。据报告约 14％的肱骨干骨折并发桡神经损伤。在桡神经损伤中,33％伴有肱骨中 1/3 骨折,50％伴有肱骨远 1/3 骨折,约 7％伴有肱骨髁上骨折,7％伴有桡骨小头脱位。其次是枪伤。其他原因包括上臂和前臂近端的撕裂伤,注射性损伤及局部长期受压,如 Frohse 腱弓、肘关节的骨折、脱位或脱位卡压及前臂骨折,Volkmann 缺血性挛缩、肿瘤、增大的滑囊、动脉瘤和肘关节的类风湿滑囊炎均可造成骨间背侧神经的卡压。

(二)发病机制

桡神经是臂丛后束的延续,包括 C_6 至 C_8 神经纤维,有时会有 T_1 的神经纤维。它是以运动为主的神经,支配肱三头肌、肱桡肌、腕伸肌、旋后肌、指伸和拇伸肌、拇长展肌。桡骨骨折牵拉桡神经损伤,可为轴索断裂,也可为全断。锐器伤一般导致桡神经完全断裂。药物注射、卡压可使神经传导功能障碍、神经轴索中断、神经断裂。

骨间背侧神经卡压可能是慢性、难治性网球肘的一个原因。这样的卡压称为桡管综合征,四个可能引起压迫的解剖结构是:桡侧伸腕短肌的起始处、桡骨头周围的粘连、桡侧返动脉掌侧和骨间背侧神经进入旋后肌的 Frohse 腱弓处。有时,卡压发生在旋后肌远侧缘骨间背侧神经出口处,疼痛部位在伸肌群下方桡骨头或桡骨头远侧,抗阻力前臂旋后时疼痛,电生理诊断方法均有助于鉴别这种特殊类型的网球肘。如果桡神经卡压的症状和体征仅发生在肌肉活动后,有望自行恢复。如果卡压发生在其他情况下,特别是在前臂,手术探查及神经减压通常是有益的。

(三)临床表现

主要表现为伸腕、伸拇、伸指、前臂旋后障碍及手背桡侧和桡侧三个半手指背面皮肤,主要是手背虎口处皮肤麻木区,典型的畸形是垂腕。如为桡骨小头脱位或前臂背侧近端的骨间背侧神经损伤,则桡侧腕长伸肌功能完好,伸腕功能基本正常,而仅有伸拇、伸指和手部感觉障碍。

(四)诊断

外伤引起的桡神经损伤,通常都有明确的病史,如肱骨中、下 1/3 骨折等。其临床症状和体征通过桡神经支配的下述肌肉可以准确地检查,因为它们的肌腱或肌腹或两者均可触到,包括肱三头肌、肱桡肌、桡侧伸腕肌、伸指总肌、尺侧伸腕肌、拇长展肌及拇长伸肌。桡神经损伤后产生伸肘及前臂旋后障碍,并有典型的腕下垂畸形。没有经验的检查者常因患者在屈指情况下能伸腕而被误导。因此检查者应具备鉴别力,因为运动分析常常可导致评估神经功能的错误。肱骨中段以远的桡神经损伤肱三头肌不会明显受累。在桡神经深、浅支的分叉处损伤,肱桡肌和桡侧伸腕长肌仍有功能,因而上肢可以旋后,腕关节能够伸展。在肘关节以上,桡神经对原位电刺激非常敏感,其他部位就很不敏感,结果也不准确。

感觉检查相对并不重要,即便神经在腋部离断也是如此,因为该神经通常没有感觉自主支配区。如有自主支配区通常在示指背侧表面,第一、二掌骨之间。但检查结果通常极不确定,除桡神经在肘关节分叉处近侧完全离断以外,不能提供任何其他证据。

对于由于卡压引起的神经损伤,除明确神经损伤的症状和体征外,引起卡压的原因的寻找非常重要。叩击试验(Tinel 征)可以提示神经损伤的部位。神经传导功能检查在神经走行的一个特定点上发现神经传导时间变慢,常可以证实神经卡压的临床诊断,而非其他损伤。这对于骨间背侧神经的卡压有特别重要的价值。肌电图检查可提示肌肉是否有神经支配,但常不能明确神经损伤的部位。

周围神经刺激和肌电图两项技术,对于鉴别癔病或官能性疾病和装病与器质性病变非常有用。

(五)治疗

肱骨骨折所致桡神经损伤多为牵拉伤,大部分可自行恢复,在骨折复位固定后,应观察1～3个月。如肱桡肌功能恢复则继续观察,否则可能是神经断伤或嵌入骨折断端之间,应立即手术探查。如为开放性损伤应在骨折复位时探查神经并行修复。晚期功能未恢复,可行肌腱移位重建伸腕、伸拇、伸指功能,效果良好。

桡神经修复后再生的效果比上肢的其他神经要好,首先是因为它主要由运动支组成,其次是它支配的肌肉并不参与手指的精细活动。通过叩击试验(Tinel 征)可以判断桡神经恢复的快慢。

四、正中神经损伤

(一)病因

正中神经于腕部和肘部位置表浅,易受损伤。正中神经损伤见于 15％ 的上肢骨折并神经复合伤。最常见的损伤原因为肘关节脱位或继发于腕及前臂损伤后的腕管内,特别是腕部切割伤较多见。还可见于肱骨骨折、止血带过紧、Struthers 韧带压迫、腕管综合征、桡骨远端骨折后骨痂压迫或者前臂的某些发育异常。正中神经损伤常引起痛性神经瘤和灼烧性神经痛。从感觉的角度看,它比尺神经引起的伤残更严重,因为它影响手指的精细随意运动。

(二)发病机制

正中神经由臂丛内、外侧束的正中神经内、外侧头组成,于喙肱肌起点附近移至腋动脉前方,在上臂肱动脉内侧与之伴行。在肘前方,两者通过肱二头肌腱膜下方进入前臂,穿过旋前圆肌肱骨头与尺骨头之间,于指浅屈肌与指深屈肌之间下行,发出分支支配旋前圆肌、指浅屈肌、桡侧腕屈肌、掌长肌。在旋前圆肌下缘发出骨间背侧神经,沿骨间膜与骨间掌侧动脉同行于指深屈肌与拇长屈肌之间,至旋前方肌,发出分支支配上述三肌。其主干至前臂远端于桡侧腕屈肌腱与掌长肌腱之间,发出掌皮支,分布于掌心和鱼际部皮肤。然后经过腕管至手掌部发出分支,支配拇短展肌、拇短屈肌外侧头、拇指对掌肌和1、2 蚓状肌,3 条指掌侧总神经支配桡侧 3 个半手指掌面和近侧指关节以远背侧的皮肤。锐器伤导致正中神经部分或完全断裂,压迫伤可导致正中神经传导障碍或神经轴索断裂,很少见神经完全断裂。

(三)临床表现

正中神经在肘上无分支,其损伤可分为肘上损伤和腕部损伤。腕部损伤时所支配的鱼际肌和蚓状肌麻痹及所支配的手部感觉障碍,临床表现主要是拇指对掌功能障碍和手的桡侧半感觉障碍,特别是食指、中指远节感觉消失。而肘上损伤所支配的前臂肌也麻痹,除上述表现外,另有拇指和食指、中指屈曲功能障碍。

(四)诊断

主要依靠病史和临床检查来明确诊断。明确的外伤史非常重要。如果没有外伤史,引起神经损伤的病史对于病因的诊断非常必要。

正中神经支配的肌肉的检查对于明确诊断非常关键,而检查肌肉功能有一些基本的方法。如前臂能抗阻力主动维持在旋前位,说明旋前圆肌是正常的。如腕关节能主动维持在屈曲位,并可触及桡侧腕屈肌的收缩,则该肌是完好的。与此相似,如在腕中立位、拇指内收位,拇指的指间关节能抗阻力维持在屈曲位,则拇长屈肌是有功能的。指浅屈肌的检查可在其余各指维持被动伸展位时分别进行。虽然拇指的对掌运动很难确定,但如果拇指能主动地维持掌侧外展位,并可触及拇短展肌的收缩,即可确认该肌是有功能的。蚓状肌的功能不能单独测试出,因为该肌无法触及,且在功能可能与骨间肌相混淆。不能仅仅凭借对动作的分析即认为神经供应是完好的,因为这可能是替代动作或假动作,如许多患者支配拇对掌肌的神经完全离断,对掌肌麻痹,仍能完成拇指对小指的对掌活动。

正中神经的最小自主神经支配区是示指及中指远端的背侧面和掌侧面。碘淀粉试验及茚三酮试验对诊断有帮助。自主神经营养性改变如脱水、皮肤萎缩及手指因指腹萎缩而变薄也提示存在感觉障碍。

在怀疑患者有旋前圆肌综合征时,以下三种抗阻力试验会有所帮助:①肘关节屈曲位前臂抗阻力旋前,然后逐渐伸直肘关节时,如产生症状说明神经病变位于旋前圆肌。②指浅屈肌收缩,单独屈曲中指,如产生桡侧三个半手指的感觉异常和麻木,提示卡压部位在指浅屈肌腱弓处。③肘关节的抗阻力屈曲旋后运动可以检查神经是否在肱二头肌腱膜处卡压。实施旋前肌压迫试验时,将拇指置于旋前圆肌近侧缘的近端外侧进行挤压,如30 s内发生正中神经分布区的疼痛和感觉异常为阳性。其他提示旋前圆肌综合征的体征包括:旋前圆肌压痛、僵硬或明显膨大,叩击肌腹近端出现阳性 Tinel 征,正中神经支配的手外在肌或内在肌不同程度的无力,有时在肱二头肌腱膜表面前臂外形可见凹陷状。旋前圆肌综合征神经传导检查结果往往是正常的。

骨间前神经综合征可以有不同的症状或体征。典型患者会有前臂近端持续数小时的疼痛,检查时可见拇长屈肌以及示指、中指的指深屈肌、旋前方肌的麻痹和无力,前臂屈肌群及大鱼际肌的萎缩。在患者完成握持动作时,不能主动屈曲示指远端指间关节。肌电图检查、茚三酮试验及临床检查有助于鉴别该综合征。

(五)治疗

正中神经挤压所致闭合性损伤,应予短期观察,如无恢复表现则应手术探查。如为开放性损伤应争取行一期修复,错过一期修复机会者,伤口愈合后也应尽早手术修复。神经修复后感觉功能一般都能恢复,拇指和示指、中指屈曲及拇指对掌功能不能恢复者行肌腱移位修复。

如正中神经高位损伤延误9个月、低位损伤延误12个月之后进行修复,则手内在肌的运动功能不可能恢复。超过上述时限,虽然有用的感觉恢复机会极少,但延迟至两年时缝合仍可能出现感觉恢复。对成人,旋前圆肌以上损伤感觉功能恢复的延迟时限约为 12 个月,屈拇长肌以下损伤为 9 个月。然而在儿童,进一步延长时限,感觉功能仍有可能恢复。因为感觉功能的恢复非常重要。如在预期的时间内感觉没有恢复,则可能需要行二次手术,因为这是使感觉获得恢复的唯一办法。

五、尺神经损伤

(一)病因

尺神经最常在前臂远端和腕部损伤,原因可能是枪伤、切割伤、骨折或脱位。其走行中任何部位均可由子弹损伤或切割损伤。如果损伤发生在上臂,毗邻的其他神经或肱动脉也可能损伤。在上臂中段尺神经相对受到保护,但在上臂远端和肘部经常因肘关节脱位,肱骨髁上或髁间骨折造成损伤。伴有骨折或脱位的尺神经损伤或由原发创伤直接引起,或由骨折的多次复位所致,或由伤后一定时间形成的瘢痕造成。日常生活中腕部尺神经伤大多由切割伤造成。上肢骨折和神经复合损伤的患者大约 30% 有尺神经损伤。最常见于肱骨内上髁骨折,常继发于肘关节周围骨痂形成。

神经牵拉、神经的半脱位或脱位和神经卡压综合征也可以引起尺神经损伤。迟发性尺神经麻痹可由儿童的肱骨外髁骨折畸形愈合、肱骨内上髁骨折移位、肘关节脱位及神经挫伤造成。肱骨外髁骨折畸形愈合引起肘外翻畸形,尺神经逐渐受到牵拉,可形成不完全麻痹。尺神经迟发性麻痹也可因肱骨内上髁后方尺神经沟较浅、肱骨滑车发育不全或维持尺神经在尺神经沟正常位置的纤维弓薄弱,都会造成尺神经反复脱位或半脱位。半脱位比脱位常见,更易造成尺神经重复损伤。尺神经卡压或压迫也可发生在肱骨内侧髁上突,接近内侧肌间隔的 Struthers 弓、尺侧屈腕肌的两个起始头之间以及腕部的 Guyon 管。1958 年 Feindel 和 Stratford 用"尺管综合征"描述肘关节附近无外伤史的压迫性尺神经病变。尺神经进入尺管时,先位于肱骨内上髁后方,再以肘关节为外侧,最后走行于尺侧屈腕肌的两个头外侧。在其他部位,尺神经可被紧绷的筋膜或韧带、肿瘤、类风湿性滑囊炎、动脉瘤、血管血栓形成或异常肌肉卡压。

尺神经麻痹可由直接压迫肘部尺神经或手术中肘关节屈曲时间过长造成。前臂在旋前位休息时特别容易造成尺神经卡压。射击运动员长时间训练时肘部压迫导致尺神经麻痹,手术止血带麻痹等。

(二)发病机制

尺神经来自臂丛内侧束,沿肱动脉内侧下行,上臂中段逐渐转向背侧,经肱骨内上髁后侧的尺神经沟,穿尺侧腕屈肌尺骨头与肱骨头之间,发出分支至尺侧腕屈肌,然后于尺侧腕屈肌与指深屈肌间进入前臂掌侧发出分支至指深屈肌尺侧半,再与尺动脉伴行,于尺侧腕屈肌尺侧深面至腕部,于腕上约 5 cm 发出手背支至手背尺侧皮肤。主干通过豌豆骨与钩骨之间的腕尺管(Guyon 管)即分为深、浅支,深支穿小鱼际肌进入手掌深部,支配小鱼际肌,全部骨间肌和 3、4 蚓状肌及拇收肌和拇短屈肌内侧头。浅支至手掌尺侧及尺侧一个半手皮肤。牵拉损伤尺神经可为轴索断裂,也可为全断。锐器伤一般导致尺神经完全断裂。缺血、压迫、可能出现神经传导功能障碍、神经轴索中断、神经断裂等不同的病理结果。

(三)临床表现

尺神经损伤通常多发生在腕部和肘部损伤。腕部损伤通常仅有拇指对掌肌、拇短屈肌的浅头或外侧头及 1、2 蚓状肌保留功能，主要临床表现为骨间肌、蚓状肌、拇收肌麻痹所致环、小指爪形手畸形及手指内收、外展障碍和 Tinel 征以及手部尺侧半和尺侧一个半手指感觉障碍，特别是小指感觉消失。除非有连接尺神经和正中神经的解剖变异（Riche Cannieu 吻合），才会出现尺神经在腕部完全断裂而不引起尺神经支配的全部手内在肌麻痹。肘上损伤除以上表现外另有环、小指末节屈曲功能障碍。偶尔尺神经在该水平完全离断，由于正中神经的异常支配，手内在肌功能可能正常。这种情况是由于支配手内在肌的神经纤维在前臂中段离开正中神经加入尺神经（Martin-Gruber 吻合）。神经卡压综合征引起的神经损伤大多数病例屈肘可加剧疼痛和麻木症状。

(四)诊断

尺神经损伤的临床表现一般比较典型，根据临床症状和体征易于诊断。

尺神经支配的肌肉萎缩和小指及环指的爪状畸形通常是尺侧腕屈肌、小指外展肌和第一骨间背侧肌麻痹的确凿证据。然而，如果尺神经在肘关节近端损伤，因小指和环指的指深屈肌同时失神经支配而可能不出现爪状手畸形。在肘部及腕部都容易进行该神经原位电刺激检查。

感觉检查非常明确，只需要检查小指的中远节，这是尺神经的自主支配区。该处对针刺毫无感觉则强烈提示尺神经完全断裂。如对感觉检查有所怀疑，皮肤阻抗试验或碘淀粉试验将有所帮助。

怀疑患有尺管综合征的患者，在肱骨内上髁水平的尺神经叩击试验阳性和屈肘试验阳性强烈提示明显的神经压迫性病变。肘关节完全屈曲时，通常在 1 分钟内出现小指和环指麻木和刺痛。神经传导检查有所帮助，表现为尺神经经过肘部时传导速度减慢，尽管受损早期传导速度可能保持正常。肌电图检查表现为尺神经支配的手内在肌纤颤。

(五)治疗

尺神经损伤修复后手内肌功能恢复较差，特别是高位损伤。除应尽早修复神经外，腕部尺神经运动与感觉神经已分成束，可采用神经束缝合，以提高手术效果。晚期功能重建主要是矫正爪形手畸形。

运动功能的恢复远比感觉功能恢复重要。尺神经缝合后，约有一半的患者有望恢复指、腕长屈肌的功能和骨间肌、小鱼际肌的部分有用功能；仅有 5％的患者恢复骨间肌自主功能；78％患者在有利条件下可恢复有用的运动功能；16％可恢复独立的手指运动功能。约有半数患者有望重获有用的感觉，表现为自主神经支配区的触觉和病觉恢复，但伴有持续的感觉过敏。30％的患者恢复触觉和痛觉但没有感觉过敏。条件有利时，约有一半患者可获得这种恢复。

迁延不愈的迟发性尺神经麻痹应先行保守治疗，约半数患者经保守治疗可得到良好结果。应指导患者不要在工作中屈肘过久，在睡眠时应使用伸展位夹板。夹板固定时不应将前臂维持在旋前位，否则可能加重症状。将毛巾或枕头固定在肘部可能足以限制睡眠时肘关节屈曲。一般在进行 3 个月的保守治疗后再考虑手术治疗。在手术治疗时可能需要将尺神经从尺神经沟中移出,必要时行神经松解术,并将其向前转位至肘部屈肌表面。肘管综合征的外科治疗包括单纯减压、肱骨内上髁切除及尺神经前移,前移后的神经可置于皮下、肌肉内或肌肉下。对于中度压迫者,行肌肉下前移术后结果优良,复发率低,而肌肉内前移术后结果优良率低。

六、肌皮神经损伤

(一)解剖

肌皮神经来自臂丛外侧束,由 C$_5$、C$_6$ 神经纤维组成。其起点位于胸小肌下缘,分出喙肱肌肌支后,穿过喙肱肌,斜经肱二头肌及肱肌之间,并有分支支配肱二头肌两头及肱肌,再穿过肱二头肌外侧筋膜,到达前臂外侧皮下,成为前臂外侧皮神经。

(二)检查与诊断

(1)腋窝处的刺伤史或手术史。肩部牵拉伤时常合并其他神经损伤。

(2)主要体征为肱二头肌麻痹所致的屈肘功能丧失。如肱桡肌功能好时可代偿屈肘功能,检查时应注意肱二头肌有无收缩动作,前臂外侧感觉障碍常不明显。而正中神经外侧头所支配的运动和感觉功能正常,即为肌皮神经损伤,反之则为臂丛外侧束损伤。

(3)肌电图显示肱二头肌为失神经电位表现。

(三)治疗

1.闭合性损伤

可观察 2 个月,不恢复时则须行手术探查。开放性损伤应及早手术探查,行吻合术。手术误伤者,一经发现,皮肤条件允许即行手术治疗。

2.手术治疗

在全麻下进行,采用臂丛远端暴露的方法,切断胸大肌和胸小肌,在胸小肌下缘,外侧束的外缘找到肌皮神经近端。在喙肱肌的内侧分离出远端。损伤平面较远时,可在喙肱肌肌纤维之间寻找到远端。可行直接吻合或游离神经移植修复。术后以三角巾悬吊上肢,保持上臂内收位 4 周。肌皮神经修复后效果较理想。

3.晚期神经功能损伤

晚期神经功能损伤不恢复的病例,如肱桡肌有代偿时,可不进行治疗。屈肘功能代偿不全时,行屈肘功能重建术。方法较多,一般可采用背阔肌移位术、胸大肌胸腹部移位术或尺侧腕屈肌移位术。以背阔肌肌皮瓣移位恢复屈肘功能为例,手术在全麻下进行,取侧卧位,患侧在上,待游离完背阔肌,关闭背部伤口后,身体可后仰,便于上臂及肘部操作。

(1)游离背阔肌:自腋后襞顶点沿背阔肌外缘作切口,略呈弧形,以便带部分皮肤,根据需要切口长度一般为 22~28 cm。切开皮肤,皮下游离背阔肌前缘,翻开,在其深面距前缘 2~3 cm 处,寻找到胸背动脉、静脉及胸背神经,入肌点在距腋窝顶下 7 cm 许,注意保护。向上追踪至腋窝部可见胸背动脉在肩胛下动脉分支处及腋动脉第 3 段。胸背静脉汇入肩胛下静脉处及腋静脉。上臂皮肤无缺损、无瘢痕时,一般带 6~8 cm 宽皮瓣,在距前一切口的后内侧 6~8 cm 处作弧形切口,形成 1 个梭形皮瓣,长度短于前面切口。根据上臂长度和到止点的距离截取背阔肌,一般长 22~28 cm,宽 6~8 cm。肌肉两侧缘与皮瓣之间做临时缝合,避免两层之间的滑动损伤皮支血管。此时背阔肌游离完毕。以盐水纱布包好,缝合背部远端的大部分切口,使患者身体后倾。

（2）在上臂前方偏内作纵形切口，至肘前为"S"形。切开皮肤、皮下，将上臂皮肤向两侧游离以容纳转移的肌肉。在肘前暴露出肱二头肌抵止部。将背阔肌肌皮瓣转位至上臂，注意观察血管神经蒂无扭转及张力。远端与肱二头肌肌腱做编织缝合。张力在屈肘90°，拉紧肌肉为度。拆除临时固定缝线，关闭伤口。术后屈肘120°位石膏托固定4周。去石膏后练习活动。背阔肌肌皮瓣恢复屈肘功能效果令人满意（图9-1）。

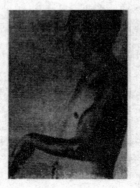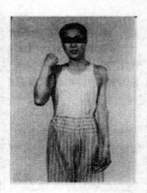

术前　　　　　　　　　　　　术后

图9-1　背阔肌移位恢复屈肘功能（术前屈肘受限，术后屈肘功能恢复）

七、坐骨神经损伤

（一）病因

髋关节后脱位、臀部刀伤、臀肌挛缩手术伤以及臀部肌内注射药物均可致其高位损伤。如神经与臀大肌、梨状肌和坐骨切迹解剖关系的变异造成对坐骨神经的压迫，可引发坐骨神经痛。在大腿部，坐骨神经常因穿透伤或股骨干骨折而致其低位损伤。

（二）发病机制

坐骨神经由胫神经和腓总神经组成，分别起自腰4、5和$S_{1,2,3}$的前、后股，包围在一个结缔组织鞘中。穿梨状肌下孔至臀部，于臀大肌深面沿大转子与坐骨结节中点下行，股后部在股二头肌与半膜肌之间行走，至腘窝分为胫神经和腓总神经，沿途分支支配股后部的股二头肌、半腱肌和半膜肌。穿刺伤或手术切割伤可以导致坐骨神经部分或完全断裂，近端发生逆行性退变，远端发生Wallerian变性。挫伤和压迫伤可能导致坐骨神经的传导功能障碍，或者神经轴索断裂。化学药物刺激也可能导致坐骨神经的传导功能障碍、神经轴索断裂或者神经部分或完全断裂。高位坐骨神经损伤由于距离肢体末端支配的终末器官远，在神经支芽向远端生长的过程中，难以沿着原来的通道生长，从而不能支配原来的终末器官，致使其恢复效果差。

（三）临床表现

损伤后表现依损伤平面而定。高位损伤引起股后部肌肉及小腿和足部所有肌肉全部瘫痪，导致膝关节不能屈，踝关节与足趾运动功能完全丧失，呈足下垂。小腿后外侧和足部感觉丧失，足部出现神经营养性改变。由于股四头肌健全，膝关节呈伸直状态，行走时呈跨越步态。如在股后中、下部损伤，则腘绳肌正常，膝关节屈曲功能保存。

（四）诊断

坐骨神经支配的可以准确地进行检查的肌肉中，由胫神经部分支配的包括腘绳肌、比目鱼肌、胫后肌、趾长屈肌,腓总神经部分支配的肌肉包括胫骨前肌、趾长伸肌(腓深神经)和腓骨长短肌(腓浅神经)。坐骨神经断裂后,根据损伤的水平,肢体会产生马蹄足、爪状趾畸形及该神经支配肌肉的萎缩,还可见到膝关节明显的屈曲无力、足及趾背伸不稳、足不能跖屈、外翻及足趾不能屈曲。当损伤累及腓总神经时,感觉障碍区主要分布在小腿外侧及足背。当胫神经损伤时,感觉障碍区主要分布于足的跖侧。足跖面的感觉障碍可导致慢性溃疡。坐骨神经或胫神经的损伤可引起自主神经功能障碍和慢性疼痛。由于坐骨神经位置太深,难以进行原位电刺激检查。当电刺激引起肌肉收缩或疼痛时才有意义。肌电图对评价坐骨神经很有帮助。

坐骨神经的自主支配区包括跖骨头及足跟的皮肤、脚掌的外侧面及后面、足背第二跖骨以外的区域以及沿小腿外侧面向上的条带状皮区。和其他神经的检查一样,皮肤阻抗试验和碘-淀粉试验是有帮助的。

在多发伤中,沿神经的行程叩击,找出刺痛最明显的位点,这样定位神经损伤是一种相当准确的办法。准确地掌握不同神经分支发出的位置是有帮助的;但仅依此知识来定位神经损伤,不如神经叩击试验准确,因为分支可能在从主干发出后受到损伤。

如果一条神经分支的损伤由外部压迫造成,如石膏不合适或交腿姿势不合理,应尽早给予矫正。如受压时间很长,则应行探查和神经松解,但术后应谨慎。如果坐骨神经完全断裂伴有髋关节脱位或髋臼骨折,手术探查有助于判断神经损伤的程度及是否有可能修复。如果坐骨神经完全断裂伴有股骨干骨折或膝关节骨折脱位,如早期无恢复征象,同样有理由早期探查。如果坐骨神经损伤由穿透伤造成,特别是损伤位于臀部近端时,早期探查和修复是有价值的,这样可尽量缩短远端结构失神经支配的时间。

(五)治疗

高位损伤预后较差,应尽早手术探查,根据情况行神经松解和修复手术。

坐骨神经缝合的效果总体不佳,特别是远端支配肌肉的功能恢复差,这是因为广泛的逆行性神经元变性、神经内再生纤维吻合与定位错误,以及长期处于失神经支配状态造成的远端肌肉变性。通常,只有神经在近端支配的肌肉可望获得明显的恢复,特别是腘绳肌和小腿肌。如有感觉恢复,通常也只是保护性的。

坐骨神经在大腿高位或臀部损伤,12～15 个月内未行缝合,则无望获得有用的感觉及运动功能恢复。

八、股神经损伤

(一)病因

股神经损伤较少见,常由下腹部的穿刺伤引起,且多为手术伤。由于股神经和髂动脉彼此邻近,所以它们可能同时损伤。由于关注出血,而且即使股神经完全损伤,膝关节仍然主动伸直,所以股神经的损伤常易漏诊。血友病、抗凝治疗或创伤引起的腹壁血肿也可引起股神经病变,股神经的分支可在骨盆骨折时发生挫伤或牵拉伤。患者俯卧位手术时,必须注意避免该神经过度受压。

(二)发病机制

股神经来自腰丛,由 L_2、L_3 和 L_4 神经根前支的后股组成,沿髂肌表面下行,穿腹股沟韧带并于其下3～4 cm、股动脉外侧(股管)分成前、后两支。前支分成中间皮神经和内侧皮神经,支配大腿的前内侧皮肤。前支的运动支支配耻骨肌和缝匠肌。后支发出隐神经,伴股血管于缝匠肌深面向远端走行,穿收肌管,沿膝关节内侧穿出筋膜而行于皮下,支配小腿前内侧面的皮肤,向远端直至内踝和足弓。后支的肌支支配股直肌、股外侧肌、股内侧肌和股中间肌。穿刺伤或手术切割伤可以导致股神经部分或完全断裂,近端发生逆行性退变,远端发生 Wallerian 变性。挫伤和牵拉伤可能导致股神经的传导功能障碍,或者神经轴索断裂。

(三)临床表现

伤后主要临床表现为股四头肌麻痹所致膝关节伸屈障碍及股前和小腿内侧感觉障碍。

(四)诊断

大腿前方的肌肉萎缩易于发现。患者通常能抗重力轻易伸展膝关节,并能站立及行走,特别是在水平地面时,因为腓肠肌、阔筋膜张肌、股薄肌及臀大肌可以协助稳定下肢。但患者在爬坡或上楼梯时,通常行走较为困难。

股神经的自主支配区通常为髌骨内上方的小片区域,而大腿的前侧及隐神经支配区,最多仅有不同程度的感觉减退。

将针式电极插入股神经附近进行电刺激检查对评价其功能是有价值的。

(五)治疗

如为外伤或手术伤应尽早予以修复。如果神经缺损,修复时有张力,可以尽量屈曲髋关节以减少张力,手术后应予以屈曲位髋人字石膏固定。修复结果不好预料。

九、马尾神经损伤

在脊髓圆锥下方,腰骶部神经根连同终丝称为马尾。成人由于整个脊髓位于枕骨大孔至第 1 腰椎体下缘之间的椎管内,第 1 腰椎体以下已无脊髓而只有马尾,故在第 1 腰椎体以下累及椎管的各种先天性或发育性疾病、外伤、肿瘤等均可引起马尾神经损伤,导致相应临床症状。

(一)病因

1.骨性压迫因素

(1)腰椎管狭窄:发育性腰椎管狭窄、椎板或黄韧带肥厚、侧隐窝狭窄等原因导致的腰椎管狭窄均可引起马尾神经损伤,现已明确腰椎管发育性狭窄是马尾神经受压的首要病理学基础。

(2)腰椎滑脱或腰骶椎骨折:腰椎滑脱常引起椎管狭窄,此时椎板下缘及附着在松弛椎板上的黄韧带增厚,骨嵴增生,围绕硬脊膜及侧隐窝内的纤维组织可压迫马尾神经及神经根。腰骶椎椎体或附件骨折时,骨折块或破碎的椎间盘等占据了椎管内空间直接压迫马尾神经,骨折块也可穿入硬膜内造成马尾神经直接损伤。出血、瘢痕化、椎体压缩性骨折致构成椎管的软组织向椎管内皱褶,椎管极度狭窄,可产生严重的或不可逆转的马尾神经损伤症状。

(3)强直性脊柱炎:强直性脊柱炎早、中期一般很少伴有神经系统的并发症,但晚期有合并马尾神经综合征的报道。发生机制是强直性脊柱炎可合并蛛网膜炎,继而形成憩室样囊肿并不断扩大,导致椎管扩大,椎体后部、椎弓和椎板骨质压迫性缺损,蛛网膜囊肿形成,脊髓圆锥或马尾神经受压。

2.软组织压迫因素

腰椎间盘突出症引起马尾神经损伤的概率为 5.4%～10.6%,占手术治疗腰椎间盘突出症和腰椎管狭窄症的 9.3%。椎间盘突出有急性和慢性之分,急性突出时其突出物不仅压迫马尾神经,当其游离于椎管时对马尾神经还有一瞬间的撞击力,使马尾神经缺血、水肿加重,影响了正常脑脊液循环。马尾神经水肿消退后周围粘连形成,即便行椎板切除、突出物摘除减压,一段时间内脑脊液循环仍不能建立,使得马尾神经继发性损伤继续加重,故急性损伤愈后较差。慢性发病者多伴有腰椎管狭窄症状,马尾损伤不完全,症状反复发作,减压后效果好。

3.火器伤

火器伤属于直接或间接暴力作用造成损伤,在战争时期多见。原发的机械损伤和继发的炎性及化学反应均可导致马尾神经损伤。

4.出血

腰骶部动脉瘤活动性出血等原因引起的腰骶管内出血形成血肿,压迫马尾神经可引起神经损伤。

5.椎管麻醉

椎管内麻醉引起的马尾神经损伤也有较多报道。主要有以下3种原因。

(1)硬膜外麻醉针误入蛛网膜下隙直接损伤马尾神经。

(2)针具误伤硬膜外脉络丛形成硬膜外血肿,压迫马尾神经。

(3)麻醉剂的毒性作用。

6.化学性物质

有报道采用椎间隙内注射椎间盘溶解酶治疗椎间盘突出症致马尾神经损伤。原因可能为溶解酶使椎间盘不全溶解,形成椎间盘碎片,这些碎片进入椎管造成马尾神经压迫,也可能因溶解酶误入或侵入蛛网膜下隙引起蛛网膜炎,致马尾神经水肿、粘连。

7.手术

多见于腰椎间盘切除术及椎管扩大术等,原因有以下几种。

(1)手术动作粗暴或为了寻求突出物,神经剥离时过久挤压硬膜囊及马尾组织,直接损伤马尾神经及神经根。

(2)不合理的椎板切除减压,导致腰椎不稳或滑脱。

(3)手术后瘢痕形成直接压迫马尾神经。

(二)诊断

1.临床表现

马尾神经损伤的临床表现较复杂,不同患者其感觉、运动、自主神经等各方面的症状所出现的先后顺序及严重程度也不尽相同,概括起来有以下几点。

(1)大部分患者有明显原因。

(2)疼痛多表现为交替出现的坐骨神经痛。

(3)神经损害呈进行性,感觉障碍表现为双下肢及会阴部麻木、感觉减弱或消失,括约肌功能障碍表现为排尿排便乏力、尿潴留、大小便失禁,男性还可出现阳痿。

根据其损害程度分为完全性和不完全性马尾神经损伤。

完全性损伤:运动功能受损表现为膝关节及其以下诸肌受累,膝、距小腿关节及足部功能障碍,步态明显不稳,由于足伸、屈功能丧失,跨步时需抬髋关节,呈涉水步态;大、小便失禁。感觉功能受损为损伤平面以下深浅感觉丧失,表现为股部后侧、小腿后侧、足部及马鞍区感觉减弱或消失。肛门反射和跟腱反射消失,病理反射不能引出,阴茎勃起功能也有障碍。

不完全性损伤:仅表现为损伤的神经根支配区的肌肉运动和感觉区功能障碍,未受损伤的马尾神经仍能正常发挥感觉和运动功能。

2.影像学表现

(1)腰椎 X 线平片检查:腰椎 X 线片可宏观地观察腰椎退变或外力损伤情况,是腰椎疾患诊断的基础,不可忽略。腰椎滑脱、腰椎间盘退变性椎间隙变窄、移行椎、骨折、骨肿瘤等疾病的 X 线片均有重要的诊断意义,结合临床可直接诊断马尾神经损伤。

(2)CT 及 MRI:两者对不同组织结构有较高的分辨能力,可清楚显示腰椎管的情况、椎间盘突出的方向和程度、硬膜囊或神经根受压的状态。

(3)脊髓造影术:使神经根、硬膜囊显影,通过其充盈程度从另一角度反映其本身病变或损伤情况,应根据具体情况酌情选用。

(三)治疗

1.治疗原则

马尾神经损伤的治疗原则是早期诊断、早期手术,必要时急诊手术。手术的目的是解除压迫,松解粘连。

2.手术方式

(1)椎板切除减压术:目的是扩大椎管达到减压效果,适用于骨折或骨折脱位。其减压范围以足够使受压部位的致压物完全切除为度或者以脱位的节段为中心,上下不超过 1 个椎节的椎板。

(2)前方减压或内固定术:主要用于来自脊髓前部致压物的清除,具有直接减压作用,并且可给予不同方法内固定,增强稳定性,还可以应用人工椎体,替代骨折或病损的椎体恢复原高度。

(3)马尾神经吻合术:①近端马尾神经吻合术:第 1~2 腰段马尾神经尚未分散,因而神经根聚集,损伤的马尾排列紊乱,可以明确损伤的部位,诊断后以脑棉包绕切口,保护周围组织,用生理盐水反复冲洗清除积血和血块。然后应用显微外科技术缝合,根据马尾神经粗细,仔细对合,缝合神经束膜 1~2 针即可。②远端马尾神经吻合术:根据马尾神经解剖特点,腰 3 以下马尾神经的运动神经逐渐靠向腹侧,而感觉神经分布于背侧。为保存下肢功能,尽量吻合其运动神经即前根。马尾神经无神经外膜,但有周围神经束膜,缝合时有一定困难。③马尾神经松解术:适用于慢性损伤造成马尾神经粘连者,手术必须在显微镜下进行。

3.影响手术疗效的原因

(1)马尾神经和神经根长期受压,未得到及时减压发生了继发性的蛛网膜炎,致马尾瘫和顽固性难治性腰腿痛,因此应早期手术治疗。如不能早期手术,手术时应该行马尾神经探查,如有粘连应做马尾神经松解术。

(2)术式选择不当破坏了脊柱稳定性,出现医源性腰椎不稳、滑脱、椎管狭窄,因此应尽量采取开窗减压术。

(3)手术不熟练,动作粗暴,解剖层次不清,进一步损伤马尾神经。

(4)椎间盘髓核切除不彻底或漏诊误治。

（5）腰椎管狭窄是导致马尾神经损伤的一个病理学基础，减压不彻底可导致手术失败，因此，术中应注意中央管和神经根管的扩大减压。

（6）造影可以增加马尾神经损伤，行造影时应仔细操作和选择好造影剂。

（7）术后再次粘连。瘢痕组织压迫是手术无效或症状加重的重要原因。

第二节　周围神经损伤的修复

一、早期的康复

病损早期的康复主要是针对致病因素除去病因，消除炎症、水肿，减少对神经的损伤，预防挛缩畸形的发生，为神经再生准备一个好的环境。治疗时应根据不同病情进行有针对性的处理。

（一）病因治疗

尽早除去致病因素，减轻对神经的损伤，如为神经压迫（神经嵌压症），可用手术减压；营养代谢障碍所致者，应补充营养，纠正代谢障碍。

（二）运动疗法

运动疗法在周围神经病损的康复中占有非常重要的地位，应注意在神经损伤的急性期，动作要轻柔，运动量不能过大。

1.保持功能位

周围神经病损后，为了预防关节挛缩，保留受累处最实用的功能，应将损伤部位及神经所支配的关节保持良好的姿位，在大多数情况下，应保持在功能位。

2.被动运动

借助治疗师或器械的力量进行的运动为被动运动，病人用健康部位帮助患处运动为自我被动运动。被动运动的主要作用为保持和增加关节活动度，防止肌肉挛缩。其次能保持肌肉的生理长度和肌张力、改善局部循环。

在周围神经麻痹后即应进行被动运动。但只要病人能进行自我运动就应让病人进行自我被动运动，当肌力达到2～3级时，就应进行助力运动。被动运动时应注意：①只在无痛范围内进行；②在关节正常活动范围内进行，不能过度牵拉麻痹肌肉；③运动速度要慢；④周围神经和肌腱缝合术后，要在充分固定后进行。

3.主动运动

如神经病损程度较轻，肌力在2～3级以上，在早期也可进行主动运动。注意运动量不能过大，尤其是在神经创伤、神经和肌腱缝合术后。

（三）物理疗法

1.温热疗法

早期应用短波、微波透热疗法（无热或微热量，每日1～2次），可以消除炎症、促进水肿吸收，有利于神经再生。应用热敷、蜡疗、红外线照射等，可改善局部血液循环、缓解疼痛、松解粘连、促进水肿吸收。若病人感觉丧失，或治疗部位机体内有金属固定物时，应选脉冲短波或脉冲微波治疗。

2.激光疗法

常用氦-氖激光(10～20 mW)或半导体激光(200～300 mW)照射病损部位或沿神经走向选取穴位照射,每部位照射5～10分钟,有消炎、促进神经再生的作用。

3.水疗法

用温水浸浴、旋涡浴,可以缓解肌肉紧张,促进局部循环,松解粘连。在水中进行被动运动和主动运动,可防止肌肉挛缩。水的浮力有助于瘫痪肌肉的运动,水的阻力使在水中的运动速度较慢,防止运动损伤发生。

(四)矫形器

周围神经病损特别是损伤后,由于神经修复所需的时间很长,很容易发生关节挛缩。因此早期就应将关节固定于功能位。矫形器(夹板)常用来固定关节。在周围神经病损的早期,夹板的使用目的主要是防止挛缩等畸形发生。在恢复期,夹板的使用目的还有矫正畸形和助动功能。若关节或肌腱已有挛缩,夹板的牵伸作用具有矫正挛缩的功能,动力性夹板可以提供或帮助瘫痪肌肉运动。

矫形器应合身,要注意其对骨突部位特别是无感觉区的压迫,防止发生压疮。要教育病人懂得为什么要用矫形器、如何正确使用、何时使用、使用多久等。应根据病人的具体情况选择合适的矫形器,相同的神经损伤所用也有不同,并不是每个病人都需要矫形器,不必要的关节固定也是引起关节僵硬的原因。

二、恢复期的康复

急性期炎症水肿消退后,即进入恢复期。此期康复的重点在于促进神经再生、保持肌肉质量、增强肌力和促进感觉功能恢复。

(一)促进神经再生

1.物理疗法

电场对周围神经再生有一定的影响,神经纤维具有明显的负极趋向性。脉冲电磁场可促进周围神经和脊髓损伤的修复。

(1)电流电场法:用低频脉冲电流(如 TENS、高压低频电流)或直流电。植入式电极有侵入性、增加感染机会等缺点,因此可用体表电极。一般将阴极置于神经损伤远端,阳极放在近端。电流强度要小,刺激时间要长。

(2)脉冲电磁场法:可选用脉冲短波、脉冲微波、脉冲磁疗。以 Curapuls 419 型脉冲短波治疗仪为例,电容式电极对置于神经病损部位,脉冲频率82 或 110 Hz,输出强度5～8 档,平均输出功率20W 左右。每次治疗20分钟,每日1次。

2.药物——神经营养因子(NTF)

NTF 是一组能对中枢和周围神经系统发挥营养作用的特殊物质。常为靶组织产生的特异蛋白分子,经过轴突逆行运转至神经胞体,并与特定的受体结合,激活细胞代谢,从而发挥作用。根据其来源和特点,目前可将 NTF 分为十余个类别,其中神经生长因子(NGF)和成纤维细胞生长因子(FGF)研究得最早和最多,并已在临床应用。

NGF 对神经的生物效应为:保护神经元、促进神经元生长和轴突长芽、促进移植的神经组织生长。FGF 分为酸性(aFGF)和碱性(bFGF)两类。目前临床应用的为基因重组的 bFGF，能促进神经再生和晶体再生、加速伤口愈合。因此 bFGF 对创伤引起的周围神经损伤很适用。用药途径有两种，一为肌注，二为局部导入。方法为阳极导入，电流可采用直流电、极性较强的低频电流(如间动电)或半波中频电流。阳极衬垫中加入适量药物，置于神经病损部位，阴极与之对置或并置于远端。每次 20～30 分钟，每日一次。

神经节苷脂也有促进神经再生作用。B 族维生素(B_1、B_6、B_{12})参与神经组织的糖和脂肪代谢，也用于周围神经病损的辅助治疗。

(二)减慢肌肉萎缩

周围神经病损后，当受累肌肉完全瘫痪、强度 - 时间曲线检查为完全失神经支配曲线、肌电图检查无任何动作电位或只有极少的动作电位时，应采取措施以防止、延缓、减轻失神经肌肉萎缩，保持肌肉质量，以迎接神经再支配。康复措施有神经肌肉电刺激(NES)、按摩、被动运动等。

目前关于 NES 对失神经支配肌肉的治疗价值仍存在不同的观点。但多数学者和实验支持 NES 的治疗作用。NES 对失神经肌肉的治疗价值是：使肌肉收缩，延迟萎缩的发生；肌肉收缩能改善血液循环，减轻水肿或失水的发生，抑制肌肉纤维化；给予适当的电刺激后，神经恢复的速度加快。治疗时可选用的电流参数如下：①波型：指数波或三角波。②波宽：等于或大于失神经肌肉的时值。所以治疗前有必要做强度-时间曲线检查。③脉冲频率：10～25 Hz，引起强直收缩。④通断比：1∶5 左右，每个收缩的时间小于5 秒。如收缩 4 秒，间歇 20 秒。⑤电流强度：能引起肌肉最大收缩。但不能引起病人不适。⑥时间：每次治疗分为三段，每段为5～20 个收缩，两段之间休息 5～10 分钟，每天治疗 1～3 次。⑦电极放置：单极法或双极法。

按摩和被动运动也能减慢肌肉萎缩的速度。但应该注意不能过度牵拉和按压完全瘫痪的肌肉。

(三)增强肌力，促进运动功能恢复

当神经再生进入肌肉内，肌电图检查出现较多的动作电位时，就应开始增强肌力的训练，以促进运动功能的恢复。

1.运动疗法

根据病损神经和肌肉瘫痪程度，编排训练方法，运动量由助力运动→主动运动→抗阻运动顺序渐进，动作应缓慢，范围应尽量大。运动疗法与温热疗法、水疗配合效果更佳。

(1)当肌力为 1～2 级时，使用助力运动。方法有：治疗师帮助病人做；病人健侧肢体辅助患侧肢体运动；借助滑轮悬吊带、滑板、水的浮力等减轻重力运动。

(2)当肌力为 2～3 级时，采用范围较大的助力运动、主动运动，逐渐减少辅助力量，但应避免肌肉过度疲劳。

(3)当肌力增至 3 ＋～4 级时，就进行抗阻运动，同时进行速度、耐力、协调性和平衡性的训练。多用哑铃、沙袋、弹簧、橡皮条，也可用组合器械来抗阻负重。增加肌力的抗阻运动方法有：渐进抗阻运动、短暂最大负载等长收缩练习、等速练习。原则是大重量、少重复。

2.电疗法

可选用 NES 或肌电生物反馈疗法，后者效果更好，并能帮助病人了解在神经再支配早期

阶段如何使用肌肉。治疗中必须根据病情调整治疗参数,随着神经的再支配,肌肉的功能逐渐恢复,因此电刺激的波宽和断电时间逐渐缩小,每次治疗肌肉收缩的次数逐渐增加。当肌力达到 4 级时,就可停止电刺激治疗,改为抗阻运动为主。

3.作业疗法

根据功能障碍的部位及程度、肌力和耐力的检测结果,进行有关的作业治疗。比如 ADL 训练、编织、打字、木工、雕刻、缝纫、刺绣、泥塑、修理仪器、文艺和娱乐活动等。治疗中不断增加训练的难度与时间,以增强肌肉的灵活性和耐力。应注意防止由于感觉障碍而引起机械摩擦性损伤。

(四)促进感觉功能的恢复

周围神经病损后,出现的感觉障碍主要有局部麻木、灼痛,感觉过敏,感觉缺失。不同症状采用不同的治疗方法。

1.局部麻木感、灼痛

有非手术疗法和手术治疗。前者包括药物(镇静、镇痛剂,维生素)、交感神经节封闭(上肢作星状神经节、下肢作腰交感神经节封闭)、物理疗法(TENS、干扰电疗法、超声波疗法、磁疗、激光照射、直流电药物离子导入疗法、电针灸等)。对非手术疗法不能缓解者,可以选择手术治疗,而对保守治疗无效和手术失败者,可采用脊髓电刺激疗法。

2.感觉过敏

采用脱敏疗法。皮肤感觉过敏是神经再生的常见现象。它可能是由于不成熟的神经末梢的敏感度增加,以及感觉器官容易受刺激。病人常为皮肤敏感而困扰,不愿活动,很难接受脱敏治疗。事实证明反复刺激敏感区可以克服敏感现象。若皮肤过敏不制服,就很难进一步作其他康复治疗,如夹板固定、肌力训练、作业治疗等。

脱敏治疗包括两方面:一是教育病人使用敏感区。告诉病人如果不使用敏感区,其他功能训练就无法进行。这种敏感是神经再生过程的必然现象和过程。二是在敏感区逐渐增加刺激。具体方法有:①旋涡浴,开始用慢速,再逐渐加快,15~30 分钟。②按摩,先在皮肤上涂按摩油,做环形按摩。若有肿胀,可由远端向近端按摩。③用各种不同质地不同材料的物品刺激,如毛巾、毛毯、毛刷、沙子、米粒、小玻璃珠等。④振动。⑤叩击,如用叩诊锤、铅笔橡皮头叩击敏感区以增加耐受力。

3.感觉丧失

在促进神经再生的治疗基础上,采用感觉重建方法治疗。周围神经损伤后,特别是正中神经和尺神经损伤后,很难完全恢复原来的感觉。它不仅是由于轴索生长不完全或错误连接,也可能是由于大脑皮层未能正确识别已改变的输入信息。这就需要大脑的重新认识,对新的刺激模式做出相应反应。Wynn - Parry 和 Salter 主张用不同物体放在病人手中而不靠视力帮助,进行感觉训练。开始让病人识别不同形状、大小的木块,然后用不同织物来识别和练习,最后用一些常用的家庭器皿,如肥皂、钥匙、别针、汤匙、铅笔等来练习。

(1)早期训练:一旦病人对固定物体接触有感觉,应立即进行慢速适应性感觉纤维的训练,即对固定的触觉或压力的反应。如用手指接触一些钝性物体,先在直视下,然后在闭眼时练习。下一步进行快速适应性感觉纤维的训练,即对移动物体的反应。让病人先在直视下,以后在闭眼时接触、识别移动的物体。

（2）后期训练：在直视下或闭眼时触摸各种不同形状、大小的物体，如硬币、纽扣、绒布、手表等常用物品，使病人能区分物品的大小、形状、重量、质地等。这种感觉训练是很重要的。一般病人在训练4～5天后就有改善，原来没有两点辨别能力的病人在2～6周内可获得正常功能。

（五）解除心理障碍

周围神经病损病人，往往伴有心理问题，担心病损后不能恢复、就诊的经济负担、病损产生的家庭和工作等方面的问题。主要表现有急躁、焦虑、忧郁、躁狂等。可采用医学教育、心理咨询、集体治疗、病人示范等方式来消除或减轻病人的心理障碍，使其发挥主观能动性，积极地进行康复治疗。也可通过作业治疗来改善病人的心理状态。

（六）病人的再教育

首先必须让病人认识到单靠医生和治疗师，不能使受伤的肢体完全恢复功能，病人应积极主动地参与治疗。早期就应在病情允许下，在肢体受限范围内尽早活动，以预防水肿、挛缩等并发症。

周围神经病损病人常有感觉丧失，因此失去了对疼痛的保护机制。无感觉区容易被灼伤、外伤。一旦发生了创伤，由于伤口有营养障碍，较难愈合。必须教育病人不要用无感觉的部位去接触危险的物体，如运转中的机器、搬运重物。烧饭、煮水时易被烫伤，吸烟时烟头也会无意识地烧伤无感觉区。对有感觉丧失的手、手指，应经常保持清洁、戴手套保护。若坐骨神经或腓总神经损伤，应保护足底，特别是在穿鞋时，要防止足的磨损。

无感觉区也容易发生压迫溃疡，在夹板或石膏内应注意皮肤是否发红或破损，若出现石膏、夹板的松脱、碎裂，应立即去就诊。

（七）手术治疗

对保守治疗无效而又适合或需要手术治疗的周围神经损伤病人，应及时进行手术治疗。手术治疗可分为神经探查修复术和早期肌腱移位术。

（1）神经探查、修复术：其指征为：①开放性损伤；②闭合性损伤或经过神经修复术的病例，经过一定时间后无神经再生的表现、功能障碍加重、神经疼痛加剧者；③经过保守治疗已恢复一定功能而停留在某一水平，但主要的功能未恢复者；④神经损伤的平面较高、程度严重者；⑤损伤部位有压痛明显的神经瘤、神经功能恢复不满意者；⑥神经移植术后，神经生长停留在第二缝合口的时间超过1个月而不长入远段者。

（2）肌腱移位术：用于上肢的神经损伤，如臂丛损伤、高位桡神经、正中神经麻痹。适用于对严重的神经损伤，虽经修复术仍不期望有良好的恢复时。可用麻痹肌肉附近的正常肌肉移位至麻痹肌，代替其功能。这样可以较早地恢复手的功能，减少挛缩的机会。

三、常见并发症的康复处理

（一）肿胀

肿胀是由病损后循环障碍、组织液渗出增多所致，是创伤后必然出现的组织反应。慢性水肿渗出液内富有蛋白质，在组织内沉积形成胶原，引起关节挛缩、僵硬。因此应采取措施减少水肿发生的倾向。

(1)抬高患肢：将肢体抬高至心脏水平以上，可促进静脉和水肿液体回流。

(2)向心性按摩和被动运动：可促进静脉和淋巴回流，减轻水肿。

(3)顺序充气式四肢血液循环治疗：几个气囊按顺序依次从远段向近端充气挤压肢体，促进血液回流，对肢体肿胀疗效较好。

(4)热疗：温水浴、蜡疗、电光浴等，必须注意温度不能太高，以免烫伤感觉缺失的部位。

(5)高频透热疗法：短波、超短波、微波等，能改善局部血液循环，促进水肿吸收。

(6)低中频电疗：如 TENS、干扰电疗、正弦调制中频电疗等。

(7)其他：可用弹力绷带压迫，但压力不能太高。

必须指出，以往大量应用的悬吊带并不是一个好的消肿方法。悬吊带的使用相应地减少了上肢的活动，会加重上肢的水肿和肌肉萎缩，增加病人的惰性而忽视功能锻炼。

(二)关节挛缩和僵硬

由于水肿、疼痛、关节制动、受累肌与其拮抗肌之间失去平衡等原因，易出现肌肉肌腱挛缩、关节内粘连，导致关节僵硬，严重影响病人的日常生活和工作。

正常情况下，器官与其他结构如关节囊、筋膜、皮下组织等之间有疏松结缔组织，能在一定范围内活动。而不活动的区域如筋膜面、肌肉被膜、腱鞘，是致密结缔组织。在伤口愈合过程中，如果受伤处保持活动就会形成疏松结缔组织。若伤口处制动，就会形成致密瘢痕。

促使致密纤维化形成的因素是制动、水肿、外伤、循环障碍。制动使疏松结缔组织发生短缩变成致密结缔组织，失去了弹性和伸缩性能。正常关节固定 4 周，运动功能就会降低或丧失，受伤的关节固定 2 周就会导致致密结缔组织纤维融合，关节运动功能丧失。

一旦发生了挛缩，治疗比较困难，所花的时间很长。因此重点在于预防。挛缩发生后，可采用下述方法治疗。

(1)被动运动和牵伸手法(stretching)：对增加关节活动范围(ROM)效果最好。通过治疗师的手法牵拉短缩的肌肉、肌腱、韧带、关节囊等组织，可以拉伸其长度、剥离较新的粘连，增加活动性。每次牵拉持续 15～30 秒，重复 4～6 次。

(2)器械锻炼和牵引：利用重锤、沙袋、弹簧、机器的力量持续地或间歇地牵拉挛缩的组织，增加其活动性。每次牵拉 20～30 分钟，甚至更长。也可选用持续被动活动(CPM)。

(3)主动运动：增加或保持关节活动性的主动运动也称 ROM 锻炼，是预防关节挛缩最有效的手段，对已经发生的挛缩僵硬，主动运动由一定的增加 ROM 作用。只要肌力在 3 级以上，就应鼓励病人在全范围内、逐渐超过关节现有的活动度地反复运动。方法为用体操棒、肋木、肩肘关节旋转器或徒手体操等。

(4)矫形器：矫正性矫形器，可以对挛缩的组织产生持续的、缓慢的、温柔的牵引，增加其活动性。

(5)关节松动术：对关节内的粘连、挛缩特别有效。

(6)物理治疗：温热疗法可以增加结缔组织的弹性。在被动运动、牵伸手法治疗前进行温热治疗，可以减轻疼痛、缓解肌紧张，增强疗效。超声波疗法、音频电疗可以松解粘连、软化瘢痕、增加纤维组织的弹性和柔韧性。直流电碘离子、透明质酸酶导入也能软化瘢痕、促进慢性炎症吸收，适用于浅组织的瘢痕或粘连。

（三）继发性外伤

周围神经病损病人常有感觉丧失，因此失去了对疼痛的保护机制，加上运动功能障碍，无力抵抗外力，故无感觉区容易被灼伤、外伤。感觉丧失的骨突部位，如腕部、腓骨小头、外踝、足跟部位等，更易与矫形器、鞋子发生慢性磨损。一旦发生了创伤，由于伤口有营养障碍，较难愈合。继发性外伤的治疗包括对创面的局部处理和对病人的全身情况综合治疗。

（1）局部治疗：①清创、换药，防止伤口感染。②紫外线疗法：如伤口有感染，创面有脓性分泌物，应进行中心重叠法照射，中心区用强或超强红斑量，伤口周围用中红斑量。若创面无感染，且有新鲜肉芽生长，则用弱红斑量或亚红斑量照射创面。③He - Ne 激光、半导体激光、TDP 照射，具有消炎、促进伤口愈合作用。④低频电疗法：TENS、高压低频脉冲电疗法（HVPC）也能促进伤口愈合。⑤直流电碱性成纤维细胞生长因子（bFGF）导入。⑥温水浴：这是日本学者主张并认为是最好的方法，可以改善局部血液循环、使创面净化、促进创面的新陈代谢、加速愈合。水温在 40℃ 以下，每周 2～3 次，每次 20～30 分钟。

（2）全身综合治疗：如改善营养状况，促进神经再生，治疗水肿，控制糖尿病等。

参考文献

[1] 虎元俊,杨于蓉,管军,等.外科常见病诊断与治疗[M].长春:吉林科学技术出版社.2018.

[2] 邴俊林.实用外科诊疗常规[M].天津:天津科学技术出版社.2017.

[3] 杨维萍.实用临床外科常见病理论与实践[M].北京:科学技术文献出版社.2018.

[4] 朱冰.新编临床外科诊疗学[M].长春:吉林科学技术出版社.2017.

[5] 杨涛.精编神经外科诊疗基础与技巧[M].长春:吉林科学技术出版社.2019.

[6] 杨文辰.实用临床神经外科常见病诊疗[M].北京:科学技术文献出版社.2018.

[7] 肖树榜.临床外科常见病诊断与治疗[M].北京:中国纺织出版社.2019.

[8] 王伯龙.临床外科学基础[M].天津:天津科学技术出版社.2019.

[9] 刘东水.普通外科疾病诊疗实践[M].长春:吉林科学技术出版社.2017.

[10] 杨建永.现代外科常见病临床诊疗关键[M].北京:科学技术文献出版社.2019.

[11] 荣忠厚.普通外科疾病诊疗精要[M].长春:吉林科学技术出版社.2017.

[12] 孙秀娟.实用临床外科诊疗技术[M].昆明:云南科技出版社.2019.

[13] 梁峰.最新外科临床诊疗技术[M].长春:吉林科学技术出版社.2017.

[14] 张伟.临床外科诊疗学[M].长春:吉林科学技术出版社.2019.

[15] 王帅.新编临床普通外科疾病诊疗学[M].长春:吉林科学技术出版社.2017.

[16] 奚小祥.现代胸心外科诊疗技术[M].天津:天津科学技术出版社.2019.

[17] 李志杰.心胸外科诊疗学[M].北京/西安:世界图书出版公司.2017.

[18] 邓昌武.现代神经外科诊疗学[M].长春:吉林科学技术出版社.2019.

[19] 刘玉东.肝胆外科诊疗技术[M].北京/西安:世界图书出版公司.2017.

[20] 张世兴.胸外科诊疗技术[M].长春:吉林科学技术出版社.2017.

[21] 冯秀利,李国诚,张科.临床外科诊疗技术[M].北京:华龄出版社.2017.

[22] 徐绍敏.肝胆外科诊疗学[M].北京/西安:世界图书出版公司.2017.

[23] 高世平,王春雷,刘涛.实用外科诊疗学[M].长春:吉林科学技术出版社.2017.

[24] 李伟,郭均聪,丁明强.临床外科诊疗技术[M].长春:吉林科学技术出版社.2017.

[25] 王文耀.普通外科诊疗常规[M].北京:科学技术文献出版社.2017.

[26] 崔为国,李伟,张德军.实用泌尿外科诊疗学[M].北京:科学技术文献出版社.2017.

[27] 樊政炎.临床外科与骨科诊疗[M].长春:吉林科学技术出版社.2019.

[28] 舒波.神经外科常见病诊治基础与进展[M].哈尔滨:黑龙江科学技术出版社.2019.

[29] 郭满.乳腺甲状腺外科诊疗进展[M].长春:吉林科学技术出版社.2019.

[30] 高志波.现代神经外科诊疗与重症救护[M].长春:吉林科学技术出版社.2017.

[31] 祝庆亮,俞俊杰,汪中朗.泌尿外科常见病诊断与治疗[M].北京:科学技术文献出版社.2019.

[32] 李晓.现代外科常见病诊断与特色治疗[M].北京:科学技术文献出版社.2019.